Checkliste
Echokardiographie

Checklisten der aktuellen Medizin

Herausgegeben von Alexander Sturm
Felix Largiadèr · Otto Wicki

Georg Thieme Verlag Stuttgart · New York

Checkliste Echokardiographie

Thomas Böhmeke, Klaus Weber

450 Abbildungen

1995
Georg Thieme Verlag Stuttgart · New York

Die Deutsche Bibliothek – CIP-Einheitsaufnahme

Böhmeke, Thomas:
Checkliste Echokardiographie / Thomas Böhmeke ; Klaus Weber. – Stuttgart ; New York : Thieme, 1995
(Checklisten der aktuellen Medizin)
NE: Weber, Klaus:; HST

Wichtiger Hinweis:

Wie jede Wissenschaft ist die Medizin ständigen Entwicklungen unterworfen. Forschung und klinische Erfahrung erweitern unsere Erkenntnisse, insbesondere was Behandlung und medikamentöse Therapie anbelangt. Soweit in diesem Werk eine Dosierung oder eine Applikation erwähnt wird, darf der Leser zwar darauf vertrauen, daß Autoren, Herausgeber und Verlag große Sorgfalt darauf verwandt haben, daß diese Angabe dem Wissensstand bei Fertigstellung des Werkes entspricht.

Für Angaben über Dosierungsanweisungen und Applikationsformen kann vom Verlag jedoch keine Gewähr übernommen werden. Jeder Benutzer ist angehalten, durch sorgfältige Prüfung der Beipackzettel der verwendeten Präparate und gegebenenfalls nach Konsultation eines Spezialisten festzustellen, ob die dort gegebene Empfehlung für Dosierungen oder die Beachtung von Kontraindikationen gegenüber der Angabe in diesem Buch abweicht. Eine solche Prüfung ist besonders wichtig bei selten verwendeten Präparaten oder solchen, die neu auf den Markt gebracht worden sind. Jede Dosierung oder Applikation erfolgt auf eigene Gefahr des Benutzers. Autoren und Verlag appellieren an jeden Benutzer, ihm etwa auffallende Ungenauigkeiten dem Verlag mitzuteilen.

Die Zeichnungen wurden von Herrn Dr. Böhmeke angefertigt.

Satz und Druck: Druckhaus Götz GmbH, Ludwigsburg
Gesetzt auf CCS Textline (Linotronic 630)

ISBN 3-13-129401-9 2 3 4 5 6

Checkliste Echokardiographie

Thomas Böhmeke, Klaus Weber

450 Abbildungen

1995
Georg Thieme Verlag Stuttgart · New York

Die Deutsche Bibliothek – CIP-Einheitsaufnahme

Böhmeke, Thomas:
Checkliste Echokardiographie / Thomas Böhmeke ; Klaus Weber. – Stuttgart ; New York : Thieme, 1995
(Checklisten der aktuellen Medizin)
NE: Weber, Klaus:; HST

Wichtiger Hinweis:

Wie jede Wissenschaft ist die Medizin ständigen Entwicklungen unterworfen. Forschung und klinische Erfahrung erweitern unsere Erkenntnisse, insbesondere was Behandlung und medikamentöse Therapie anbelangt. Soweit in diesem Werk eine Dosierung oder eine Applikation erwähnt wird, darf der Leser zwar darauf vertrauen, daß Autoren, Herausgeber und Verlag große Sorgfalt darauf verwandt haben, daß diese Angabe dem Wissensstand bei Fertigstellung des Werkes entspricht.

Für Angaben über Dosierungsanweisungen und Applikationsformen kann vom Verlag jedoch keine Gewähr übernommen werden. Jeder Benutzer ist angehalten, durch sorgfältige Prüfung der Beipackzettel der verwendeten Präparate und gegebenenfalls nach Konsultation eines Spezialisten festzustellen, ob die dort gegebene Empfehlung für Dosierungen oder die Beachtung von Kontraindikationen gegenüber der Angabe in diesem Buch abweicht. Eine solche Prüfung ist besonders wichtig bei selten verwendeten Präparaten oder solchen, die neu auf den Markt gebracht worden sind. Jede Dosierung oder Applikation erfolgt auf eigene Gefahr des Benutzers. Autoren und Verlag appellieren an jeden Benutzer, ihm etwa auffallende Ungenauigkeiten dem Verlag mitzuteilen.

Die Zeichnungen wurden von Herrn Dr. Böhmeke angefertigt.

Printed in Germany

Satz und Druck: Druckhaus Götz GmbH, Ludwigsburg
Gesetzt auf CCS Textline (Linotronic 630)

ISBN 3-13-129401-9 2 3 4 5 6

Dr. med. Thomas Böhmeke
Medizinische Universitätsklinik
der Ruhr-Universität Bochum
im St.-Josef-Hospital – Kardiologie
Gudrunstraße 56
D-44791 Bochum

Prof. Dr. med. Felix Largiadèr
Vorsteher des Departements Chirurgie
und Direktor der Klinik für Viszeralchirurgie
Universitätsspital
CH-8091 Zürich

Prof. Dr. med. Alexander Sturm
Direktor der Medizinischen Universitätsklinik
Ruhr-Universität Bochum
D-44625 Herne

Priv.-Doz. Dr. med. Klaus Weber, Oberarzt
Medizinische Universitätsklinik
der Ruhr-Universität Bochum
im St.-Josef-Hospital – Kardiologie
Gudrunstraße 56
D-44791 Bochum

Dr. med. Otto Wicki
Spezialarzt FMH für Chirurgie
CH-6707 Iragna

Vorwort der Herausgeber

Die Checklisten der aktuellen Medizin sollen als Informations- und Nachschlagewerk dienen. Durch ihr handliches Format sind sie immer griffbereit und erlauben dem Arzt eine rasche Orientierung über

- wesentliche Haupt- und Nebensymptome einer Erkrankung,
- notwendige und wichtige Untersuchungen zur Diagnostik,
- konservative und evtl. chirurgische Therapiemöglichkeiten,
- differentialdiagnostische und differentialtherapeutische Überlegungen bei schwierigen und wesentlichen Krankheitsbildern.

Die Checklisten wollen und können ein Handbuch oder Lehrbuch nicht ersetzen; sie wollen als übersichtliche Gedächtnisstütze dienen. Zur straffen, aber nicht vereinfachten Gliederung wurden die meisten Angaben nur stichwortartig formuliert. Bewußt wurde zugunsten einer übersichtlichen Praxis und kliniknahen Aktualität in Diagnostik und Therapie der Nachteil fehlender Literaturhinweise unter Verzicht auf die Beschreibung sehr seltener Krankheitsbilder in Kauf genommen.

Die Checklisten sind vornehmlich bestimmt für

- Klinikärzte, die auf das im einzelnen abgehandelte Fachgebiet nicht spezialisiert sind,
- niedergelassene Ärzte aller Fachrichtungen,
- fortgeschrittene Studenten.

Die Checkliste über nicht-operative Themen gliedert sich in der Regel in drei Teile:

- der 1. Teil (grauer Balken) beschreibt die Untersuchungstechniken in Praxis und Klinik;
- der 2. Teil (blauer Balken) behandelt Ätiologie, Pathogenese und klinische Symptomatologie, zur Diagnose führende Befunde und Untersuchungsmethoden, evtl. die Differentialdiagnose sowie die konservative Therapie der einzelnen Krankheitsbilder;
- Der 3. Teil (roter Balken) enthält kurze Hinweise zur möglichen Operationsindikation, Operationsprinzip sowie Operationstechnik oder intensivmedizinischen Maßnahmen, soweit für das besprochene Fachgebiet zutreffend.

Bisher sind 33 Checklisten aus dem Bereich der konservativen und operativen Medizin erschienen; sie sind am Ende dieser Checkliste angeführt.

Die vorliegende Checkliste Echokardiographie berücksichtigt die enorme diagnostische Bedeutung, die die gesamte Echokardiographie in der Diagnostik kardialer Erkrankungen erlangt hat. Wir sind sicher, daß sich auch diese Checkliste an die großen Erfolge der Vorgänger anschließen kann.

Wir sind dem Georg Thieme Verlag, insbesondere den Herren Dr. med. h. c. G. Hauff und Dr. Alexander Bob, für die tatkräftige Förderung und Organisation dieses gemeinsam erarbeiteten Konzeptes sehr zu Dank verpflichtet.

Herne / Bochum, Zürich, Wolhusen
im Oktober 1994

Alexander Sturm
Felix Largiadèr
Otto Wicki

Die Echokardiographie hat sich in der klinischen Medizin innerhalb kurzer Zeit etabliert und ist essentieller Baustein jeder kardiologisch-internistischen Diagnostik. In den letzten Jahren ist die konventionelle ein- und zweidimensionale Echokardiographie durch die Doppler-, Farbdoppler-, Belastungs-, Kontrast- und transösophageale Echokardiographie umfangreich erweitert worden. Der Aufgabe, dieses gesamte Spektrum der Echokardiographiemethoden in dem praktischen Prinzip der Checkliste darzustellen, sind wir gerne nachgekommen.
Der Rahmen der Checkliste bietet die umfassende und konzentrierte Darstellung auch seltenerer Krankheitsbilder und Befundkonstellationen. Dem kardiologisch Interessierten – Studenten und junge Ärzte – ermöglichen die Kapitel der echokardiographischen Grundlagen eine rasche Einarbeitung in die Thematik, dem Fortgeschrittenen dienen die Kriterien der einzelnen Krankheitsbilder zur schnellen Orientierung. Des weiteren soll das Interesse geweckt werden, die erworbenen Kenntnisse in den jeweiligen Lehrbüchern der Echokardiographie zu vertiefen.
Wir möchten an dieser Stelle ausdrücklich Herrn Professor Dr. Ricken sowie Herrn Professor Dr. Sturm für die sorgfältige und kritische Durchsicht des Manuskriptes danken. Für die redaktionelle Betreuung gilt unser Dank Herrn Dr. med. Bob vom Thieme Verlag, Frau Elwing für die Buchgestaltung.

Bochum, im Herbst 1994

T. Böhmeke
K. Weber

Einführung

- Schallwellen sind charakterisiert durch:
  - Periode der Schwingungsdauer [s].
  - Wellenlänge (λ) = räumliche Ausdehnung der Periode [m].
  - Frequenz (f) = Anzahl der Perioden pro Sekunde [Hz bzw. 1/s].
  - Produkt aus Wellenlänge und Frequenz ergibt die Geschwindigkeit des Schalls c [m/s]:

    $$c = \lambda \cdot f \text{ [m/s]} \qquad \text{(Gl. 1)}$$

- Als Ultraschallwellen werden Frequenzen bezeichnet, die über dem menschlichen Hörvermögen liegen (> 20 000 Hz). In der medizinischen Diagnostik werden üblicherweise Frequenzen zwischen 1 und 10 Megahertz eingesetzt.
- Erzeugung von Ultraschallwellen durch das piezoelektrische Prinzip:
  - Eine am Piezokristall (P) angelegte Spannung erzeugt eine proportionale Deformation und somit eine Druckwelle (Abb. 1).
  - Umgekehrt ergibt eine auf das Piezokristall (P) auftreffende Schallwelle eine proportionale Spannungsänderung.

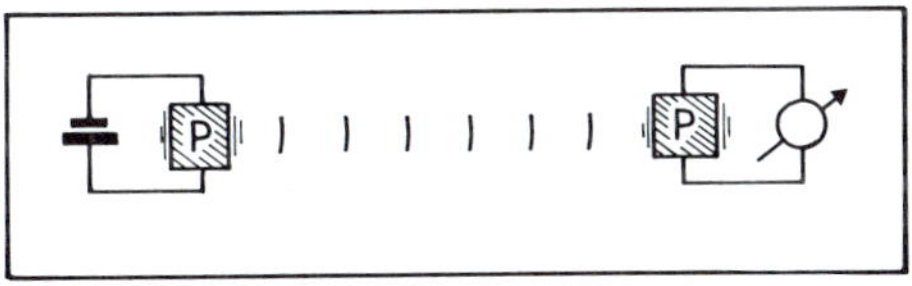

Abb. 1 Erzeugung von Ultraschallwellen durch das piezoelektrische Prinzip

- Echoimpulsverfahren:
  - Durch das Piezokristall im Ultraschallwandler wird ein zeitlich begrenzter Impuls erzeugt.
  - Die Ultraschallwellen breiten sich im angeschallten Medium entsprechend der Schallgeschwindigkeit (im menschlichen Körper im Mittel 1540 m/s) aus und werden an akustischen Grenzflächen absorbiert, gestreut und reflektiert.
  - Der Ultraschallwandler schaltet auf Empfang um und analysiert die reflektierten Ultraschallwellen hinsichtlich der Laufzeit (~ Entfernung des Reflexionsortes vom Wandler) und der Amplitude (~ Helligkeit des Bildpunktes).
  - Eine Ultraschallabbildung ist somit die Darstellung akustischer Grenzflächen zwischen Medien unterschiedlicher Schallgeschwindigkeit.
- Charakteristik des Schallimpulses:
  - Schallausbreitung (Abb. 2): Im Nahfeld bestehen aufgrund unterschiedlich hoher Schalldruckschwankungen schlechte Reflexionen, in der Fokuszone bei hoher und homogener Schallintensität eine gute Bilddarstellung, in der Fernzone aufgrund Öffnung des Schallwinkels wiederum eine schlechte Bilddarstellung.
  - Sendefrequenz: Hohe Frequenzen (7,5 – 10 MHz) bieten hohe Auflösung bei geringer Eindringtiefe in ein Medium, niedrige Frequenzen (2,5 – 5 MHz) höhere Eindringtiefe bei geringer Detailauflösung.

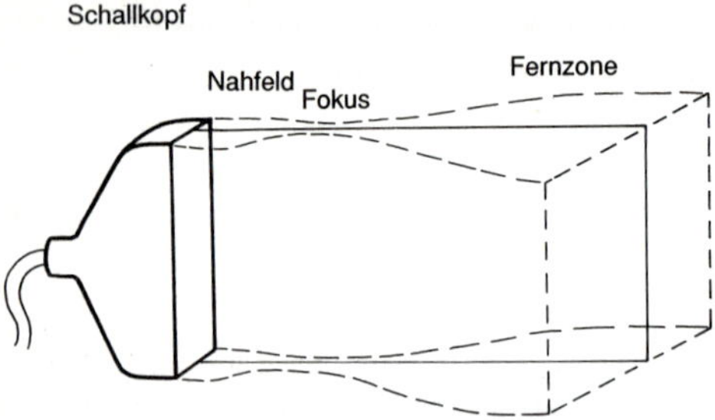

Abb. 2 Ausbreitung eines Ultraschallimpulses

Ultraschallverfahren

- A-Mode: Eindimensionale Darstellung, geeignet zur Streckenmessung z. B. in der Orbitadiagnostik (Abb. 3):

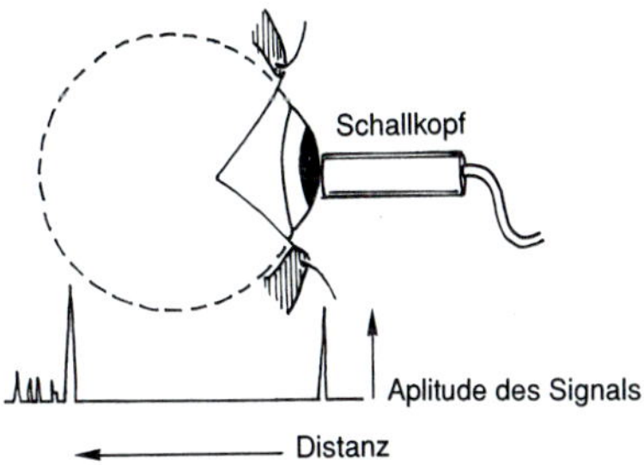

Abb. 3 Messung des Orbitadurchmessers mittels A-Mode

- M-Mode (Abb. 4): Eindimensionale Ultraschallmessung in Abhängigkeit von der Zeit, geeignet zur Darstellung schnell bewegender Strukturen (z. B. Herzklappen).
- B-Mode: Zweidimensionale Schnittbilddarstellung. Die Intensität der reflektierten Signale wird in Grauwertstufen wiedergegeben. Es kommen unterschiedliche Bauarten der Ultraschallwandler (Scanner) zur Anwendung:
  1. Linearscanner: in Reihe angeordnete Piezokristalle, rechteckiges Bild.
  2. Sektorscanner: mechanisch rotierende oder kreisförmig angeordnete Impulsgeber erzeugen ein sektorförmiges Bild. Der zeitliche Bildaufbau ist hier abhängig von der Sektorgröße bzw. seiner Breite, bei kleinem Sektor besteht eine rasche Bildfolge mit guter zeitlicher Auflösung.
  3. Phased-array-Scanner: parallel angeordnete Piezokristalle werden zeitlich versetzt zur Erzeugung von Schallwellen angesteuert. Es resultiert ein sektorförmiges Ultraschallbild.

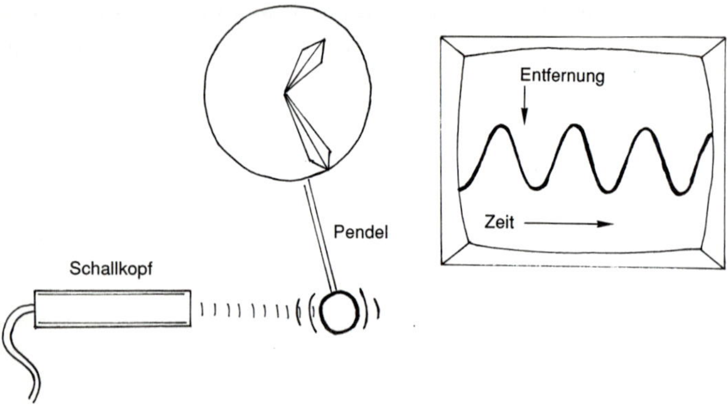

Abb. 4 Prinzip der M-Mode-Registrierung: Durch den eindimensionalen Schallstrahl wird die Entfernung des Pendels aufgezeichnet, der zeitliche Verlauf wird auf der x-Achse aufgetragen

- Regeln zum Bildaufbau:
  - Die beste Auflösung befindet sich im mittleren Bilddrittel.
  - In der Nahzone besteht eine schlechte Detailauflösung.
  - Das darzustellende Objekt sollte nicht tangential, sondern möglichst senkrecht zum Schallstrahl zur Abbildung kommen.
  - Pathologische Veränderungen sollten immer in zwei senkrecht aufeinander stehenden Ebenen dargestellt werden.

Das Doppler-Prinzip

- Beschreibt die Änderung von Schallfrequenzen bei Bewegung der Schallquelle oder des Reflexionsortes und ist definiert in der Doppler-Gleichung:

$$f_x = f_o \cdot \frac{2v \cdot \cos \alpha}{c} \qquad \text{(Gl. 2)}$$

f_x = Frequenzänderung (Doppler-Shift)
f_0 = Ausgesandte Frequenz (Schallkopffrequenz)
v = Blutströmungsgeschwindigkeit
α = Winkel zwischen Schallstrahl und Blutfluß
c = Schallgeschwindigkeit im Gewebe

Die Sendefrequenz eines Ultraschallkopfes (f_o) ist konstant, die Schallgeschwindigkeit (c) im Körpergewebe ist mit ca. 1540 m/s relativ konstant, so daß vereinfacht gilt.

$$f_x \sim 2\,v \cdot \cos \alpha \qquad \text{(Gl. 3)}$$

Die Geschwindigkeit (v; sog. Doppler-Shift) ist die gemessene Größe, die als Geschwindigkeits-Zeit-Diagramm (Abb. 5) dargestellt werden kann.

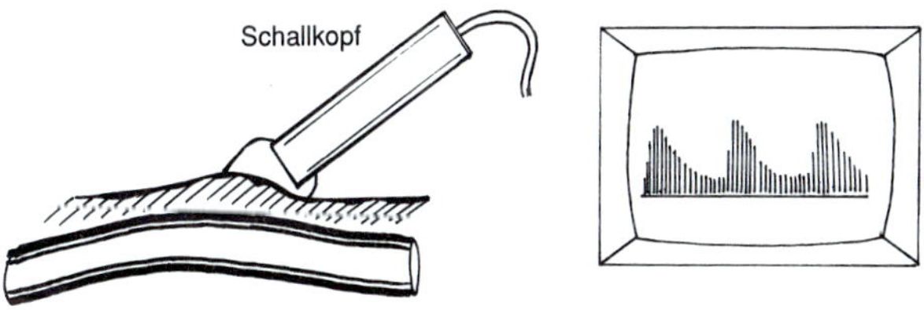

Abb. 5 Ableitung des Doppler-Signals über einer oberflächlichen Arterie mit Geschwindigkeits-Zeit-Darstellung

- Doppler-Shift und Anschallungswinkel (Abb. 6)
  Bei nicht achsengerechter Anlotung der Blutströmung ändert sich der Doppler-Shift mit dem Kosinus des Anschallungswinkel (α) zwischen Doppler-Sonde und Blutströmung. In Abhängigkeit vom Anschallungswinkel errechnet sich der Kosinus prozentual wie folgt:

0° = 100%
15° = 97%
30° = 87%
45° = 71%
60° = 50%
75° = 26%
90° = 0

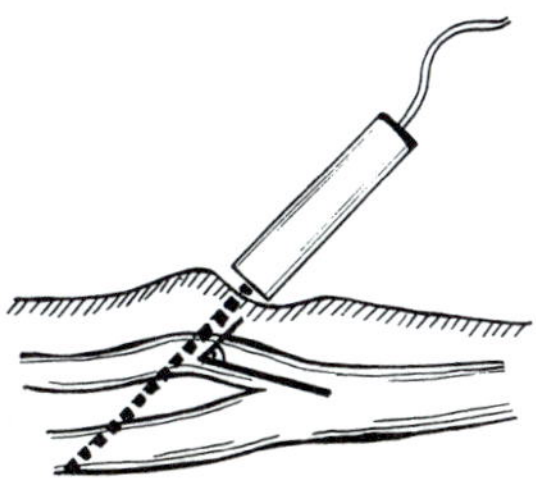

Abb. 6 Abhängigkeit des Doppler-Shifts vom Einschallwinkel

- Falls der maximale Doppler-Shift als Kriterium in die Diagnosestellung eingeht, sind Winkelabweichungen > 25° nicht akzeptabel, andernfalls werden falsch niedrige Werte ermittelt.
- Eine rechnerische Korrektur des Doppler-Shifts bei größerem Winkelfehler ist nicht empfehlenswert, da sie gemäß in-vitro-Messungen bei größerem Winkelfehler zur systematischen Überschätzung des Doppler-Shifts führt.

Doppler-Methoden

- CW-(continuous-wave-)Doppler-Methode:
  - Es findet eine kontinuierliche (continuous wave) Schallemission und Registrierung der reflektierten Signale durch den Schallkopf statt.
  - Eine Strömung in Richtung auf den Schallkopf zu wird oberhalb der Nullinie abgebildet.
  - Eine vom Schallkopf weg gerichtete Strömung wird unterhalb der Nullinie aufgetragen.
  - Die CW-Methode gestattet Richtungsdiskriminierungen und exakte Bestimmung der Maximalshifts auch über 2 m/s, ohne daß über die Entstehungstiefe der Signale eine Aussage getroffen werden kann.
  - Der CW-Doppler wird vorzugsweise zur Analyse hoher Geschwindigkeiten eingesetzt (linksventrikuläre Ausstrombahn, Klappeninsuffizienzen).
  - Das folgende Beispiel zeigt eine CW-Doppler-Messung in der linksventrikulären Ausstrombahn (Abb. 7) und das zugehörige Doppler-Diagramm (Abb. 8) bei einer Aorteninsuffizienz:

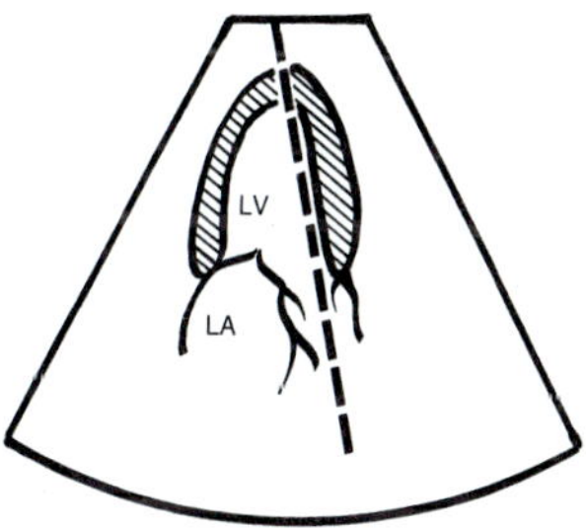

Abb. 7 Meßstrahl des CW-Dopplers in der linksventrikulären Ausstrombahn

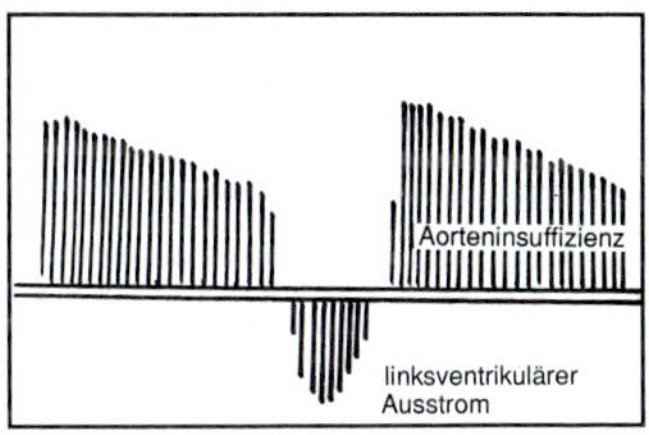

Abb. 8 CW-Doppler-Diagramm einer Aorteninsuffizienz

- PW-(Pulsed-wave-)Doppler-Methode:
  - Die PW-Methode ermöglicht eine überlagerungsfreie Darstellung von Doppler-Signalen in einem wählbaren Tiefenbereich (sample volume) mittels gepulster Analyse des Doppler-Shifts. Eine Richtungsdiskriminierung ist bei niederfrequenten Signalen ebenfalls möglich.
  - Einzelne (repetitiv gepulste) Ultraschallwellen werden unter Beachtung der Rücklaufzeit, in der keine zweite Ultraschallwelle ausgesendet werden kann, hinsichtlich des Doppler-Shifts analysiert. Liegt die Frequenz des Doppler-Shifts über der Frequenz der Pulsrepetition, so wird der Doppler-Shift nicht mehr korrekt dargestellt. Frequenzanteile oberhalb der Pulsrepetitionsrate werden an einem anderen Ort des Abbildungssystems dargestellt (Abb. 9). Diese fehlerhafte Darstellung wird als Nyquist-Effekt bezeichnet.
  - Der Nyquist-Effekt:
    a) führt beim PW-Verfahren zur Begrenzung der maximalen korrekt meßbaren Frequenz,
    b) bedingt eine fehlerhafte Darstellung von Geschwindigkeiten und Flußrichtung oberhalb der Nyquist-Frequenz,

c) ist abhängig von der Sendefrequenz des Ultraschallkopfes und der gewählten Tiefe des Meßpunktes.

- Durch Verschieben der Nullinie können Geschwindigkeiten wenig unterhalb der Nyquist-Frequenz korrekt dargestellt werden (Abb. 10):

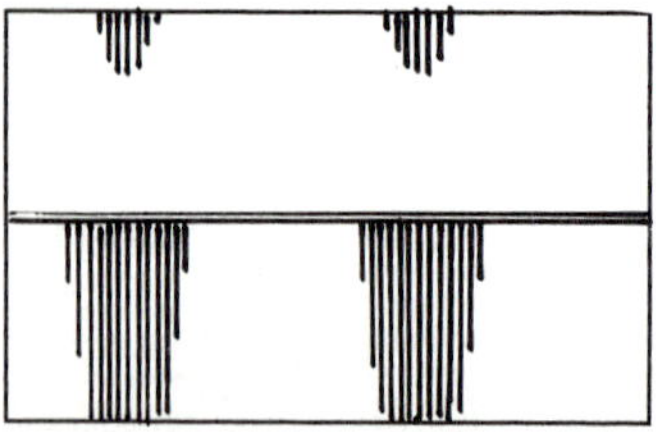

Abb. 9 PW-Darstellung eines Doppler-Shifts oberhalb der Pulsrepetition mit mittelständiger Nullinie

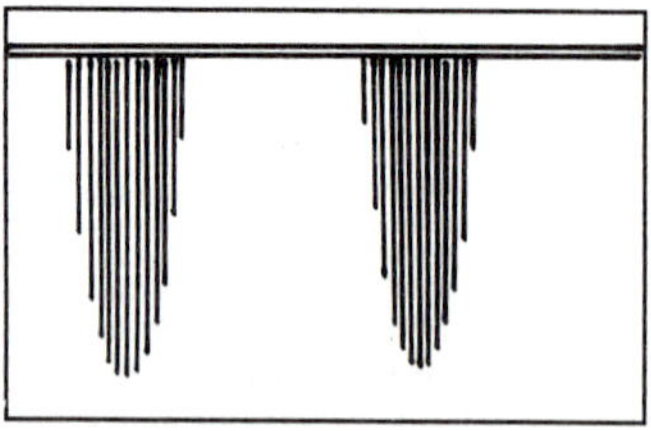

Abb. 10 PW-Doppler-Diagramm mit korrigierter Nullinie

◆ High Pulse Repetition Frequency (HPRF-Doppler):
  - Die Erhöhung der Pulsrepetitionsrate ermöglicht das exakte Messen des Doppler-Shifts auch über der Nyquist-Grenze: Durch Einrichten eines zweiten PW-Meßtores auf halber Wegstrecke resultiert eine Verdoppelung der maximal meßbaren Frequenz.
  - Das abgebildete Frequenzzeitspektrum besteht aus der Doppler-Information beider Meßtore.
  - Das folgende Beispiel zeigt eine Messung in der linksventrikulären Ausstrombahn mittels HPRF-Doppler (Abb. 11) mit dem zugehörigen Doppler-Diagramm (Abb. 12):

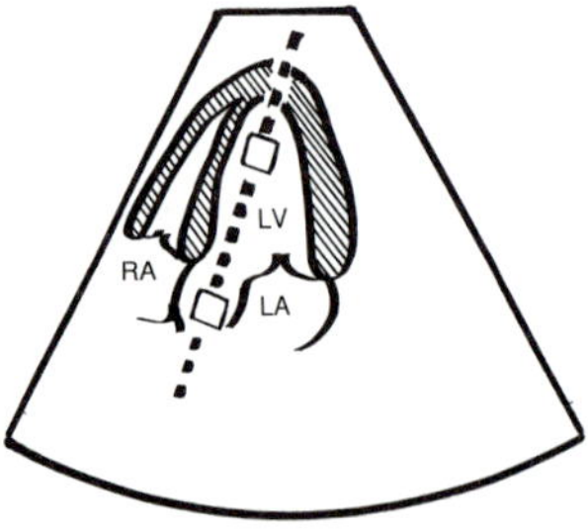

Abb. 11 HPRF-Doppler-Meßtore in der linksventrikulären Ausstrombahn

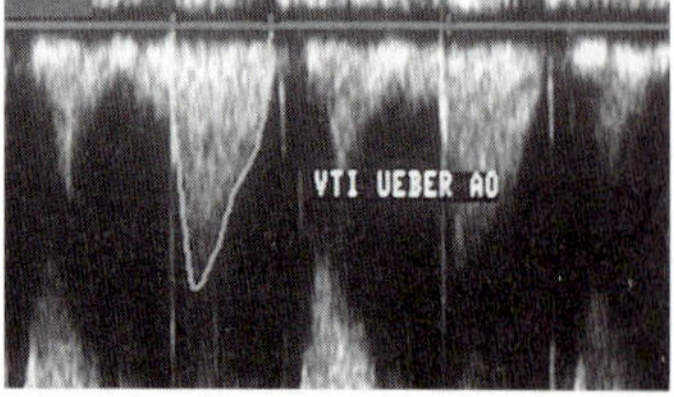

Abb. 12 HPRF-Doppler-Diagramm des linksventrikulären Ausstroms

- Farb-Doppler-Methode (FKDS = Farbkodierte Doppler-Sonographie):
  - Analyse der Doppler-Shifts in einem definierten Sektor des B-Bildes.
  - Entspricht einer flächenhaften PW-Analyse, die Doppler-Shifts werden farblich kodiert.
  - Fluß auf den Schallkopf zu wird rot kodiert (Abb. 13, transmitraler Einstrom).
  - Fluß vom Schallkopf weg wird blau kodiert (Abb. 14, systolischer Fluß über der linksventrikulären Ausstrombahn).

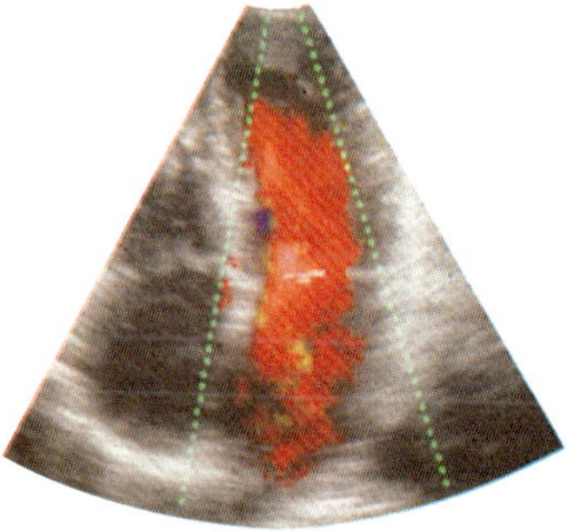

Abb. 13 Fluß auf den Schallkopf zu: rote Kodierung

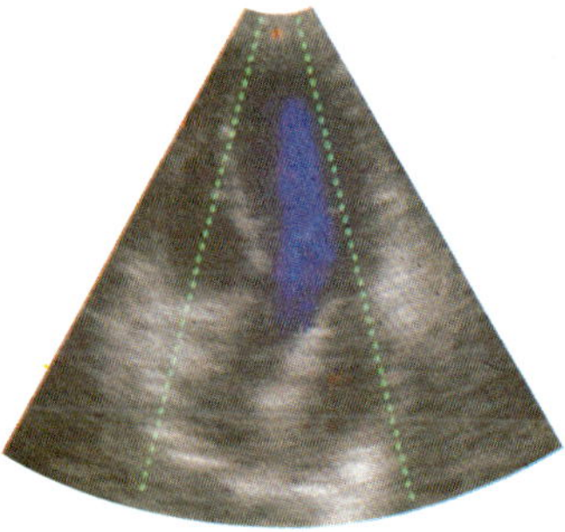

Abb. 14 Fluß vom Schallkopf weg: blaue Kodierung

  - Das Überschreiten der Nyquist-Grenze wird durch weiße oder gelbliche Farbtöne kodiert und wird als Aliasing bezeichnet (Abb. 15 und 16; Beispiel einer Mitralinsuffizienz).

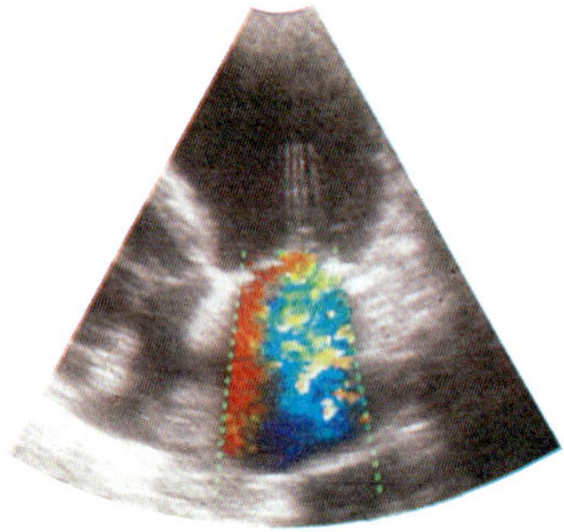

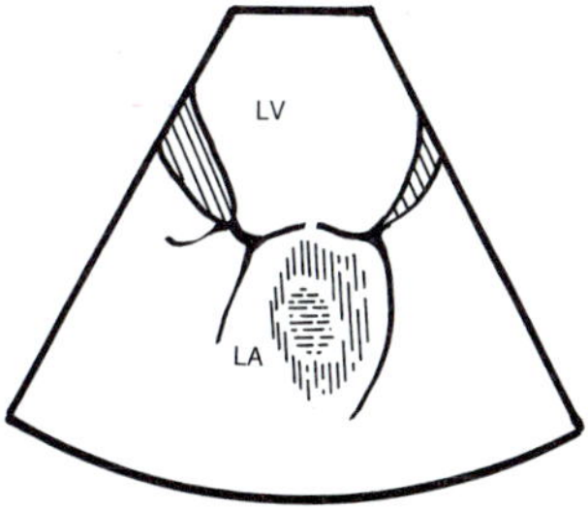

Abb. 15 und 16 Farbdoppler: Überschreiten der Nyquist-Grenze (gelbe Farbtöne = Aliasing) durch hohe Flußgeschwindigkeit einer Mitralinsuffizienz

- Color-M-Mode:
  - Kombinierte M-Mode Darstellung und Doppler-Shift-Analyse.
  - Entlang eines eindimensionalen Ultraschallstrahles erhält man den zeitlichen Verlauf (x-Achse) der anatomischen Strukturen und die zugehörigen, innerhalb dieses eindimensionalen Ultraschallstrahles auftretenden Doppler-Shifts.
  - Vorteile:
    a) genauere zeitliche Zuordnung der Doppler-Shifts zum Herzzyklus,
    b) bessere räumliche Zuordnung von Doppler-Shifts oberhalb der Nyquist-Grenze
  - Color-M-Mode über einer normalen Mitralklappe (Abb. 17 und 18):

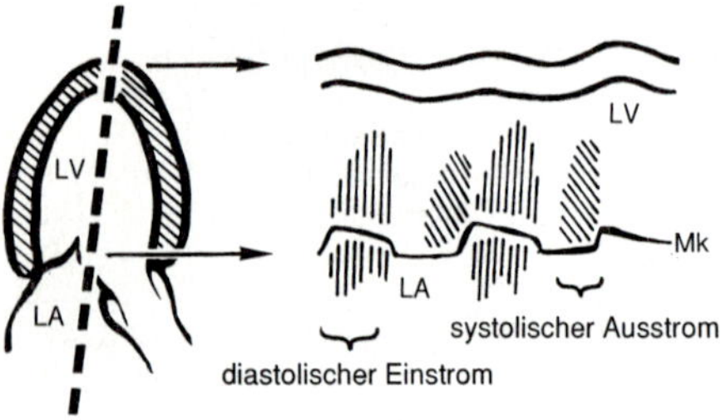

Abb. 17 Schematische Darstellung eines Color-M-Modes über einer normalen Mitralklappe

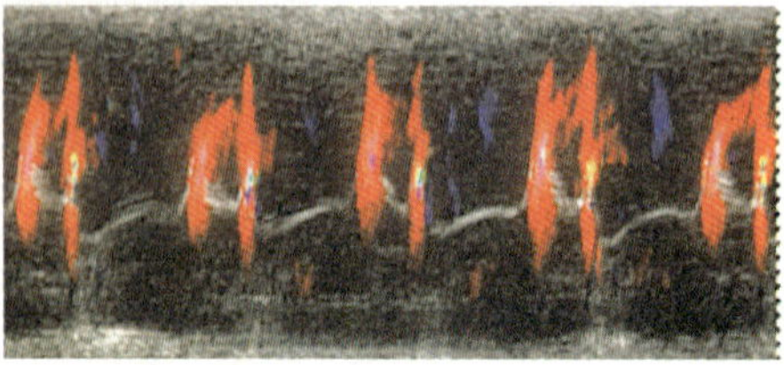

Abb. 18 Color-M-Mode eines regelrechten mitralen Einstroms

Geräteeinstellung

- Depth:
  Abbildungstiefe, gemessen in cm.
- Gain:
  Verstärkung, Einstellung der Amplitude des Signals.
- TGC:
  Time gain compensation = Tiefenausgleichsregelung: Es werden schallkopfferne, intensitätsschwache Signale in der Bilddarstellung verstärkt, so daß man eine vergleichbare Echodichte von identischen Strukturen in verschiedenen Abbildungstiefen erhält.
- Reject treshold:
  Hintergrundrauschen, Einstellung eines benötigten Grund- oder Mindestrauschpegels; um intensitätsschwache Signale noch sichtbar zu machen.
- Compression:
  Amplitudenskalierung, Verschiebung der Grauzonenbereiche in verschiedenen „Fenstern". Niedrigamplitudige Signale werden dadurch bei der Bilddarstellung durch Erweiterung des Grauzonenspektrums besser differenziert, hochamplitudige Signale werden komprimiert.
- Wall filter:
  Wandbewegungsfilter, intensitätsstarke Wandbewegungen werden herausgefiltert, ortsnahe schwächere, jedoch interessierende Signale werden herausgehoben.

Einführung

- Vorbereitung:
  - Simultane EKG-Registrierung.
  - Der Patient wird mit um 30° angehobenem Oberkörper gelagert.
  - Der linke Arm soll hinter dem Kopf verschränkt werden, um eine Verbreiterung der Interkostalräume zu erzielen.
  - Die parasternalen Achsen werden in Linksseitenlage, die apikalen und subxiphoidalen Achsen in schräger Linksseitenlage (rechte Körperhälfte um ca. 30° angehoben) abgeleitet.
  - Die suprasternale Ableitung erfolgt bei erhöhtem Oberkörper bzw. in sitzender Position bei maximal rekliniertem Kopf.
- Topographische Anatomie des Herzens in der Frontalebene (Abb. 19) und in der Sagittalebene (Abb. 20):

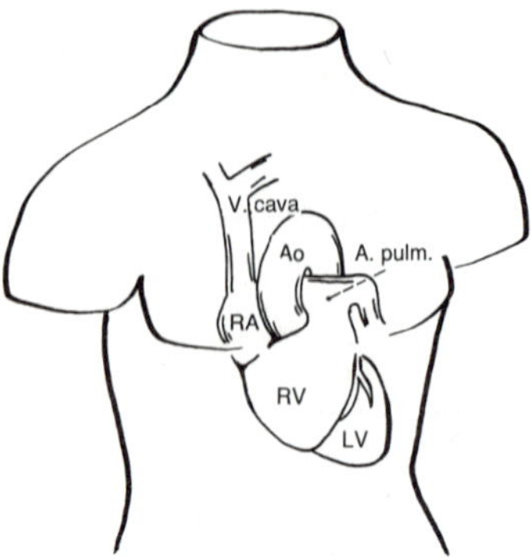

Abb. 19 Topographie des Herzens in der Frontalebene

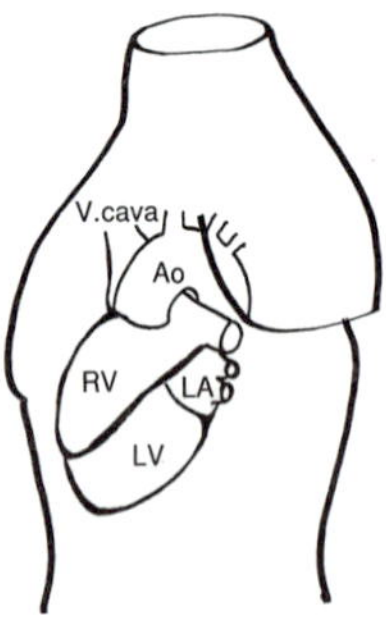

Abb. 20 Topographie des Herzens in der Sagittalebene

Parasternale lange Achse: B-Mode

- Durchführung:
  - Aufsetzen des Schallkopfes im 3. Interkostalraum links parasternal.
  - Die Schallebene verläuft in einer Verbindungslinie von der rechten Schulter zur linken Hüfte (Abb. 21 und 22):

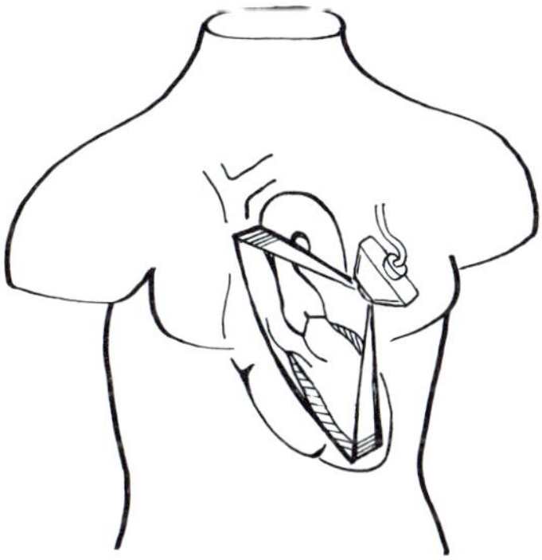

Abb. 21 Schallkopfposition der parasternalen langen Achse

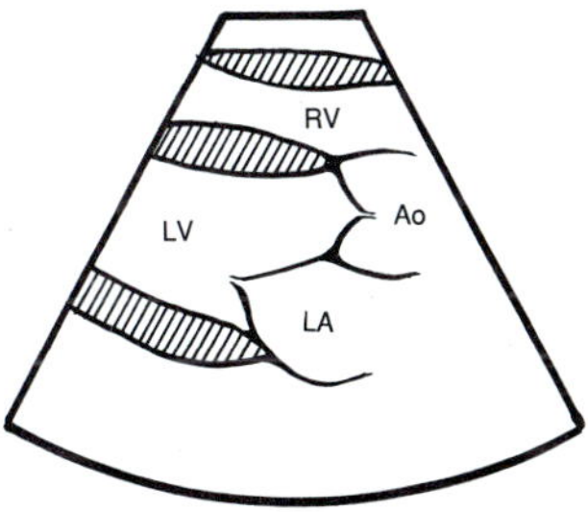

Abb. 22 Schnittbild in der parasternalen langen Achse:
RV = rechter Ventrikel
LV = linker Ventrikel
LA = linker Vorhof
AO = Aorta ascendens

  - Dargestellt werden ventral der rechte Ventrikel (RV), links dorsal der längs angeschnittene linke Ventrikel (LV), rechts dorsal der linke Vorhof (LA), zwischen rechtem Ventrikel und linkem Vorhof die Aortenklappe und die Aorta ascendens (Abb. 23 und 24).
- Optimierung des B-Bildes:
  - Das Aortenklappenmittelecho soll deutlich sichtbar sein.
  - Das Septum soll waagrecht zur Darstellung kommen.
  - Mit der Tiefeneinstellung sollte das Perikard am unteren Bildrand eingestellt werden.

- Echoanatomie in der parasternalen langen Achse:

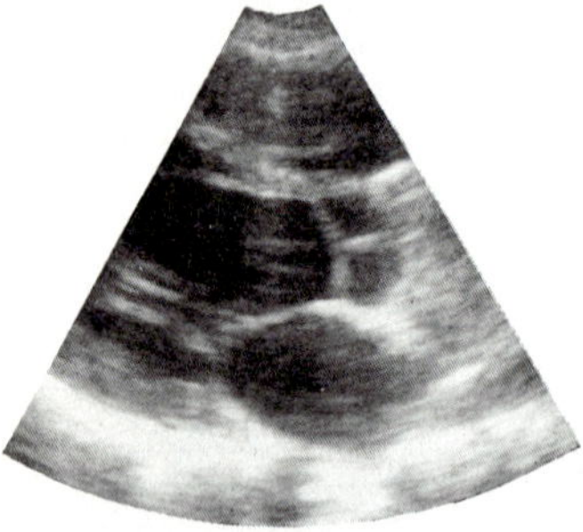

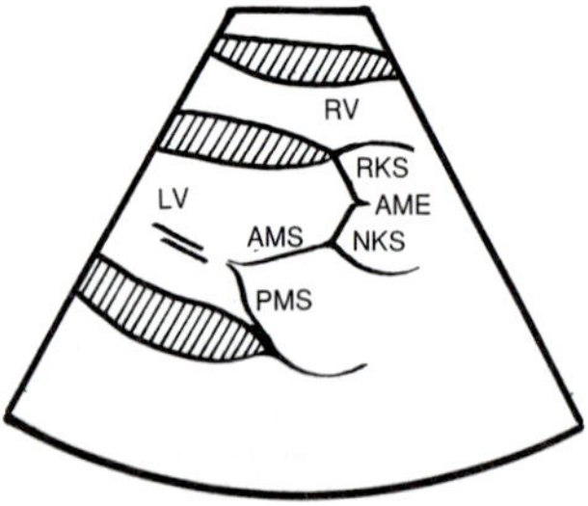

Abb. 23 und 24 Parasternale lange Achse: RV = rechter Ventrikel; LV = linker Ventrikel; LA = linker Vorhof; AME = Aortenklappenmittelecho; RCS = rechtskoronares Segel; NCS = nichtkoronares Segel; AMS = anteriores Mitralsegel, PMS = posteriores Mitralsegel

- Beachte:
  - Morphologische Klappenveränderungen (zart/verdickt/sklerosiert/Vegetationen).
  - Prolaps der Mitralklappensegel.
  - Intrakavitäre Raumforderungen (Myxome/Thromben).
  - Hypertrophie der linksventrikulären Muksulatur.
  - Morphologie der Aorta ascendens (Doppelkontur bei Dissektion/Erweiterung).
  - Echofreie Zone dorsal des Epikards (Perikarderguß) oder dorsal des Perikards (Pleuraerguß).

Parasternale lange Achse: M-Mode (Abb. 25)

- In Höhe der Aortenklappe: Plazierung des M-Mode-Strahls durch das Aortenklappenmittelecho, Ableitung des parallelogrammartigen Bewegungsmusters der Aortenklappenseperation.
- In Höhe der Mitralklappe: Plazierung des M-Mode-Strahls durch die Mitralsegelspitzen, Ableitung des M-förmigen Bewegungsmusters des vorderen Mitralklappensegels.

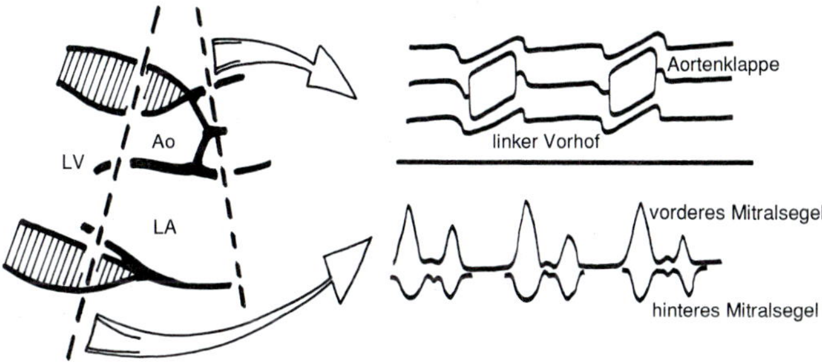

Abb. 25 M-Mode in der parasternalen langen Achse

- M-Mode-Anatomie in Aortenklappenhöhe (Abb. 26): Darstellung der Öffnungsbewegung des rechtskoronaren und nichtkoronaren Aortensegels, der Aortenwurzel sowie des linken Vorhofs.
- M-Mode-Messungen:
  - Bestimmung des enddiastolischen Aortenwurzeldurchmessers (Abb. 27):

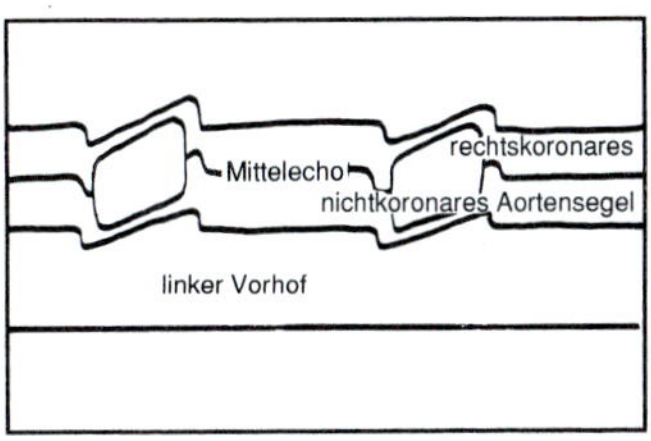

Abb. 26 M-Mode in Aortenklappenhöhe

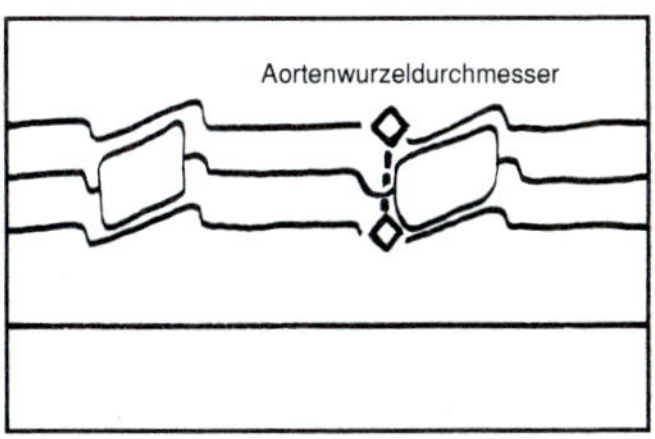

Abb. 27 Messung des enddiastolischen Aortenwurzeldurchmessers

  - Ausmessen der Aortenklappenseparation (Abb. 28, zur Differentialdiagnose s. S. 42).
  - Ausmessen des maximalen (endsystolischen) Durchmessers des linken Vorhofs (Abb. 29, zur Differentialdiagnose s. S. 42):

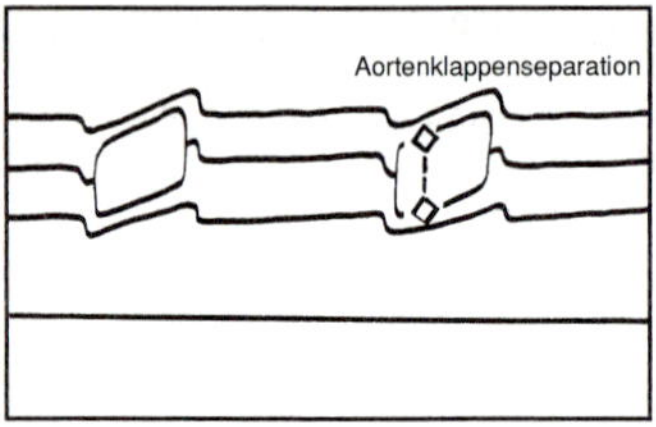

Abb. 28 Messung der Aortenklappenseparation

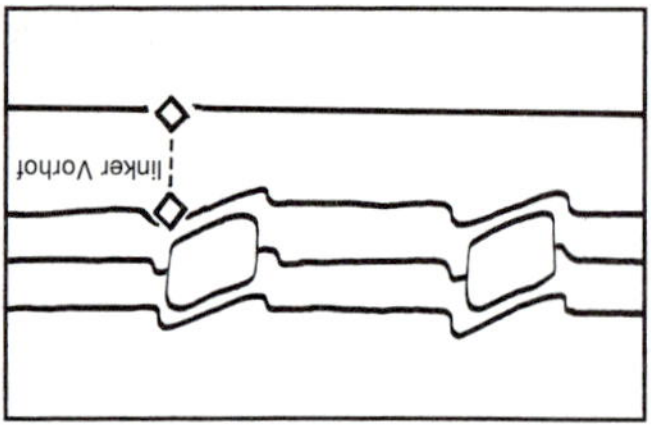

Abb. 29 Messung des linken Vorhofs (endsystolisch)

- Normwerte:
  - Aortenwurzeldurchmesser: 20–38 mm.
  - Durchmesser linker Vorhof: 20–40 mm.
  - Aortenklappenseparation: 15–26 mm.
- Pathologische Veränderungen im aortalen M-Mode:
  - Reduzierte Klappenöffnung bei erniedrigtem Herzzeitvolumen (Abb. 30) und Aortenstenose (Abb. 31):

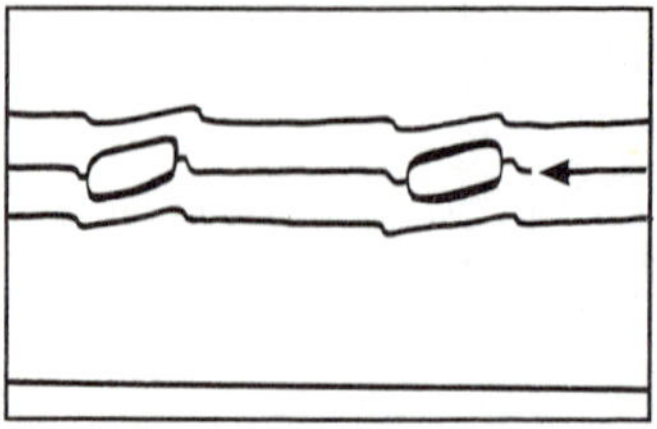

Abb. 30 Reduzierte Aortenklappenseparation bei niedrigem Herzzeitvolumen

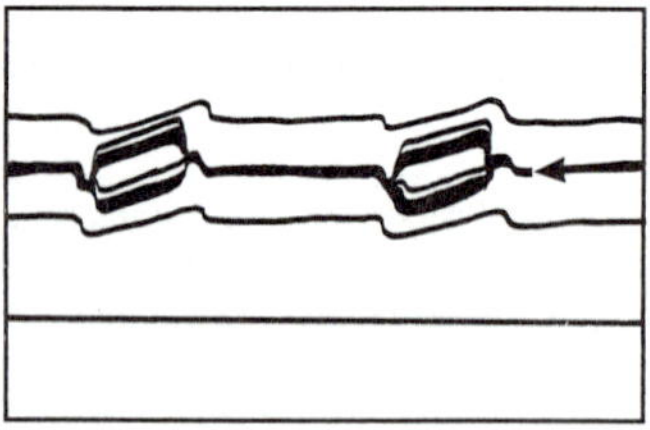

Abb. 31 Reduzierte Klappenseparation bei valvulärer Aortenstenose

  - Mesosystolische Schließungsbewegung der Aortenklappe (z. B. bei hypertropher obstruktiver Kardiomyopathie, Abb. 32).
  - Exzentrisches Mittelecho bei bikuspider Klappe (Abb. 33, Exzentrizitätsindex s. S. 86).

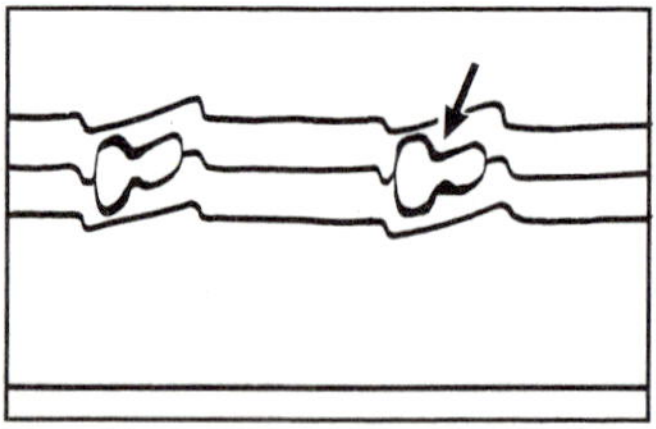

Abb. 32 Mesosystolische Schließungsbewegung der Aortenklappe bei HOCM

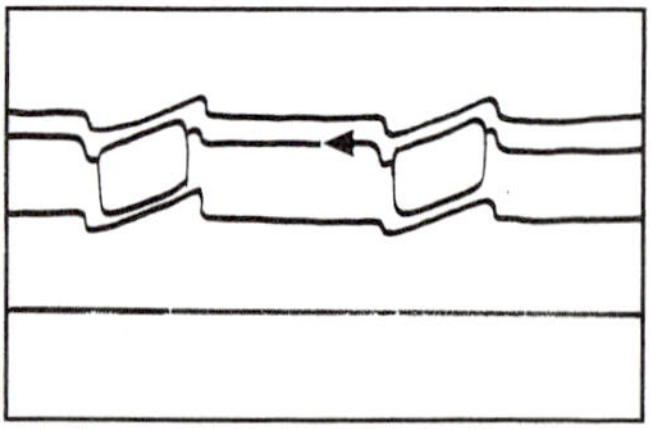

Abb. 33 Exzentrisches Mittelecho bei bikuspidaler Aortenklappe

- Der Aortenwurzeldurchmesser ist bei Aortenvitien, arteriosklerotischer Dilatation der Aorta ascendens sowie Sinus-Valsalvae-Aneurysma vergrößert.
- Die Aortenklappenseparation ist bei Aortenstenose sowie bei eingeschränkter linksventrikulärer Funktion mit Erniedrigung des Herzzeitvolumens vermindert.
- Die im M-Mode bestimmte Aortenklappenseparation korreliert bei Aortenstenose nicht hinreichend genau mit dem Stenosegrad.
- Der linke Vorhof ist bei Druck- und Volumenerhöhung vergrößert, ursächlich sind in erster Linie eine eingeschränkte linksventrikuläre Funktion sowie Mitralvitien.
- Ein vergrößerter linker Vorhof sollte in 2 Ebenen auf Thromben untersucht werden, bei guter Sicht sind Teile des linken Herzohres darstellbar.
- Doppelkonturen an der Aorta ascendens geben Hinweis auf eine Dissektion.
- Systolisches Flattern der Aortensegel ist nicht pathologisch.

◆ M-Mode in Mitralklappenhöhe (Abb. 34):

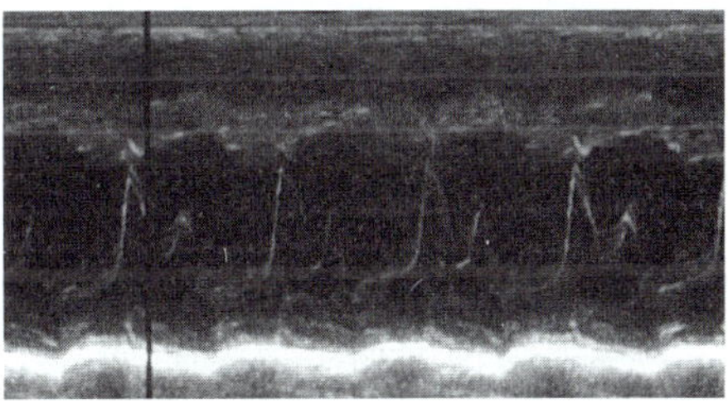

Abb. 34 M-Mode in Mitralklappenhöhe

- Darstellung des rechten Ventrikels, des interventrikulären Septums, des vorderen und hinteren Mitralsegels sowie Anteile der Hinterwand bzw. des Perikards (Abb. 35):

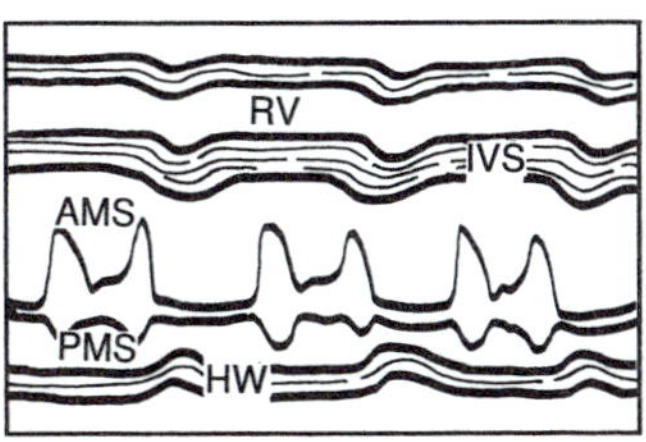

Abb. 35 RV = rechter Ventrikel, IVS = Interventrikularseptum, AMS = anteriores, PMS = posteriores Mitralsegel; HW = Hinterwand

- Das anteriore Mitralsegel (AMS) macht im M-Mode eine M-förmige Bewegung, das posteriore Mitralsegel (PMS) eine spiegelbildliche, W-förmige Bewegung.
- Die Umkehrpunkte der M-förmigen Bewegung des anterioren Mitralsegels werden mit Buchstaben gekennzeichnet (Abb. 36).
- Das Maximum der frühdiastolischen Öffnungsbewegung wird als E-Punkt (E wie early) bezeichnet, das Maximum der Öffnungsbewegung aufgrund der Vorhofkontraktion als A-Punkt (A wie Atrial).
- Die systolische Zeit (geschlossene Mitralklappe) wird als CD-Strecke gekennzeichnet.

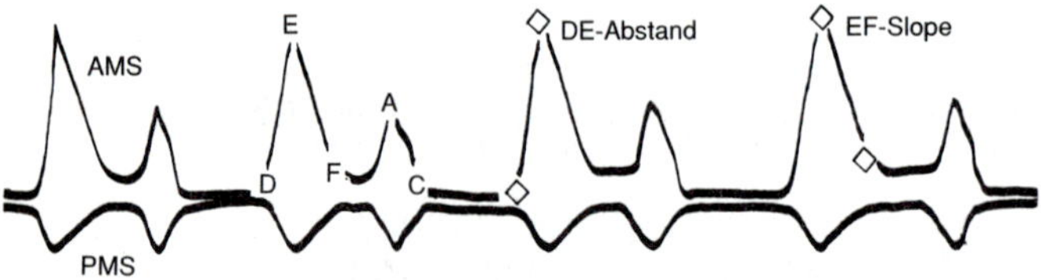

Abb. 36 Schematisches M-Mode in Mitralklappenhöhe: AMS = anteriores Mitralsegel, PMS = posteriores Mitralsegel; Kennzeichnung der Umkehrpunkte der Bewegung des vorderen Mitralklappensegels mittels Buchstaben

- Folgende Meßwerte werden bestimmt:
  - DE-Strecke (mm), (Abb. 37; Normwert 18–35, Werte außerhalb des Normbereichs sind nicht sicher pathologisch, zur Differentialdiagnose, s. S. 42).
  - Rückstellgeschwindigkeit des anterioren Mitralsegels nach dem frühdiastolischen Einstrom, sog. EF-Slope (mm/s) (Normwert 70–170 mm/s, Differentialdiagnose s. S. 43, Abb. 38).

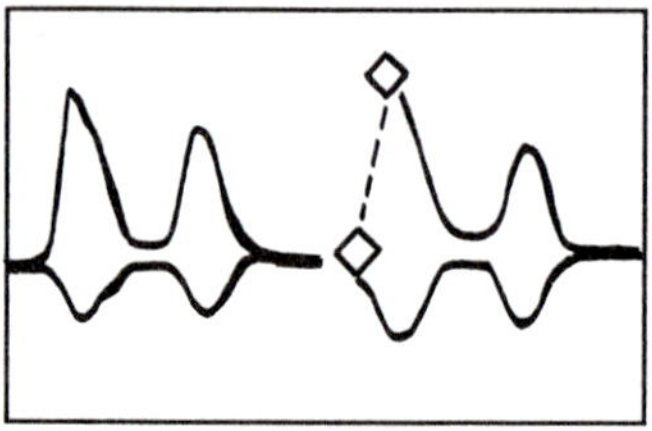

Abb. 37 Bestimmung der DE-Strecke

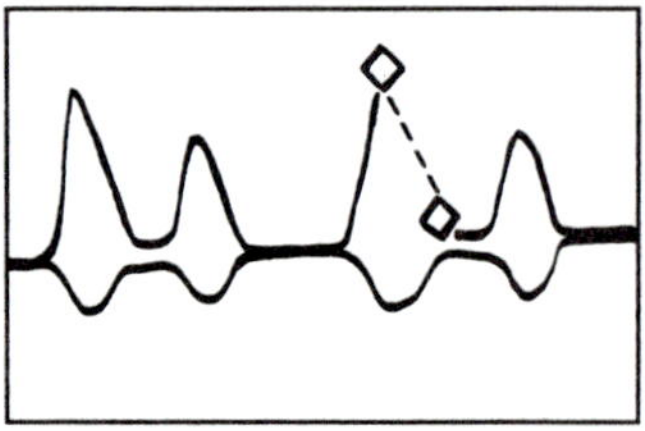

Abb. 38 Bestimmung des EF-Slope

- Abstand des E-Punktes vom Septum = ES-Abstand (mm) (Abb. 39; Differentialdiagnose s. S. 43, Abb. 40: Beispiel des vergrößerten ES-Abstandes bei einer dilatativen Kardiomyopathie).

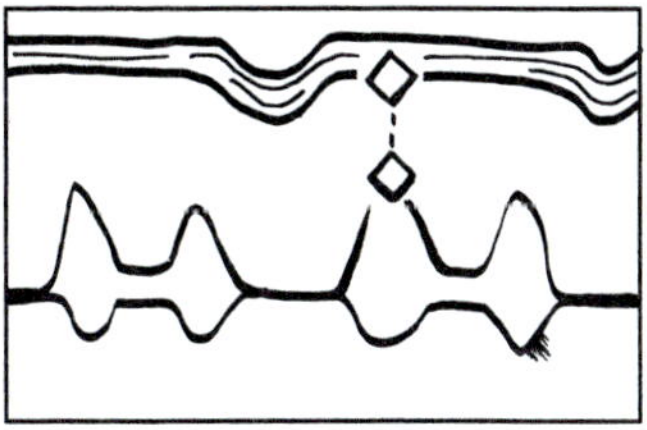

Abb. 39 Normalbefund ES-Abstand

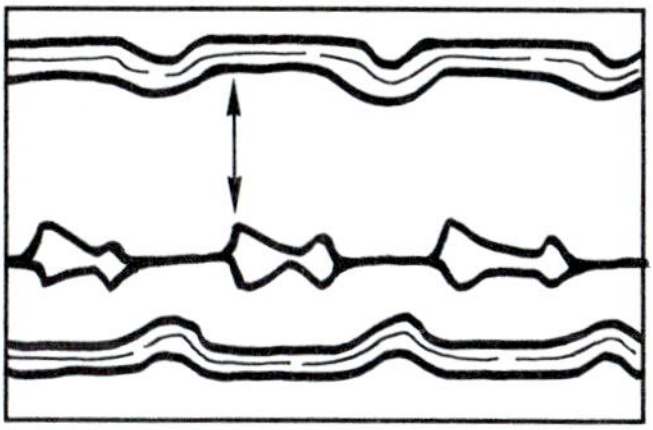

Abb. 40 Vergrößerter ES-Abstand bei dilatativer Kardiomyopathie

- Pathologische Veränderungen im mitralen M-Mode:
  - Die DE-Amplitude ist verkleinert bei Mitralstenose und bei eingeschränkter linksventrikulärer Funktion (Abb. 41, Differentialdiagnose s. S. 42).
  - Die DE-Amplitude vergrößert sich bei erhöhtem frühdiastolischem transmitralem Fluß (z. B. Mitralinsuffizienz, Abb. 42, Differentialdiagnose s. S. 42):

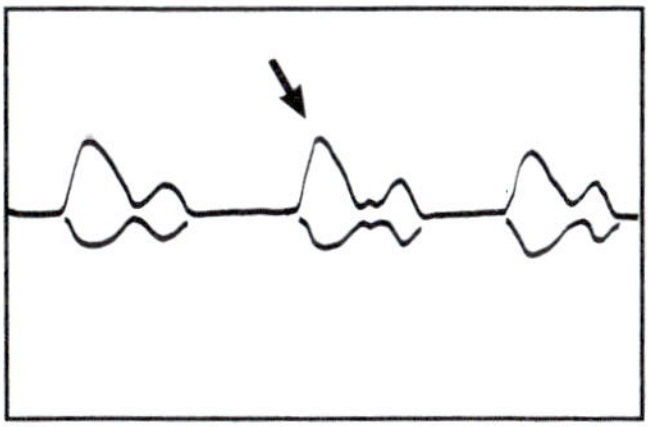

Abb. 41 Kleine DE-Amplitude bei eingeschränkter linksventrikulärer Funktion

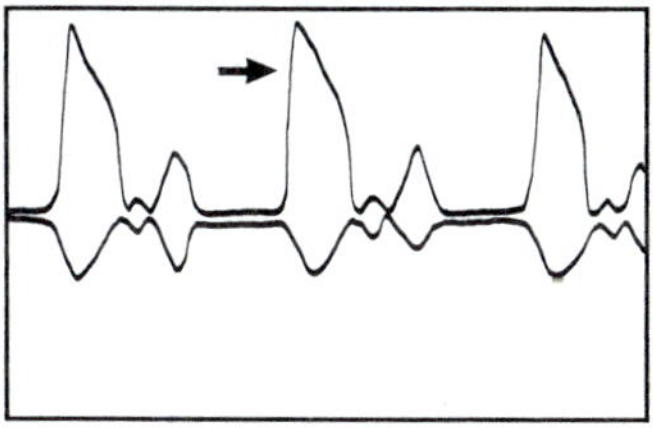

Abb. 42 Hohe DE-Amplitude bei Mitralinsuffizienz

- Der EF-Slope ist typischerweise bei Mitralstenose und bei allen Formen der linksventrikulären Dehnbarkeitsstörung (Cor hypertonicum, Kardiomyopathien) und linksatrialen Tumoren vermindert (Abb. 43, Differentialdiagnose s. S. 43).
- Die CD-Strecke kann eine anteriore Bewegung aufweisen: sog. SAM (systolic anterior movement), zu finden unter anderem bei hypertropher obstruktiver Kardiomyopathie und bei hypertensiver Herzkrankheit (Abb. 44):

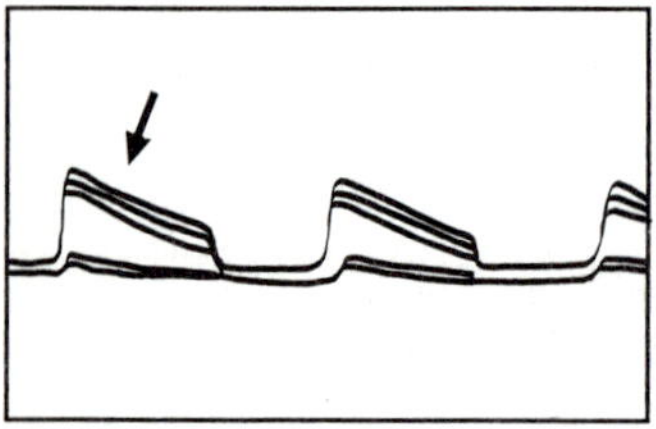

Abb. 43 Kleine DE-Amplitude, verminderter EF-Slope bei Mitralstenose

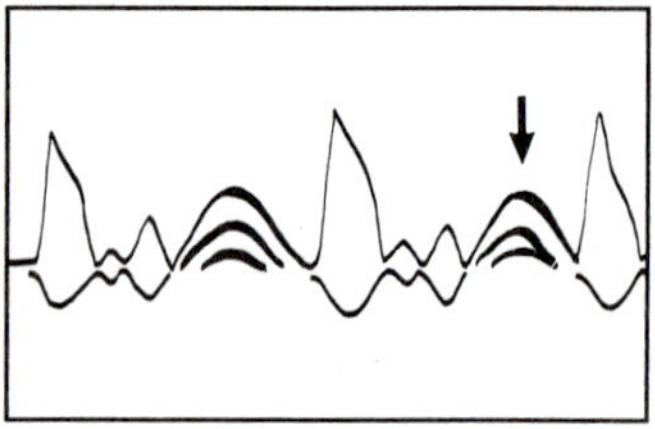

Abb. 44 Systolic anterior movement bei hypertropher obstruktiver Kardiomyopathie

- Die CD-Strecke ist beim Mitralklappenprolaps nach dorsal verlagert (Abb. 45, bezüglich der M-Mode-Kriterien bei Mitralklappenprolaps s. S. 101).
- Auf zusätzliche „A-Wellen“ bei absoluter Arrhythmie oder AV-Dissoziation ist zu achten (Abb. 46).

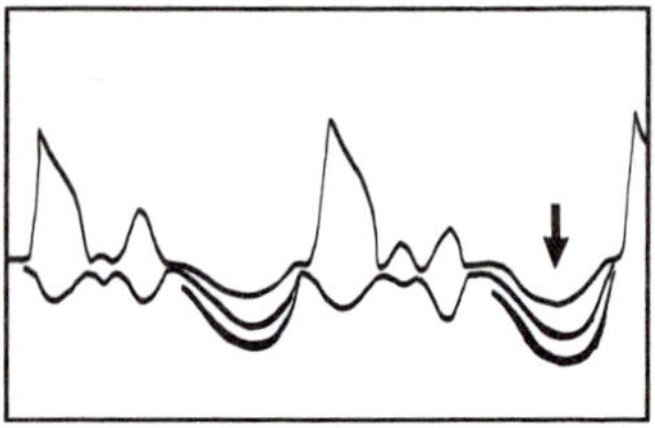

Abb. 45 Dorsalbewegung der Mitralklappen bei Mitralklappenprolaps

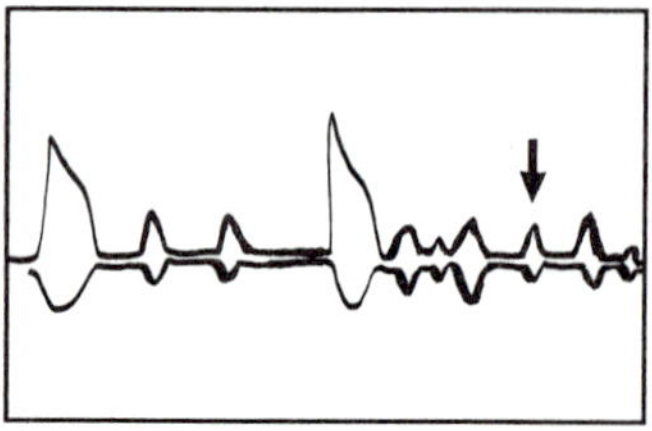

Abb. 46 Zusätzliche A-Wellen bei absoluter Arrhythmie

– Bei Aorteninsuffizienz kann der Regurgitationsjet ein hochfrequentes Flattern der Mitralsegel hervorrufen (Abb. 47).

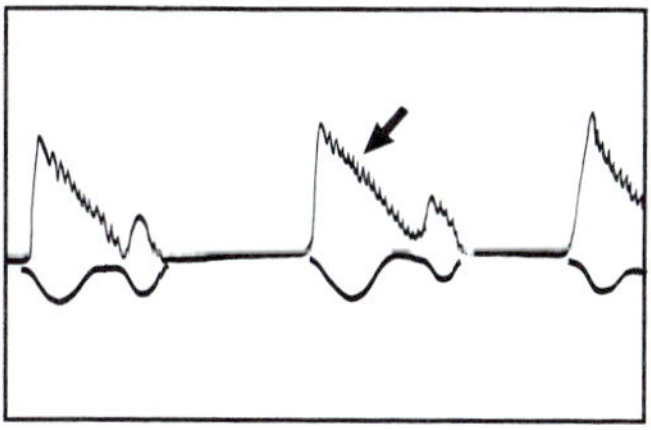

Abb. 47 Hochfrequentes Flattern des vorderen Mitralsegels bei Aorteninsuffizienz

– Bei prolabierendem Vorhofmyxom stellen sich diffuse Echos zwischen vorderem und hinterem Mitralsegel dar (Abb. 48, bezüglich weiterer M-Mode Kriterien s. S. 163):
– Mitralklappenendokarditis führt zu phasenweise darstellbaren „weichen“ Echos auf dem betroffenen Segel (Abb. 49):

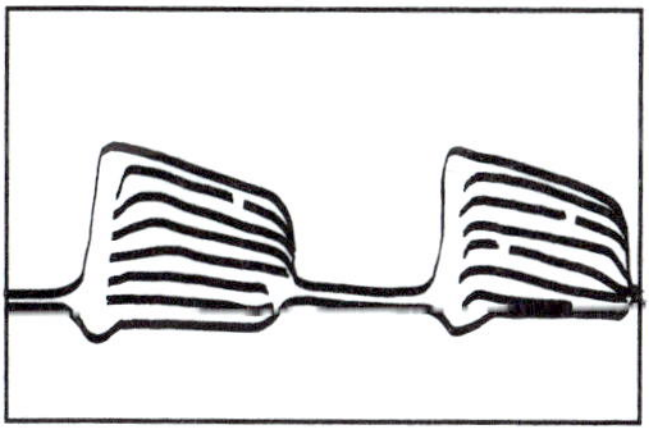

Abb. 48 Prolabierendes Vorhofmyxom

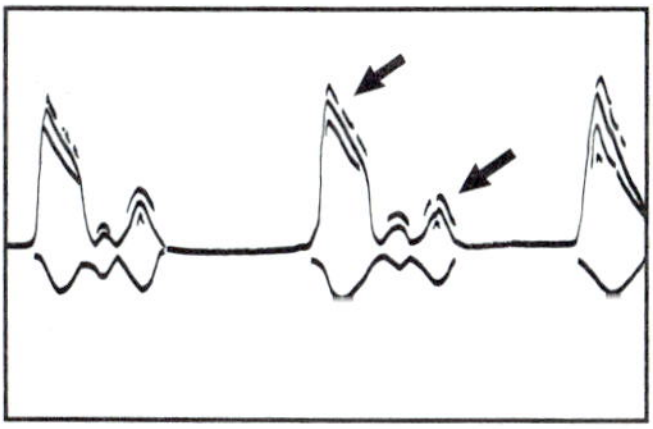

Abb. 49 Diastolisch darstellbare „weiche“ Echos bei Mitralklappenendokarditis

Messung des rechten Ventrikels

- Messung in geringer Linksseitenlage und Exspiration (in extremer Linksseitenlage vergrößert sich der Diameter um einige Millimeter).
- Das Endokard der rechtsventrikulären Vorderwand und des interventrikulären Septums müssen klar abgrenzbar sein.
- Normwert < 20 mm, Vergrößerung bei > 30 mm (Abb. 50 und 51).
- Aufgrund der hohen Variabilität der Lage, der meist schrägen Anlotung und der V-förmigen anatomischen Struktur des rechten Ventrikels besteht für die M-Mode-Messung nur beschränkte Aussagekraft.

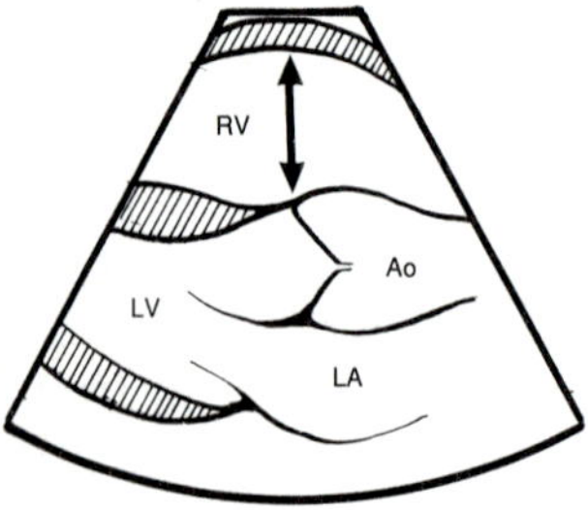

Abb. 50 Vergrößerter rechter Ventrikel in der parasternalen langen Achse

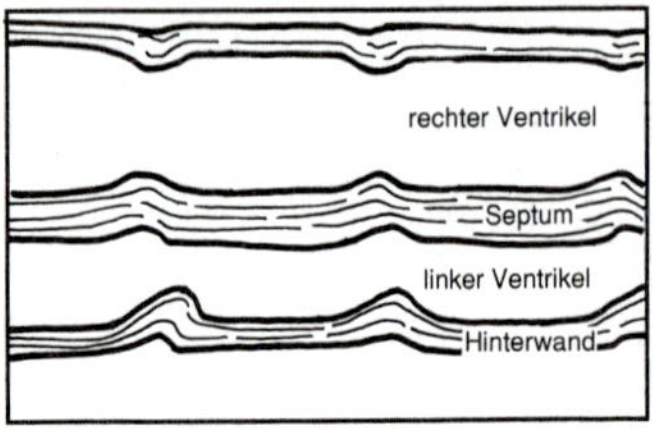

Abb. 51 M-Mode des rechten Ventrikels

Parasternale kurze Achse in Höhe der Aortenklappe

- Durchführung:
  - Drehung des Schallkopfes aus der Ersteinstellung um 90° im Uhrzeigersinn (Abb. 52).
  - Die Schallachse verläuft von der linken Schulter zur rechten Hüfte.

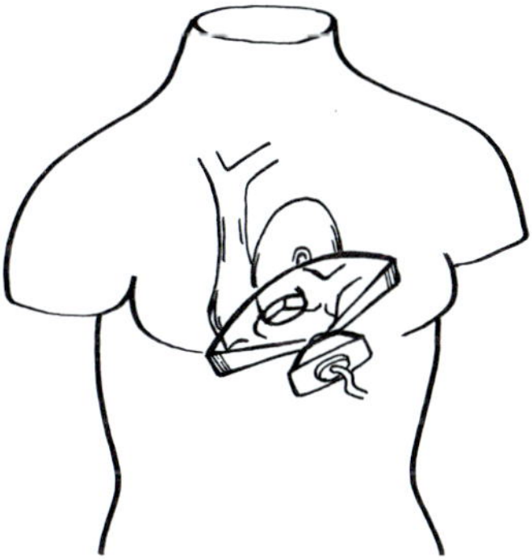

Abb. 52 Schallkopfposition der parasternalen kurzen Achse

  - Durch „Verkippen" des Schallkopfes Darstellung der Aortenklappe (umgekehrter „Mercedesstern") in der Bildmitte, dorsal der linke Vorhof, ventral der rechte Ventrikel (Abb. 53 und 54):

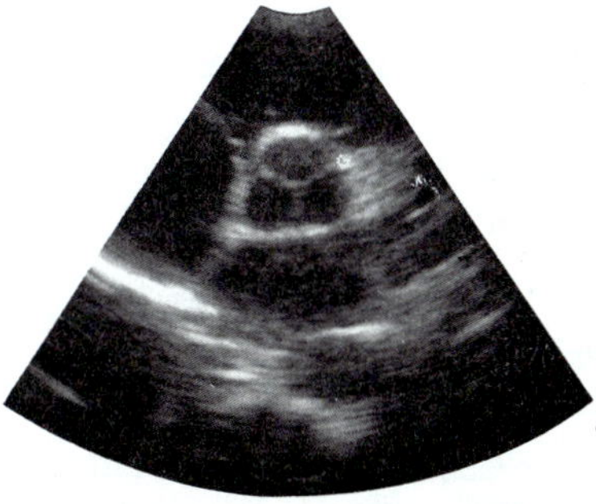

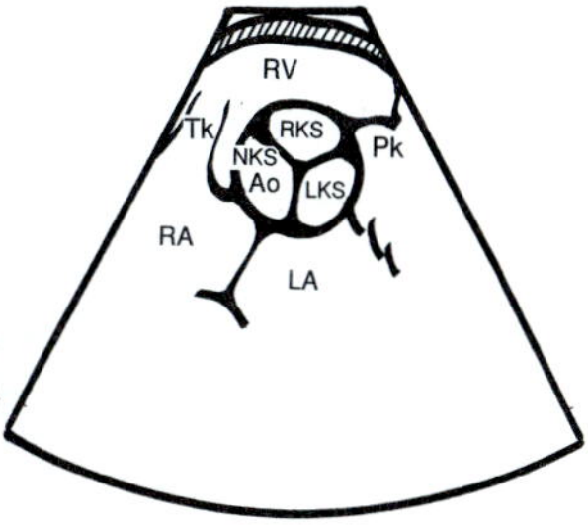

Abb. 53 und 54 Parasternale kurze Achse in Höhe der Aortenklappe
RV = rechter Ventrikel, RA = rechter Vorhof, LA = linker Vorhof, TK = Trikuspidalklappe, PK = Pulmonalklappen, RKS = rechtskoronares Aortensegel, NKS = nichtkoronares Segel, LKS = linkskoronares Aortensegel

- Pathologische Veränderungen in der kurzen Achse in Höhe der Aortenklappe:
  - Bikuspidales Aortensegel (Abb. 55 und 56: Klappenanomalie, bei der die Aortenklappe nicht aus drei, sondern aus zwei Taschenklappen besteht, zum Exzentrizitätsindex s. S. 86).
  - In dieser Ebene kommen links lateral die Trikuspidalklappe und rechts lateral die Pulmonalklappe zur Darstellung, sie sind auf morphologische Veränderungen zu untersuchen.

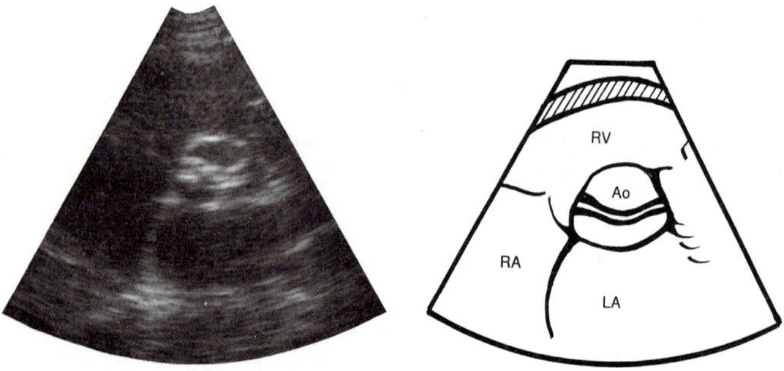

Abb. 55 und 56 Bikuspidale Aortenklappe

  - Bei Aortenklappenstenose kann transthorakal bei guten Schallbedingungen eine Planimetrie der Aortenklappenöffnungsfläche versucht werden (Abb. 57 und 58):

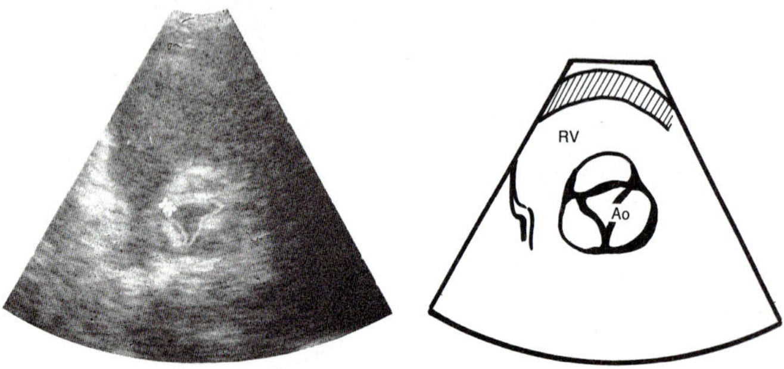

Abb. 57 und 58 Planimetrie der Aortenklappenöffnungsfläche bei Aortenklappenstenose

Parasternale kurze Achse in Höhe der Mitralklappe

- Durchführung:
  - Schallkopf geringfügig nach links kaudal kippen (Abb. 59):

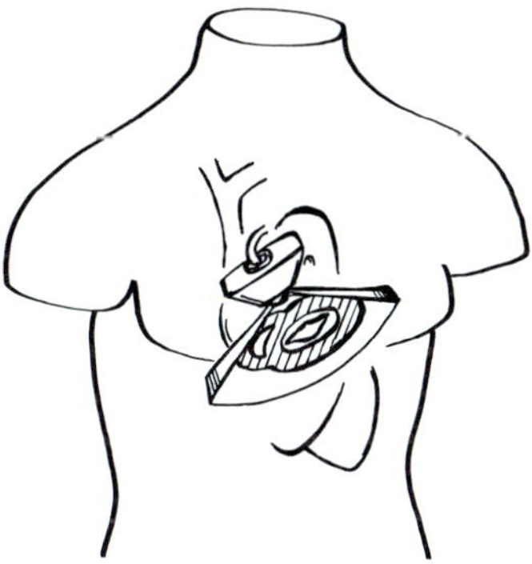

Abb. 59 Schallkopfposition parasternale kurze Achse in Höhe der Mitralklappe

  - Kreisrunde Darstellung des Querschnitts des linken Ventrikels sowie Darstellung der Mitralklappe („Fischmaul", Abb. 60 und 61):

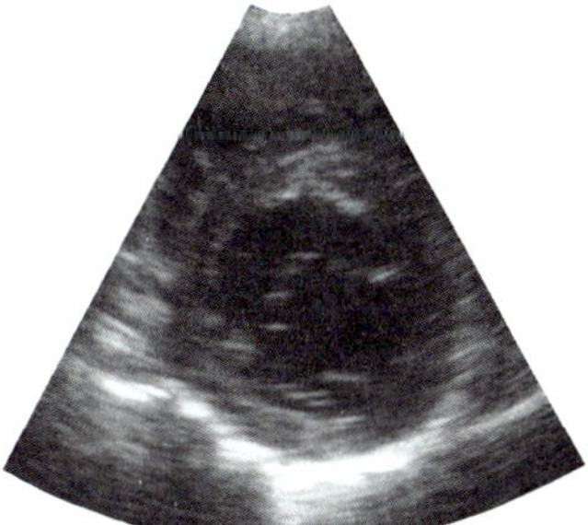

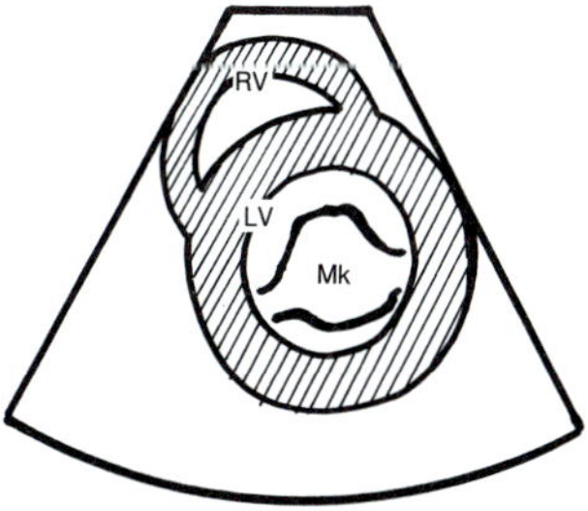

Abb. 60 und 61 Parasternale kurze Achse in Höhe der Mitralklappe

– Bei Mitralstenose wird in dieser Einstellung die Mitralklappenöffnung im rechten Winkel angelotet, eine planimetrische Bestimmung der diastolischen Öffnungsfläche im Bereich der geringsten Mitralklappenseparation ist möglich (Abb. 62 und 63):

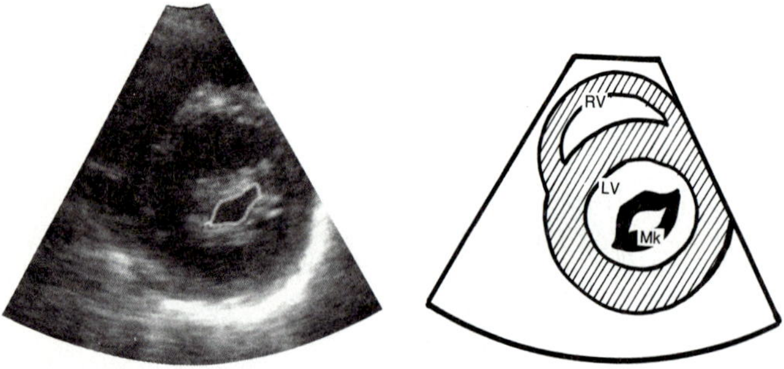

Abb. 62 und 63 Planimetrie der Mitralklappenöffnungsfläche bei Mitralstenose in der parasternalen kurzen Achse

Parasternale kurze Achse in Höhe der Papillarsehnen

- Durchführung:
  – Beibehaltung der vorbeschriebenen Position, weiteres Verkippen des Schallkopfes nach kaudal (Abb. 64):

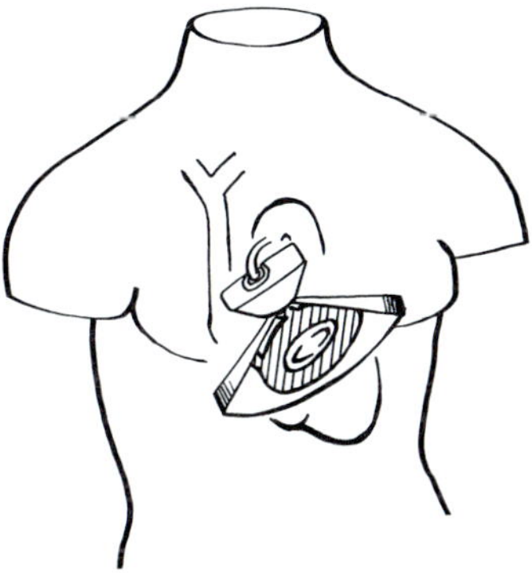

Abb. 64 Schallkopfposition parasternale kurze Achse in Höhe der Papillarsehnen

- B-Bild in Höhe der Papillarsehnen:
  – Überprüfung der regionalen Kontraktilität (Abb. 65).
  M-Mode-Messungen des linken Ventrikels sollten in dieser Ebene erfolgen. Eine kreisrunde Darstellung des linken Ventrikels ist anzustreben. Bei Ableitung des linksventrikulären M-Mode in der parasternalen *langen* Achse besteht die Gefahr der tangentialen Anlotung (Abb. 66):

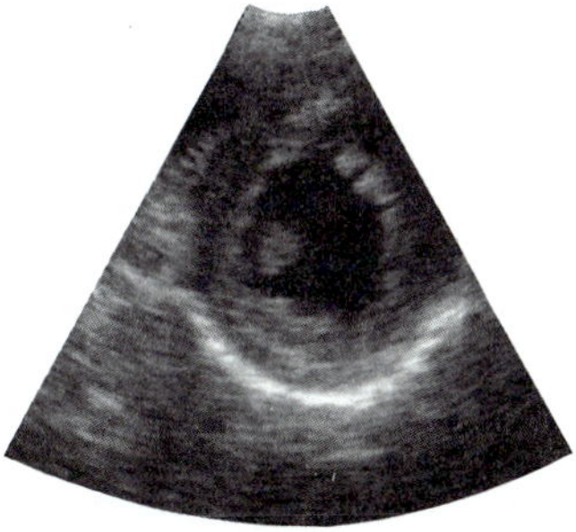

Abb. 65 Parasternale kurze Achse in Höhe der Papillarsehnen

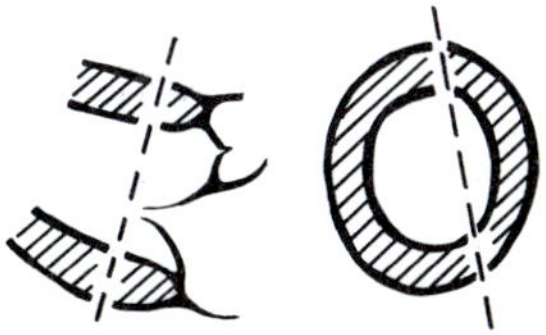

Abb. 66 M-Mode-Messung in der parasternalen langen Achse mit tangentialer Anlotung

- M-Mode in Höhe der Papillarsehnen (Abb. 67 und 68):
  - Ausmessen der systolischen Dicke (IVSS = interventrikuläres Septum systolisch) und enddiastolischen Dicke (IVSD = interventrikuläres Septum diastolisch) des Ventrikelseptums.
  - Ausmessen der linksventrikulären Hinterwand systolisch (LVPWS = linksventrikuläre posteriore Wand systolisch) und diastolisch (LVPWD = linksventrikuläre posteriore Wand diastolisch).
  - Ausmessen des linksventrikulären systolischen (LVDS = linksventrikulärer Diameter systolisch) und linksventrikulären diastolischen (LVDD = linksventrikulärer Diameter diastolisch) Durchmessers.
  - Zur Differentialdiagnose der o. g. Meßwerte s. S. 43.

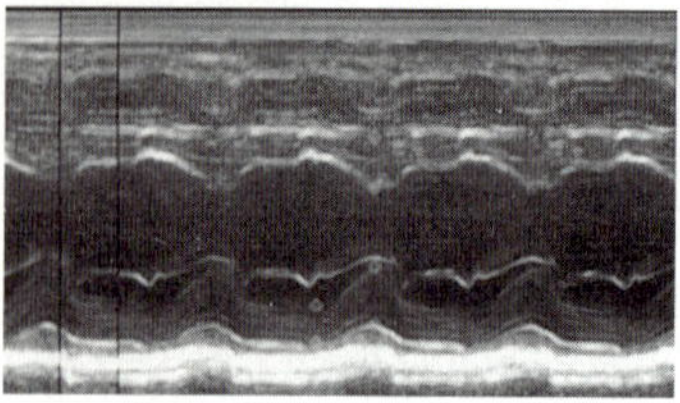

Abb. 67 M-Mode in Papillarsehnenhöhe

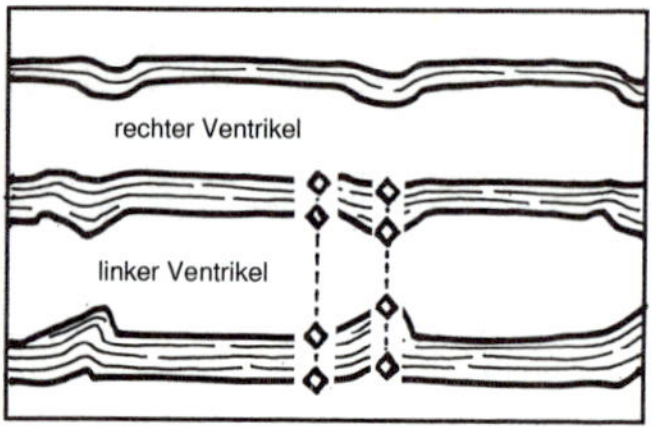

Abb. 68 Messung der linksventrikulären Diameter und Myokarddicken systolisch und diastolisch

- Normwerte

	diastolisch	systolisch
Ventrikelseptum	6–12 mm	variabel
linker Ventrikel	33–56 mm	26–42 mm
Hinterwand LV	6–12 mm	variabel

- Berechnung der Verkürzungsfraktion (fractional shortening, FS):
  - Orientierender Parameter zur Einschätzung der linksventrikulären systolischen Funktion.
  - Durchführung: Bestimmung der endsystolischen und enddiastolischen Diameter des linken Ventrikels in der parasternalen kurzen Achse in Höhe der Papillarsehnen.
  - Berechnung nach der Formel:

$$FS = \frac{LVDD - LVSD}{LVDD} \cdot 100 \quad [\%] \qquad \text{(Gl. 4)}$$

  - Normalwert: > 25%.
  - Keine Anwendung bei regionalen Kontraktionsstörungen, s. auch Kapitel Hämodynamik, S. 54 ff.

- Pathologische Veränderungen im linksventrikulären M-Mode:
  - Linksventrikuläres M-Mode bei rechtsventrikulärer Volumenbelastung: systolische Septumbewegung nach anterior (sog. paradoxe Septumbewegung, Abb. 69).
  - Linksschenkelblock: kurzdauernde frühsystolische Dorsalbewegung des interventrikulären Septums, gefolgt von einer paradoxen Septumbewegung nach ventral (Abb. 70):

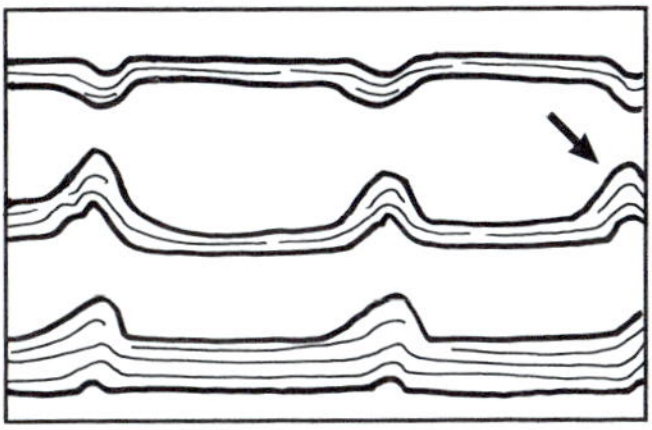

Abb. 69 M-Mode bei rechtsventrikulärer Volumenbelastung

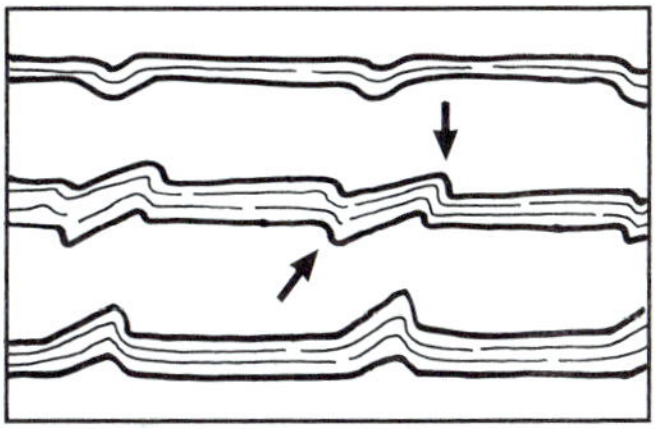

Abb. 70 M-Mode bei Linksschenkelblock

  - Linksventrikuläres M-Mode bei Septuminfarkt: dünnes Septum mit aufgehobener Kontraktilität (Abb. 71).
  - Hinterwandinfarkt: dünne Hinterwand mit aufgehobener Kontraktilität (Abb. 72):

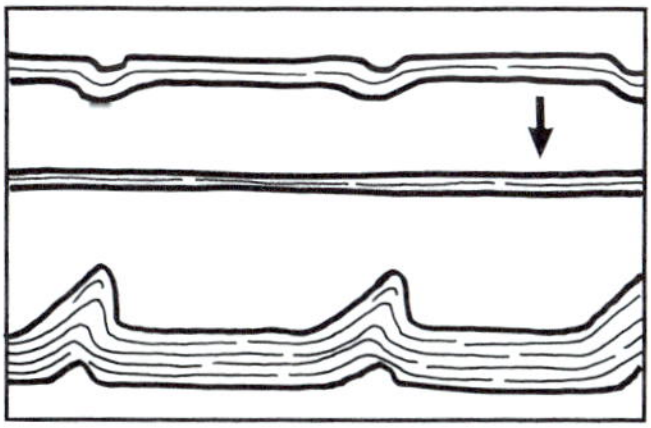

Abb. 71 M-Mode bei Septuminfarkt

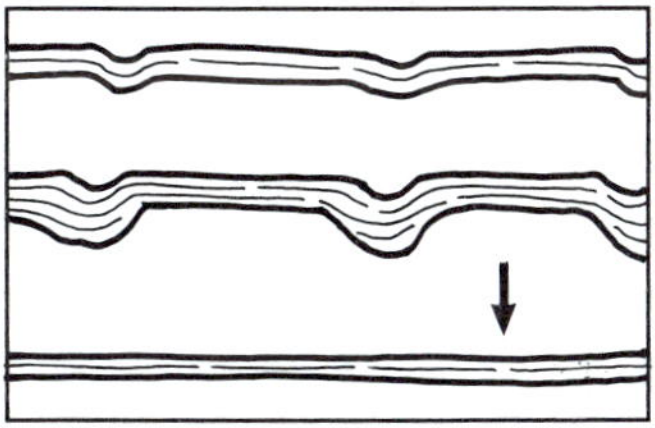

Abb. 72 Hinterwandinfarkt

  - Geringfügiger Perikarderguß: systolisch-diastolisch nachweisbare Separation zwischen Hinterwand und Perikard (Abb. 73).
  - Ausgeprägter Perikarderguß: ausgeprägte schwingende Bewegungen der Ventrikelwände („swinging heart"), M-Mode-Messungen der endsystolischen und enddiastolischen Diameter sind hier nicht sinnvoll (Abb. 74):

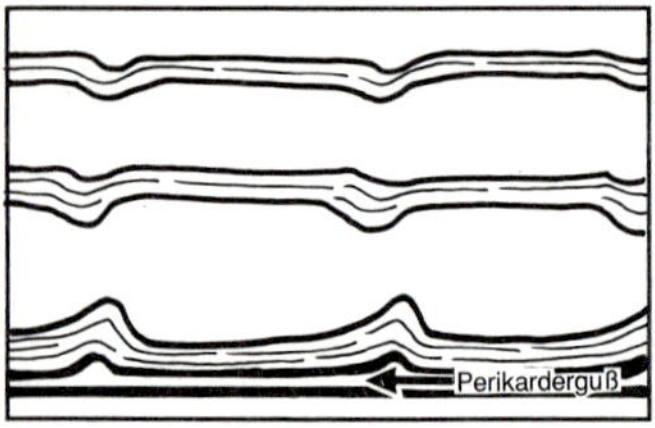

Abb. 73 Geringer Perikarderguß

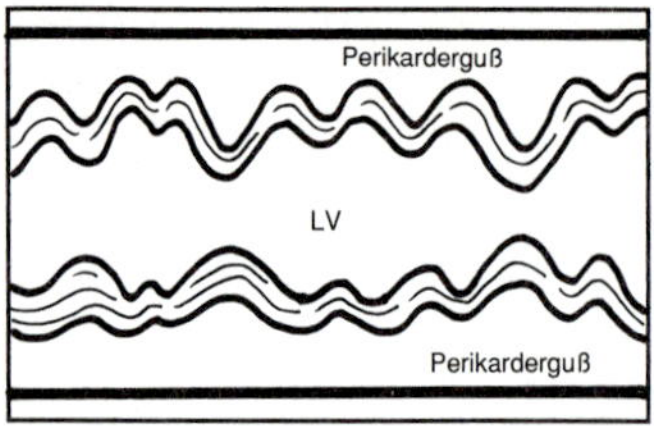

Abb. 74 Ausgeprägter Perikarderguß

- Perikardtamponade: Dorsalbewegung der rechtsventrikulären Vorderwand in der Diastole (Abb. 75, zu weiteren Kriterien der Perikardtamponade s. auch Kapitel Perikarderguß, S. 140).
- Pericarditis constrictiva: minimale Amplitude (< 2 mm) des dorsalen Epikards bei erhaltener Kontraktilität der Hinterwand (Abb. 76, bezüglich der weiteren echokardiographischen Kriterien s. S. 141).

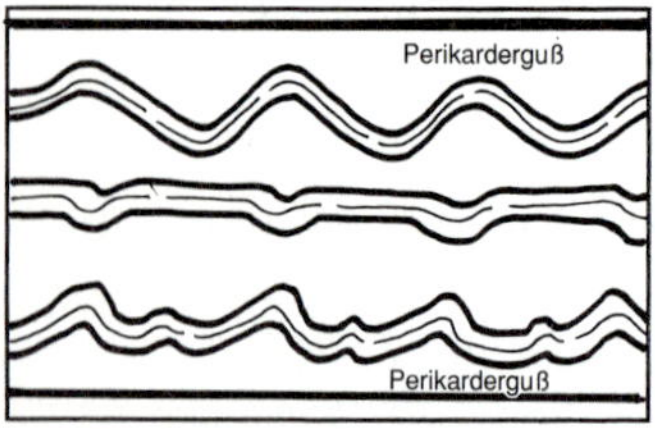

Abb. 75 Perikardtamponade

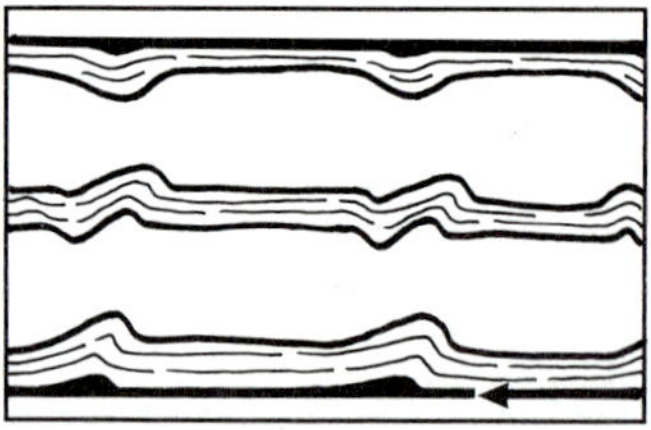

Abb. 76 M-Mode bei konstriktiver Perikarditis

- Dilatative Kardiomyopathie: auffallend dünne linksventrikuläre Wände, erheblich eingeschränkte Kontraktionsamplitude und vergrößerter linksventrikuläre Durchmesser (Abb. 77).
- Hypertrophe obstruktive Kardiomyopathie: breites interventrikuläres Septum mit reduzierter Kontraktionsamplitude (Abb. 78):

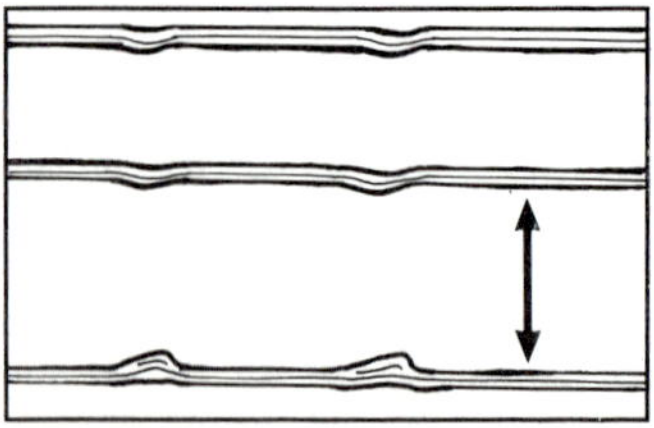

Abb. 77 Dilatative Kardiomyopathie

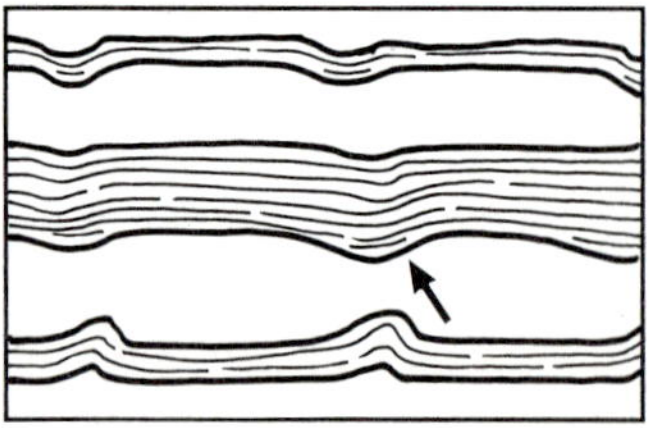

Abb. 78 Hypertrophe obstruktive Kardiomyopathie

- Farbdoppler in der parasternalen Achse:
  - Aufgrund der Ableitungsgeometrie sind die parasternalen Achsen für die routinemäßige Flußanalyse weniger geeignet, bei Verdacht auf einen Ventrikelseptumdefekt, rupturiertes Sinus-Valsalvae-Aneurysma oder exzentrischem Jet bei Aorteninsuffizienz (Abb. 79 und 80) oder Mitralklappeninsuffizienz (Abb. 81 und 82) jedoch durchaus sinnvoll.

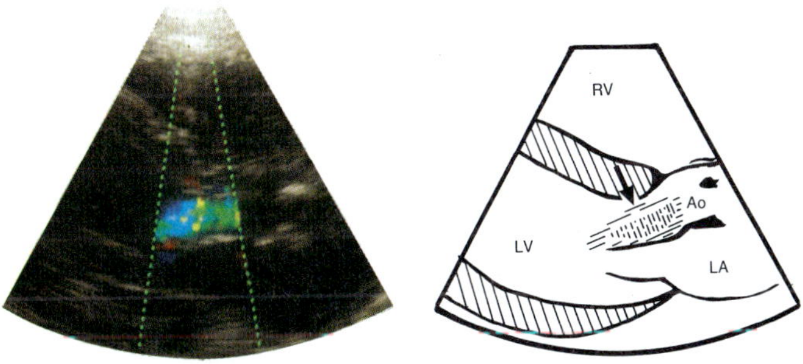

Abb. 79 und 80 Lange parasternale Achse: exzentrischer Jet bei Aorteninsuffizienz

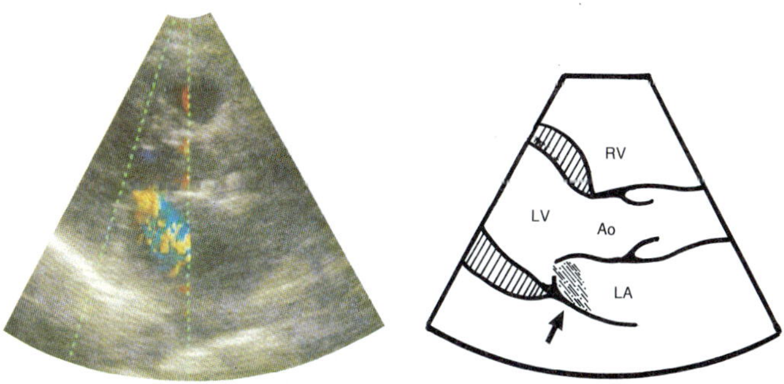

Abb. 81 und 82 Lange parasternale Achse: Mitralklappeninsuffizienz im Farbdoppler

  - Bei Aorten- und Mitralklappeninsuffizienzen kann mittels Farbdoppler die Größe der Regurgitationsöffnung planimetriert werden (s. entsprechende Kapitel, S. 96 und S. 108).

Apikaler 2-, 3-, 4-, 5-Kammer-Blick

- Durchführung:
  - Tangentiales Aufsetzen des Schallkopfes im Bereich des Herzspitzenstoßes, etwa im 5. Interkostalraum in der Medioklavikular- bis vorderen Axillarlinie (Abb. 83):

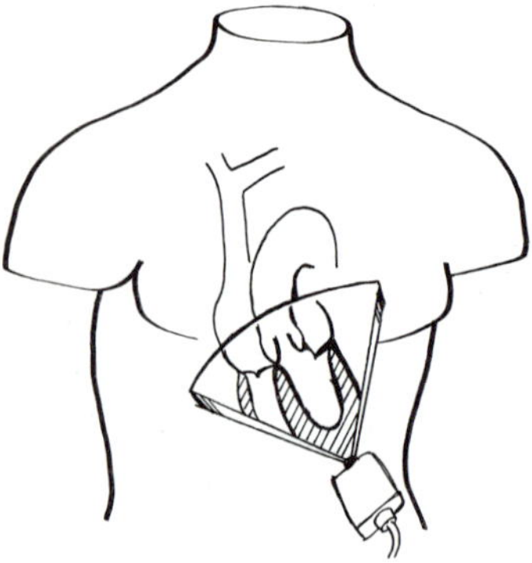

Abb. 83 Schallkopfposition der apikalen Achsen

  - Drehung des Schallkopfes um die eigene Achse im Uhrzeigersinn und leichtes seitliches Verkippen führt zu den verschiedenen Einstellungen (bei Drehung im Uhrzeigersinn nach Einstellung des 4-Kammer-Blicks: 4-, 5-, 2-, 3-Kammer-Blick, Abb. 84 bis 91):

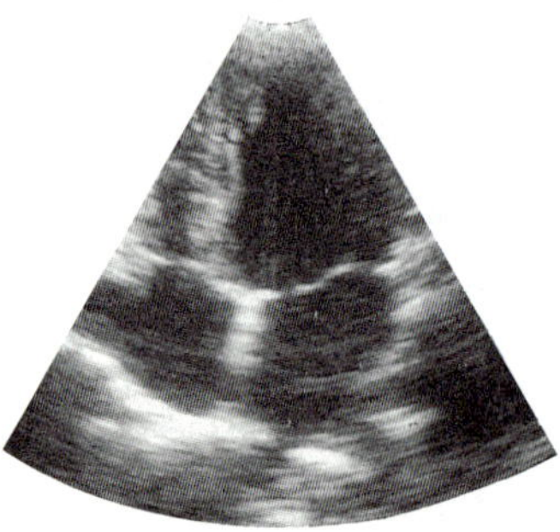

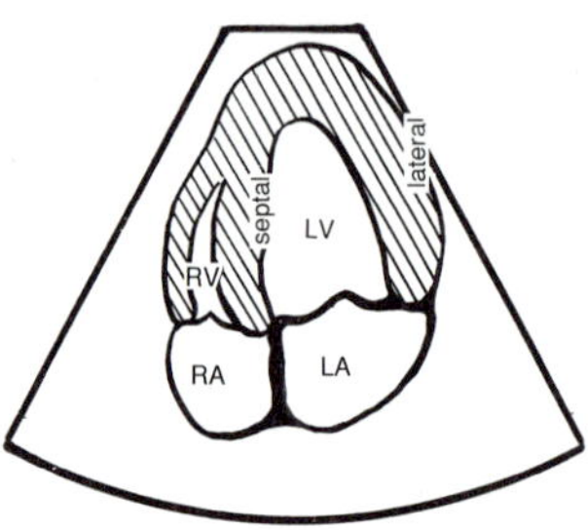

Abb. 84 und 85 4-Kammer-Blick in der apikalen Achse

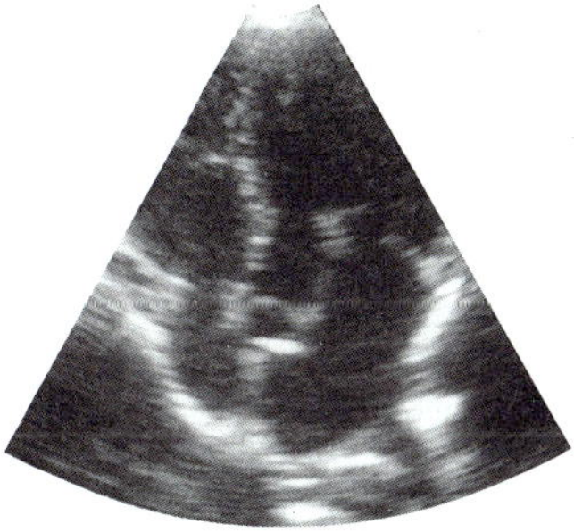
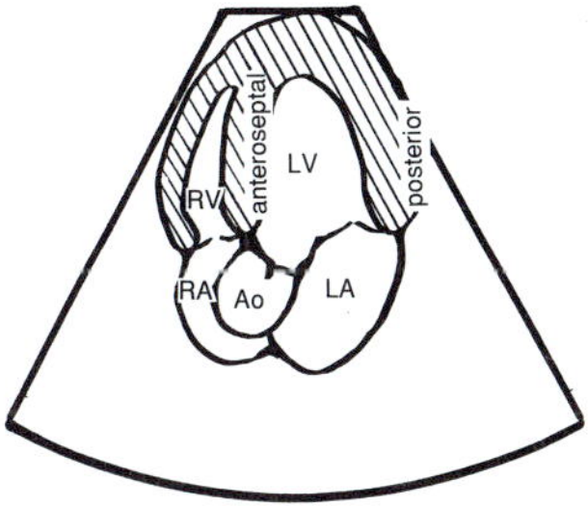

Abb. 86 und 87 5-Kammer-Blick in der apikalen Achse

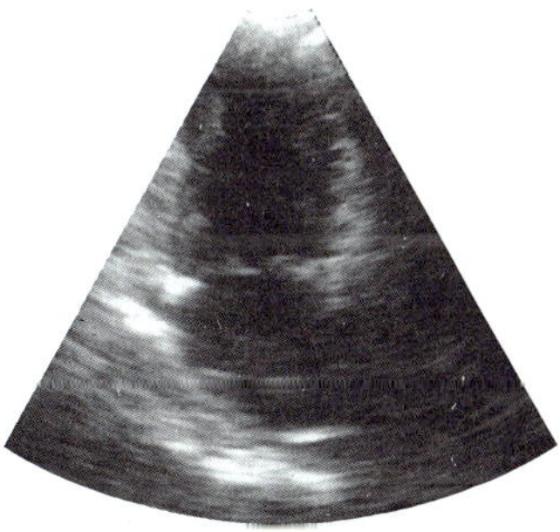
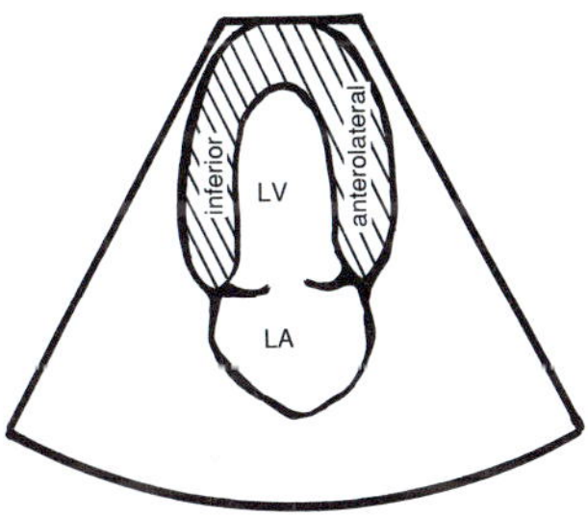

Abb. 88 und 89 2-Kammer-Blick in der apikalen Achse

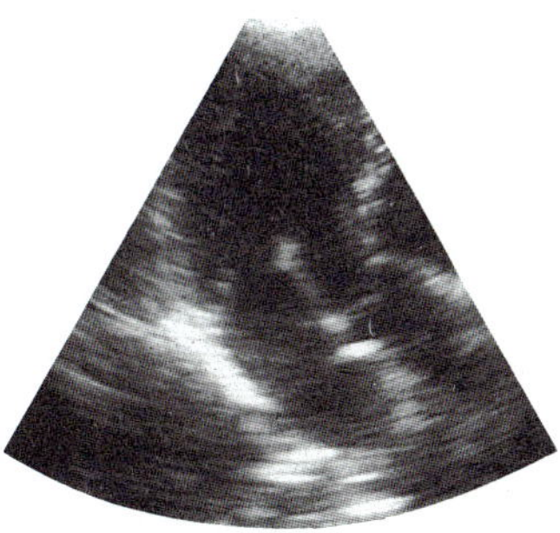
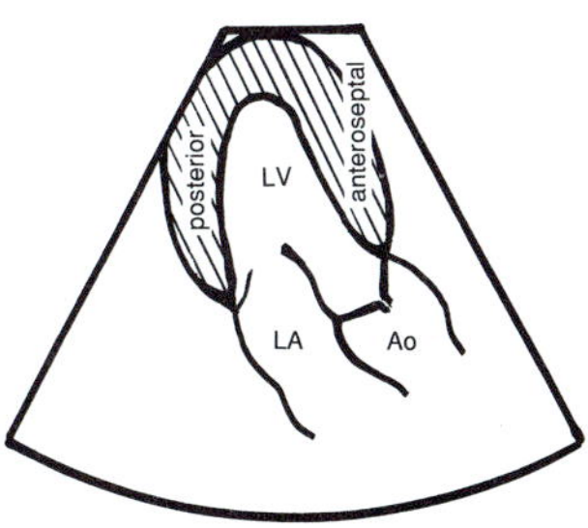

Abb. 90 und 91 3-Kammer-Blick (RAO-Äquivalent) in der apikalen Achse

- Beachte:
  - Gestauchte Abbildungen des linken Ventrikels sind zu vermeiden (Schallkopf zu hoch und/oder zu weit medial aufgesetzt).
  - Das linke Herz soll im 4-Kammer-Blick rechts auf dem Bildschirm dargestellt werden.
  - Darstellbare pathologische Veränderungen: segmentale Kontraktionsstörungen, Klappenmorphologie, intrakavitäre Raumforderungen, Aneurysmen, systolisches Prolabieren der Mitralklappensegel (weitere Kriterien s. Kapitel Mitralklappenprolaps, S. 101 f).
  - Fakultativ Bestimmung der Ejektionsfraktion nach der Simpson-Methode (computergestützte Volumenberechnung nach der Scheibchen-Summations-Methode, s. auch Kapitel Hämodynamik, S. 54 f), obligat bei segmentalen Kontraktionsstörungen).
- PW-Doppler der apikalen Kammerblicke:
  - Erfassung des transmitralen diastolischen Einstromprofils. Der initiale frühdiastolische Einstrom wird als E-Welle (E wie early) bezeichnet, der spätdiastolische Einstrom (aufgrund der Vorhofkontraktion) wird als A-Welle (A wie Atrium) bezeichnet (Abb. 92).
  - Das Meßvolumen des PW-Dopplers sollte in die Zone des höchsten transvalvulären Gradienten gelegt werden (Abb. 93, meist in Höhe der Mitralsegelspitzen):

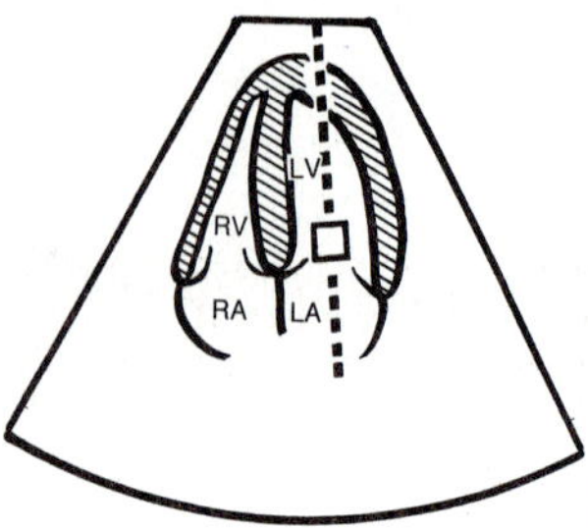

Abb. 92 Meßvolumen des PW-Dopplers in Höhe der Mitralklappensegel

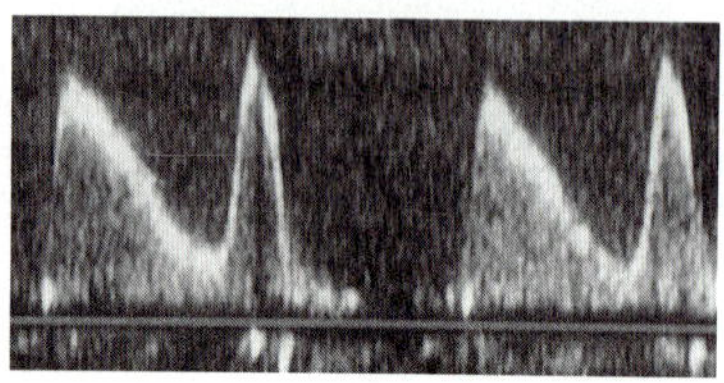

Abb. 93 Doppler-Diagramm des transmitralen Einstroms

- Fakultatives „Mapping" des linken Vorhofs mit dem PW-Doppler, um bei Mitralinsuffizienz das Ausmaß der Insuffizienz semiquantitativ zu bestimmen (Abb. 94 und 95, zur Veranschaulichung typisches CW-Doppler-Diagramm):

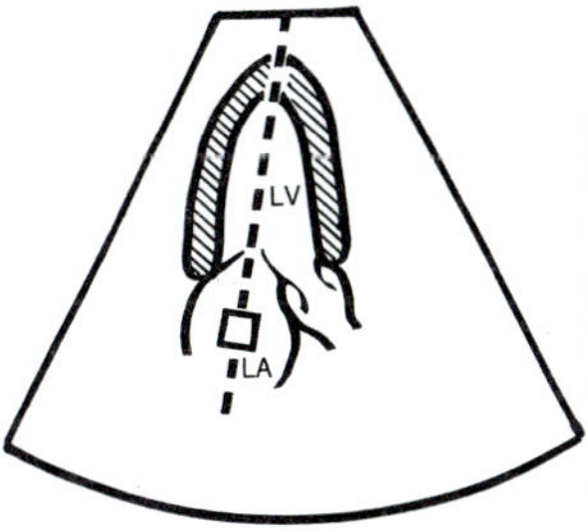

Abb. 94 „Mapping" mittels PW-Doppler im linken Vorhof

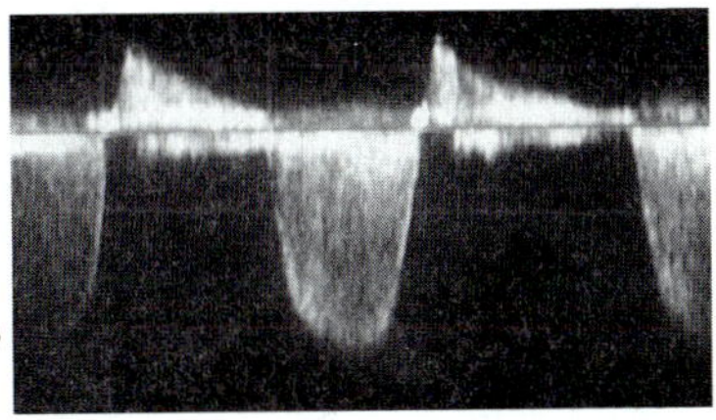

Abb. 95 CW-Doppler-Diagramm einer Mitralinsuffizienz

- „Mapping" des linken Ventrikels zur semiquantitativen Erfassung einer Aorteninsuffizienz (Abb. 96 und 97, zur Veranschaulichung typisches stufenförmiges CW-Doppler-Diagramm einer Aorteninsuffizienz):

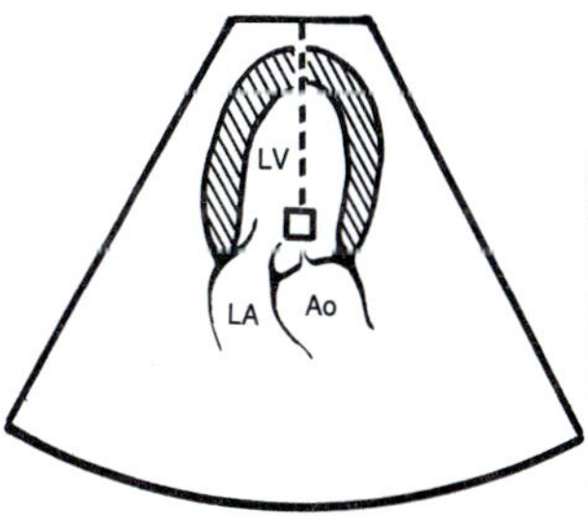

Abb. 96 Mapping mittels PW-Doppler bei Aorteninsuffizienz

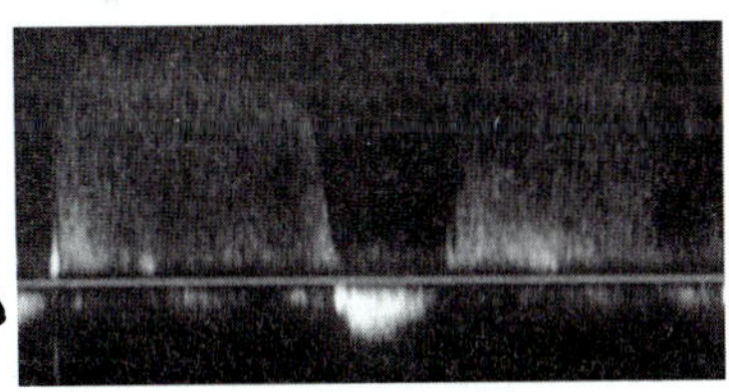

Abb. 97 CW-Doppler-Diagramm einer Aorteninsuffizienz

- ◆ CW-Doppler der apikalen Kammerblicke:
  - Darstellung des transaortalen Flusses über der linksventrikulären Ausstrombahn, bei unauffälliger Klappe zur Berechnung des Herzzeitvolumens, bei Aortenstenose zur Ermittlung des Geschwindigkeitzeitintegrals (VTI) sowie der mittleren und maximalen Druckgradienten (Abb. 98 und 99, zur Veränderung des Doppler-Signals bei Aortenstenose s. S. 85 ff):

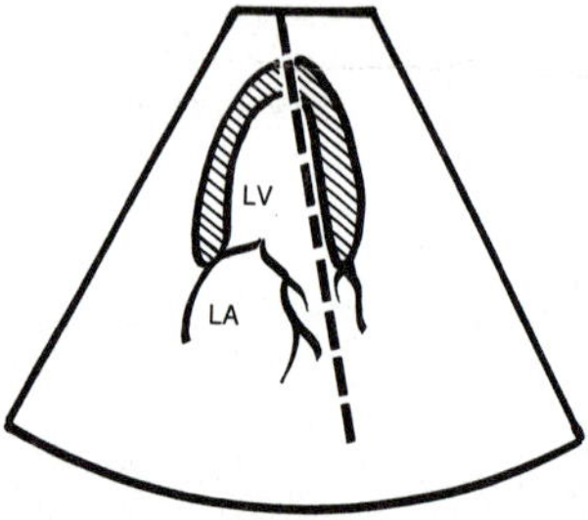

Abb. 98 CW-Messung in der linksventrikulären Ausstrombahn

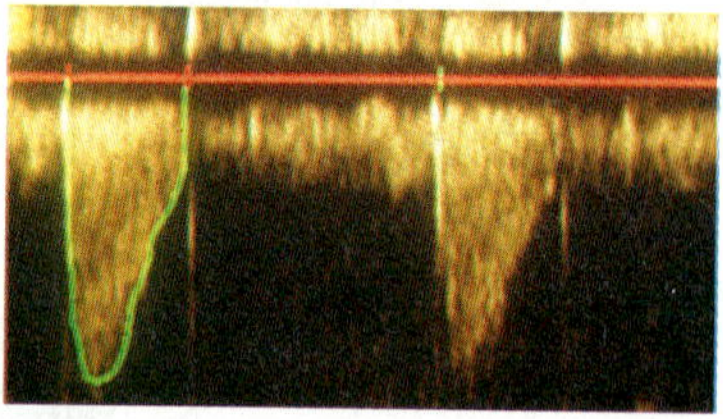

Abb. 99 Bestimmung des VTI über der Aortenklappe

– CW-Messung im transmitralen Einstrom zur Quantifizierung einer Mitralstenose (Abb. 100 und 101):

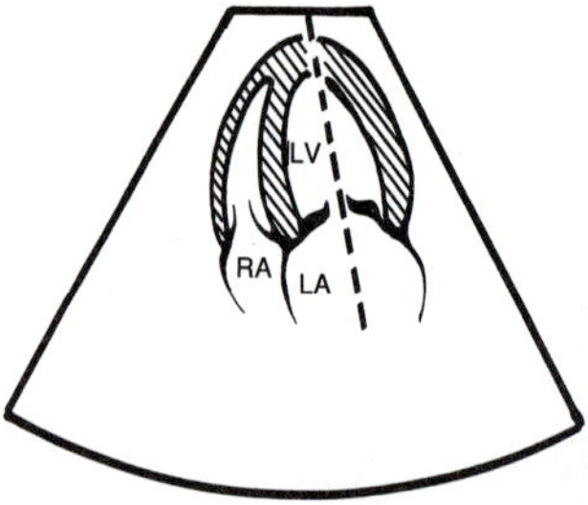

Abb. 100 CW-Doppler im transmitralen Einstrom bei Mitralstenose

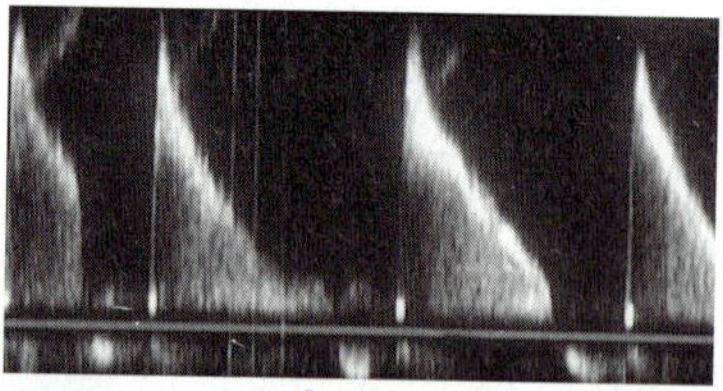

Abb. 101 CW-Doppler-Diagramm einer Mitralstenose

– Die infundibuläre Region sollte nach einem Jet wie bei hypertropher obstruktiver Kardiomyopathie untersucht werden (Abb. 102 und 103):

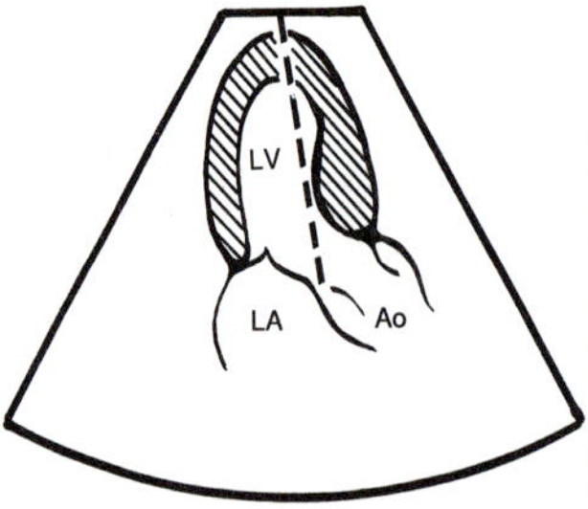

Abb. 102 Septumhypertrophie bei hypertropher obstruktiver Kardiomyopathie

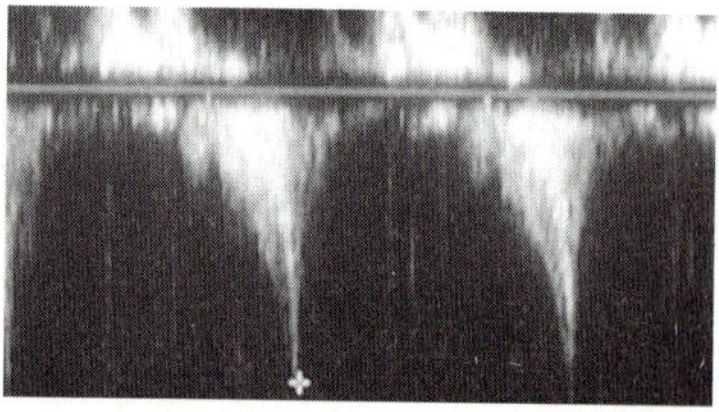

Abb. 103 Doppler-Diagramm einer hypertrophen obstruktiven Kardiomyopathie

- Im 4-Kammer-Blick sollte der Maximalgradient einer Trikuspidalinsuffizienz zur Quanifizierung einer pulmonalen Hypertonie dargestellt werden (Abb. 104 und 105, s. auch Kapitel Pulmonale Hypertonie, S. 128 ff):

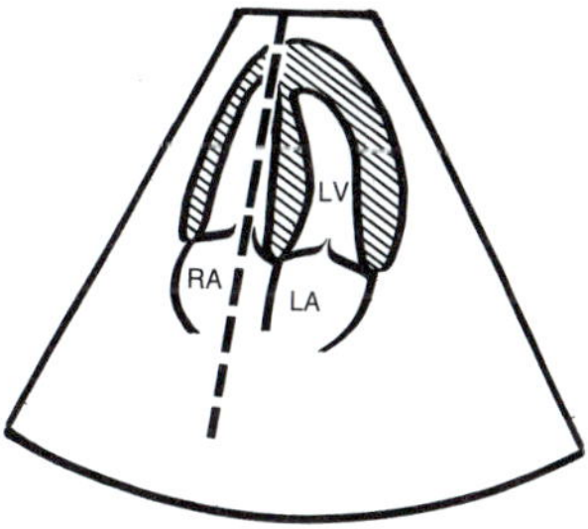

Abb. 104 Trikuspidalinsuffizienz im 4-Kammer-Blick

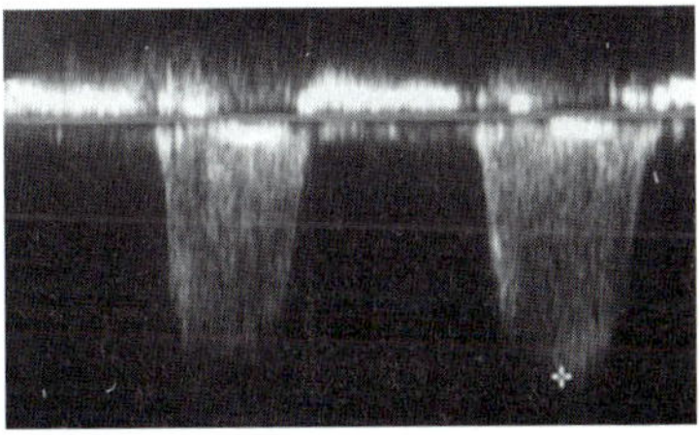

Abb. 105 Doppler-Diagramm einer Trikuspidalinsuffizienz

- Farbdoppler der apikalen Kammerblicke:
  - Untersuchung der Mitral-, Trikuspidal- und Aortenklappe zur Frage der Insuffizienz (Abb. 106–111), Untersuchung von Vorhof- und Ventrikelseptum zur Erfassung von Shuntvitien.
  - Darstellung der linksventrikulären Ausstrombahn zum Nachweis einer Flußbeschleunigung bei subvalvulärer Obstruktion (Abb. 112 und 113):

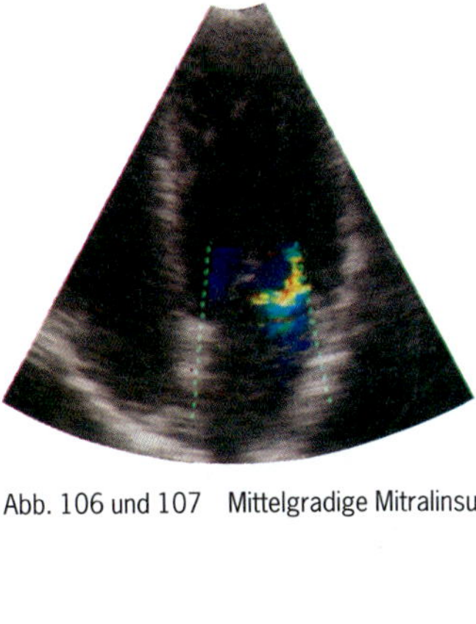

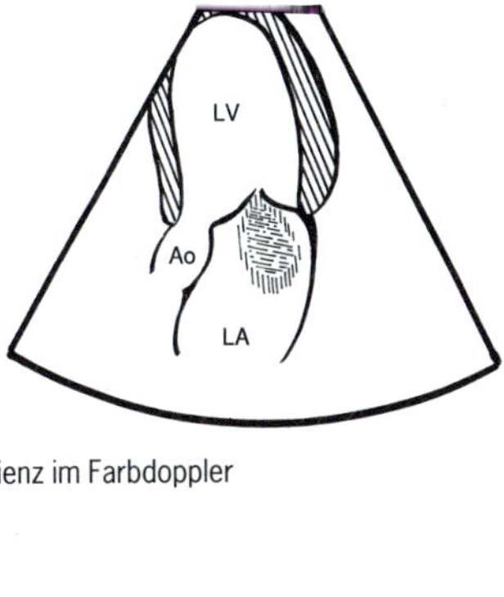

Abb. 106 und 107 Mittelgradige Mitralinsuffizienz im Farbdoppler

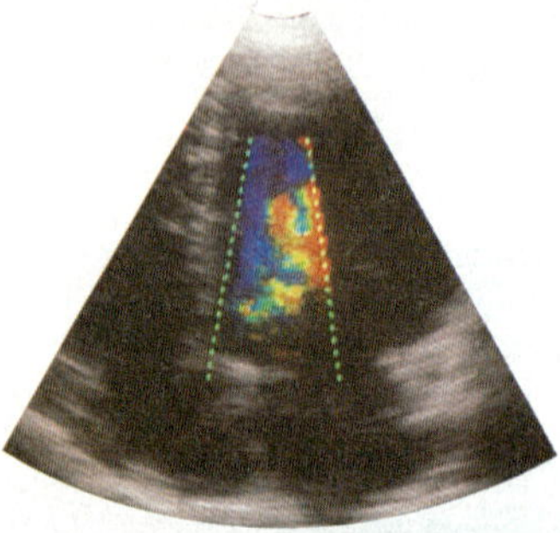

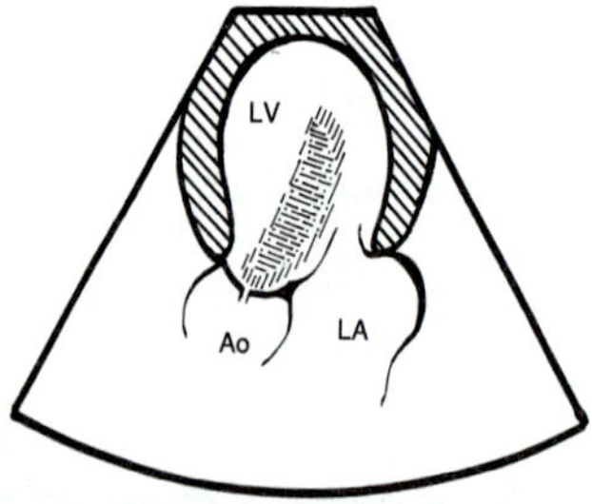

Abb. 108 und 109 Mittelgradige Aorteninsuffizienz im Farbdoppler

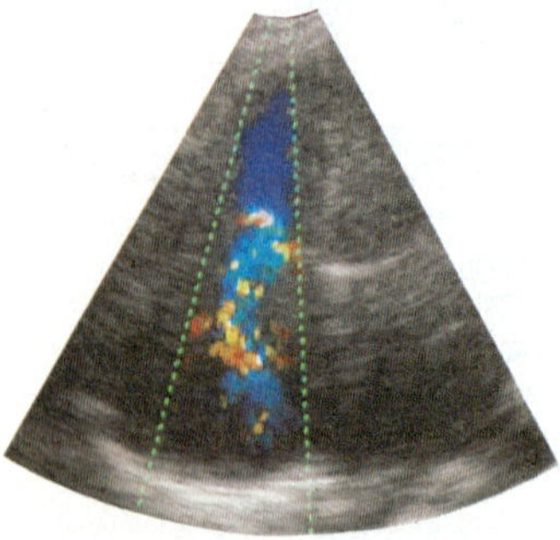

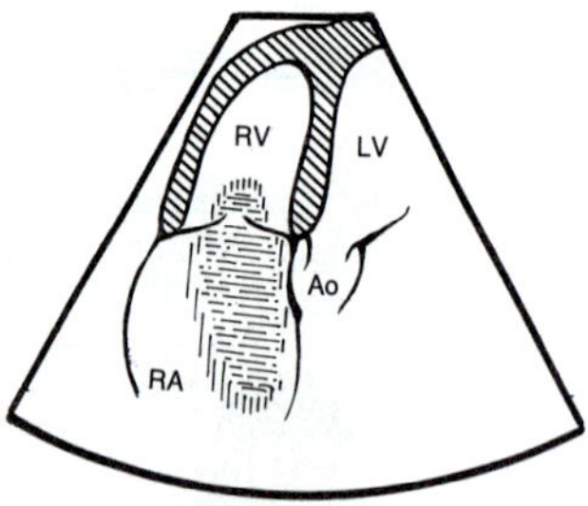

Abb. 110 und 111 Schwere Trikuspidalinsuffizienz im Farbdoppler

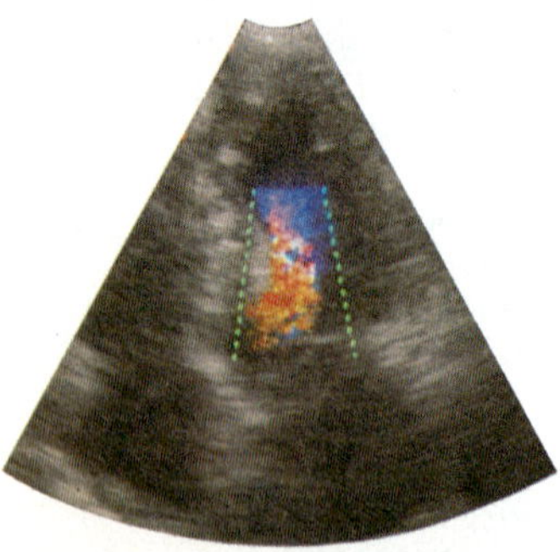

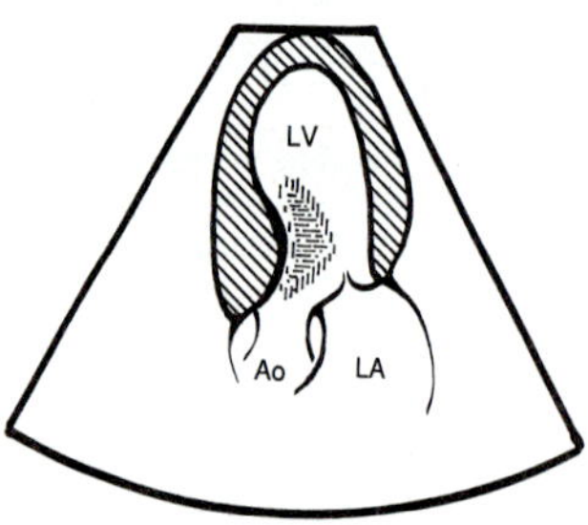

Abb. 112 und 113 Infundibuläre Flußbeschleunigung bei hypertropher obstruktiver Kardiomyopathie

Fakultative Einstellungen

- Subxiphoidales bzw. subkostales Fenster (Abb. 114 und 115):
  - Beurteilung des rechten Herzens bei Emphysemthorax.
  - Beurteilung von Vorhof- und Ventrikelseptum, insbesondere im Farbdoppler bei Verdacht auf einen Shunt auf Vorhofebene.
  - Bei beamteten Patienten häufig das einzige schallbare Fenster.

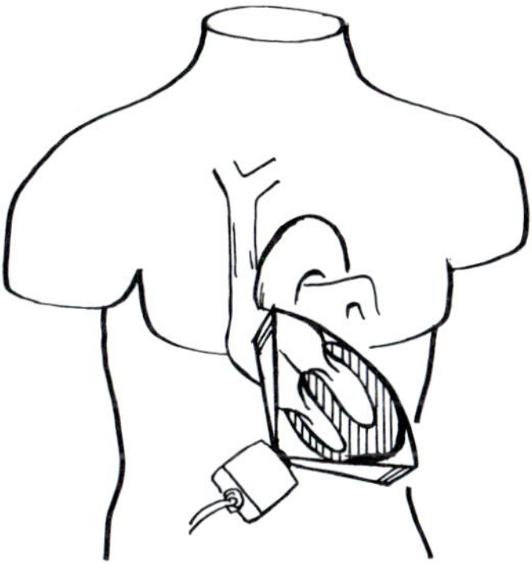

Abb. 114 Schallkopfposition subkostal

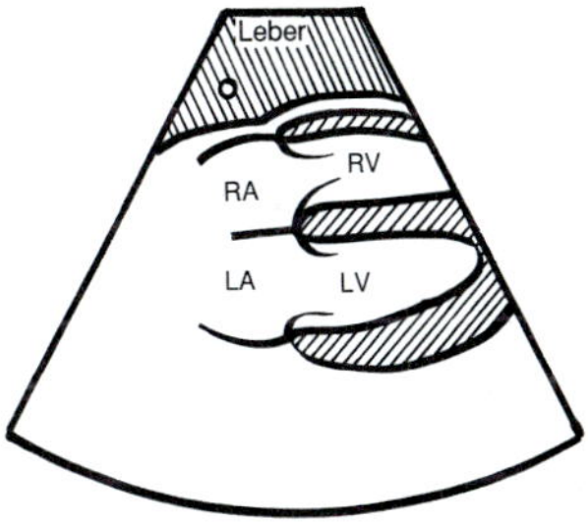

Abb. 115 Topographie im subkostalen Fenster

- Suprasternales Fenster (Abb. 116 und 117):
  - Darstellung des Aortenbogens, der supraaortischen Äste sowie der Lungenarterien (obligate Einstellung bei Verdacht auf Lungenembolie).

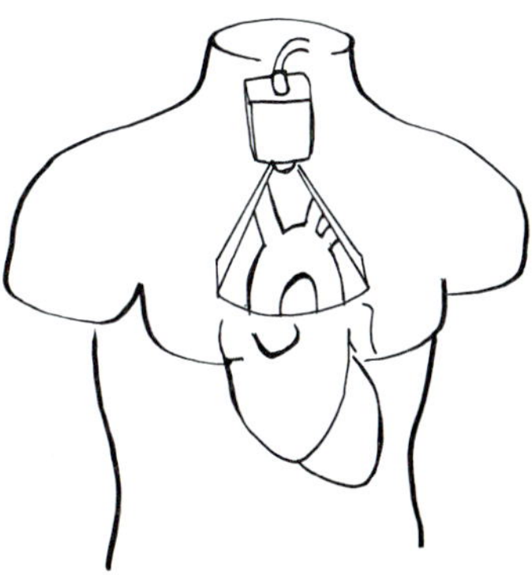

Abb. 116 Schallkopfposition suprasternal

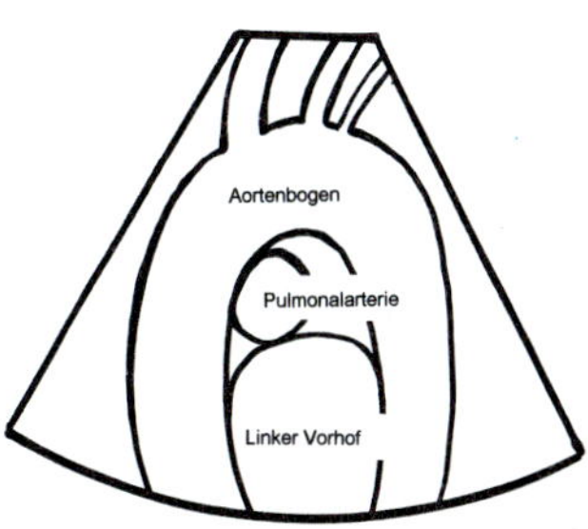

Abb. 117 Topographie im suprasternalen Fenster

- Rechtsparasternales Fenster (in Rechtsseitenlage):
  - Messung mit dem CW-Doppler bei Aortenstenose.

Parasternale lange Achse

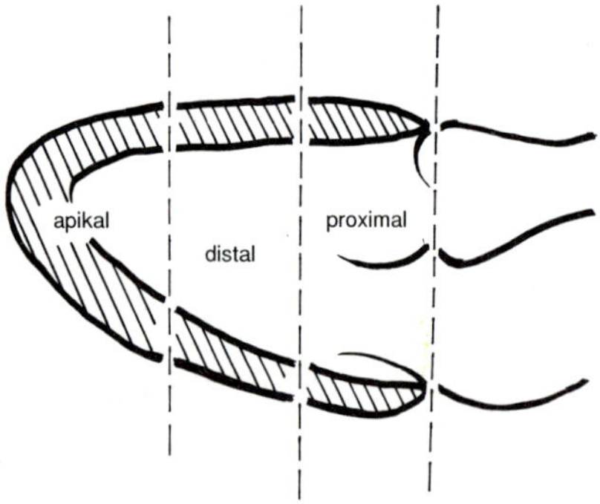

Abb. 118 Topographie des linken Ventrikels in der langen parasternalen Achse

Parasternale kurze Achse in Höhe der Papillarsehnen

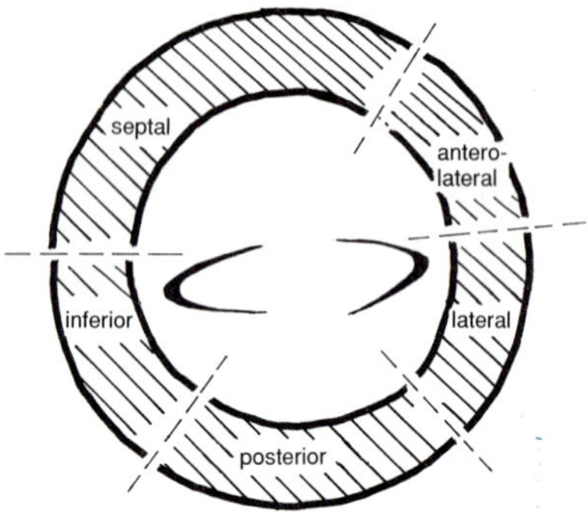

Abb. 119 Topographie des linken Ventrikels in der parasternalen kurzen Achse

Apikaler 3-, 2-, 4-Kammer-Blick

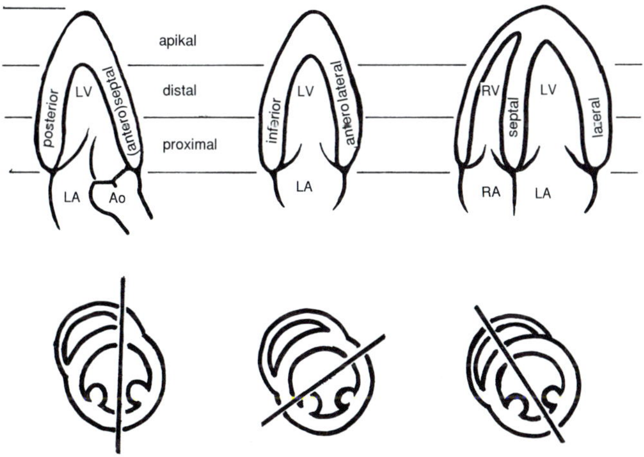

Abb. 120 Topographie des linken Ventrikels im apikalen 3-, 2-, 4-Kammer-Blick

Aortenklappenseparation

- Normalwert: 15–26 mm.
- Vermindert:
  - Aortenklappenstenose,
  - eingeschränkte linksventrikuläre Funktion,
  - subvalvuläre Aortenstenose,
  - hypertrophe obstruktive Kardiomyopathie,
  - fakultativ bei Aortenklappensklerose.

Aortenwurzeldurchmesser

- Normalwert: 20–38 mm.
- Erweitert:
  - Aortenektasie,
  - poststenotisch bei Aortenstenose,
  - Aortenaneurysma,
  - Aneurysma Sinus Valsalvae,
  - Aorteninsuffizienz,
  - Truncus arteriosus communis,
  - Marfan-Syndrom.

Linker Vorhof

- Normalwert: 20–40 mm.
- Vergrößert:
  - Mitralklappenfehler,
  - absolute Arrhythmie,
  - koronare Herzkrankheit mit
  - Papillarmuskeldysfunktion,
  - Mitralklappenprolaps mit Insuffizienz,
  - Mitralsegelabriß,
  - Kardiomyopathien,
  - hypertensive Herzkrankheit,
  - Shuntvitium auf Vorhof- oder Ventrikelebene
  - Ductus Botalli apertus,
  - Pericarditis constrictiva,
  - fakultativ bei Perikarderguß.

Mitralklappe: DE-Amplitude

- Normal: 18–35 mm.
- Vergrößert:
  - Mitralinsuffizienz,
  - Mitralsegelabriß,
  - Mitralklappenprolaps,
- Vermindert:
  - Mitralstenose,
  - eingeschränkte linksventrikuläre Funktion,
  - Vorhofmyxom,
  - Aorteninsuffizienz.

Miltralklappe: EF-Slope

- Normal: 70–170 mm/s.
- Vermindert:
  - Mitralstenose,
  - linksventrikuläre Dehnbarkeitsstörung (hypertensive Herzkrankheit, koronare Herzkrankheit),
  - linksatriales Myxom.

E-Septum-Abstand

- Normal: < 10 mm.
- Vergrößert:
  - eingeschränkte linksventrikuläre Funktion,
  - dilatative Kardiomyopathie,
  - dilatative Verlaufsform einer KHK,
  - Septuminfarkt mit Aneurysma,
  - evtl. bei Aorteninsuffizienz.

Linker Ventrikel: enddiastolischer bzw. systolischer Durchmesser

- Normal: 33–56 mm enddiastolisch, 26–42 mm endsystolisch.
- Vergrößert:
  - dilatative Kardiomyopathie,
  - dilatative Verlaufsform einer KHK,
  - Hinterwand bzw. Septumaneurysma,
  - Aorteninsuffizienz,
  - Mitralinsuffizienz,
  - Ductus Botalli apertus,
  - dekompensierte hypertensive Herzkrankheit,
  - perforiertes Sinus-Valsalvae-Aneurysma.
- Vermindert:
  - restriktive Kardiomyopathie mit Infiltration,
  - hypertrophe Kardiomyopathien,
  - Löfflersche Endokarditis.

Linker Ventrikel: Septumdicke

- Normal: 6–12 mm enddiastolisch.
- Vergrößert:
  - Septumhypertrophie bei Cor hypertonicum,
  - hypertrophe Kardiomyopathien,
  - chronische rechtsventrikuläre Druckbelastung,
  - restriktive Kardiomyopathien mit Infiltration,
  - Tumorinfiltration.
- Vermindert: Septuminfarkt.

Linker Ventrikel: Hinterwanddicke

- Normal: 6–12 mm enddiastolisch.
- Vergrößert:
  - chronische Druck- und Volumenbelastung,
  - hypertrophe nichtobstruktive Kardiomyopathie,
  - restriktive Kardiomyopathien mit Infiltration,
  - Tumorinfiltration.
- Vermindert:
  - Hinterwandinfarkt,
  - dilatative Kardiomyopathien.

Rechter Ventrikel: enddiastolischer und endsystolischer Durchmesser

- Normal: < 20 mm.
- Vergrößert:
  - akutes und chronisches Cor pulmonale,
  - Trikuspidalinsuffizienz,
  - Pulmonalklappenvitien,
  - dilatative Kardiomyopathie,
  - dilatative Verlaufsform einer KHK,
  - Shunt auf Vorhof- und Ventrikelebene,
  - rechtskardial perforiertes Sinus-Valsalvae-Aneurysma,
  - Morbus Ebstein.

Rechter Vorhof

- Normal: 28–40 mm (Querdurchmesser im apikalen 4-Kammer-Blick).
- Vergrößert:
  - Trikuspidalvitium,
  - Shunt auf Vorhofebene,
  - pulmonale Hypertonie,
  - dilatative Kardiomyopathie,
  - dilatativer Verlauf einer KHK,
  - Morbus Ebstein,
  - Pericarditis constrictiva,
  - fakultativ bei Perikarderguß.

Doppler: Normwerte (nach Hatle 1982, 1984)

◆ Transmitraler Fluß:	0,90 (0,6–1,3) m/s
◆ Linksventrikuläre Ausstrombahn:	0,90 (0,7–1,1) m/s
◆ Aortenklappe bzw. Aorta ascendens:	1,35 (1,0–1,7) m/s
◆ Transtrikuspidaler Fluß	0,5 (0,3–0,7) m/s
◆ Pulmonalklappe	0,75 (0,6–0,9) m/s

Doppler: Jet im linken Ventrikel (> 3 m/s)

- Aorteninsuffizienz.
- Hochgradige Mitralstenose.
- Hypertrophe obstruktive Kardiomyopathie.
- Funktionelle Obstruktion bei asymmetrischer Septumhypertrophie.
- Ausgeprägte proximale Konvergenzzone bei hochgradiger Mitralinsuffizienz.

Doppler: Jet im linken Vorhof (> 2 m/s)

- Mitralinsuffizienz.
- Rupturiertes Sinus-Valsalvae-Aneurysma.
- Beschleunigter Fluß in einmündenden Lungenvenen.

Doppler: Jet im rechten Ventrikel (> 3 m/s)

- Pulmonalinsuffizienz.
- Ventrikelseptumdefekt.
- Rupturiertes Sinus-Valsalvae-Aneurysma.

Doppler: Jet im rechten Vorhof (> 2 m/s)

- Trikuspidalinsuffizienz.
- Beschleunigter Fluß aus dem Sinus coronarius bzw. Vv. cavae.
- Rupturiertes Sinus-Valsalvae-Aneurysma.
- Selten: Vorhofseptumdefekt.

Validität der Echokardiographie

Hohe Validität im transthorakalen zweidimensionalen Echokardiogramm

- Dilatative Kardiomyopathien.
- Perikarderguß.
- Mitralklappenprolaps.
- Linksventrikuläre Hypertrophie.
- Kardiale Tumoren.
- Morbus Ebstein.
- Löfflersche Endokarditis.

Mäßige Validität im transthorakalen zweidimensionalen Echokardiogramm

- Herzklappenstenosen.
- Kongenitale Vitien.
- Ventrikelseptumdefekt.
- Vorhofseptumdefekt.
- Restriktive Kardiomyopathien.
- Aortenaneurysmen.
- Endokarditis.

Geringe Validität im transthorakalen zweidimensionalen Echokardiogramm

- Herzklappeninsuffizienzen.
- Infundibuläre oder medioventrikuläre Obstruktion.
- Funktionsbeurteilung von Herzklappenprothesen.
- Pulmonale Hypertonie.

Hohe Validität im transthorakalen Doppler-Echokardiogramm

- Herzklappenstenosen.
- Herzklappeninsuffizienzen.
- Hypertrophe obstruktive Kardiomyopathie.
- Hypertrophe nichtobstruktive Kardiomyopathie.
- Dilatative Kardiomyopathie.
- Perikarderguß.
- Mitralklappenprolaps.
- Kongenitale Vitien.
- Funktionsbeurteilung von Klappenprothesen.
- Linksventrikuläre Hypertrophie.
- Ventrikelseptumdefekt.
- Kardiale Tumoren.
- Morbus Ebstein.
- Löfflersche Endokarditis.

Mäßige Validität im transthorakalen Doppler-Echokardiogramm

- Restriktive Kardiomyopathie.
- Vorhofseptumdefekt.
- Koronare Herzkrankheit: Hypokinesien.
- Aortenaneurysma.
- Endokarditis.
- Pulmonale Hypertonie.
- Lungenembolie.
- Rechtskardiale Diameter.

Hohe Validität im transösophagealen Echokardiogramm

- Endokarditis.
- Aortendissektion.
- Vorhofthromben.
- Vorhofseptumdefekt.
- Mitralsegelabriß, Mitralklappenprolaps.
- Sinus-Valsalvae-Aneurysma.
- Kardiale Tumoren.
- Morphologische Beurteilung von Mitralklappenprothesen.

Mäßige Validität im transösophagealen Echokardiogramm

- Flußmessungen über der Aortenklappe.
- Beurteilung der Ventrikelspitzen.

Hohe Validität im Belastungsechokardiogramm

- Erkennung segmentaler Kontraktionsstörungen.

Hohe Validität im Kontrastechokardiogramm

- Vorhofseptumdefekt.
- Trikuspidalinsuffizienz.
- Ventrikelseptumdefekt.

- Methodik:
  - Durch Beimengung ultraschallreflektierender Substanzen wird die Echogenität des strömenden Blutes erheblich erhöht.
  - Entsprechend erhöht sich der Anteil der reflektierten Ultraschallwellen, das strömende Blut erscheint im B-Bild echodicht transformiert.
  - Niedrigamplitudige Doppler-Signale werden verstärkt. Dadurch können schwer detektierbare Strömungen (z. B. transatrialer Fluß bei Vorhofseptumdefekt) besser dargestellt werden. Shuntvitien werden durch Übertritt von Echokontrastmitteln in andere Herzhöhlen oder Auswaschphänomenen diagnostiziert (Beispiele s. Kapitel Vorhof- und Ventrikelseptumdefekt).
- Indikationen:
  - Verdacht auf Shuntvitium auf Vorhof- oder Ventrikelebene,
  - Verstärkung schwacher Doppler-Signale (Klappeninsuffizienzen),
  - Diagnostik komplexer kongenitaler Vitien.
- Kontraindikationen:
  - Unverträglichkeit der zu applizierenden Substanz,
  - Herzinsuffizienz NYHA III und IV.
- Substanzen:
  - Echovist (Galaktosemikropartikel; Fa. Schering, Berlin),
  - Hydroxyethylstärkelösung,
  - Gelatinelösung,
  - Glukoselösung (5–50%),
  - physiologische Kochsalzlösung.
- Durchführung:
  - Schriftlich dokumentierte Aufklärung sollte vorliegen.
  - Überprüfung der Dokumentationsmöglichkeiten (vorzugsweise Video).
  - Eine möglichst große, körperstammnahe Vene wird kanüliert, in der Regel die V. basilica oder V. mediana cubiti. Injektionen über Handrückenvenen oder andere stammferne Venen zeigen ein stark verzögertes Anfluten des Echokontrastmittels.
  - Außer Echovist müssen die o. g. Kontrastmittel zur Erzeugung von Mikrobläschen aufgeschüttelt werden, sichtbare Luft muß aus dem Applikationssystem entfernt werden.
  - Nach optimalem Einstellen des apikalen 4-Kammer-Blicks erfolgt die rasche Injektion des Echokontrastmittels.
  - Unter Beobachtung der Anflutung des Echokontrastmittels wird der Patient aufgefordert, zu husten. Dies führt zu einer kurzfristigen Druckerhöhung in den rechtskardialen Abschnitten, ein druckausgleichender Shunt kann somit demaskiert werden (Übertritt des Echokontrastes in das linke Herz).
  - Zur Erfassung von Spätkomplikationen ist eine 2stündige Nachbeobachtung erforderlich. Die Verweilkanüle ist in diesem Zeitraum zu belassen.
- Nebenwirkungen:
  - Bei höhergradiger Herzinsuffizienz ist der volumenbelastende Effekt einzelner Ultraschallkontrastmittel (Gelatine, Hydroxyethylstärke) zu beachten.
  - Bei Applikation aufgeschüttelter Lösungen besteht grundsätzlich die Gefahr der Bildung größerer Luftbläschen, bei Vorliegen eines Rechts-links-Shunts ist eine arterielle Luftembolie möglich. Transitorisch ischämische Defizite nach Applikation derartiger Lösungen wurden beschrieben. Nach Applikation von Echovist wurden derartige Ereignisse nicht beobachtet.

- Weiterführende Anwendungsmöglichkeiten:
  - Intrakoronare Applikation zur Prüfung der Myokardperfusion (Beachte die BGA-Zulassung für die intraarterielle Applikation).
  - In Entwicklung sind lungenkapillargängige Kontrastmittel (Anwendung zur verbesserten Darstellung des Lungenvenenflusses, Diagnostik von Mitralvitien (experimentelles Stadium).
  - Perikardpunktion: Die korrekte Lage des perikardial plazierten Katheters ist durch Injektion von Echokontrastmittel zu dokumentieren. Insbesondere nach mehrfacher Röntgen-Kontrastmittelapplikation ergeben sich hier Vorteile.
  - Venenthrombose und Anomalien der großen Venenstämme: Insbesondere bei Unverträglichkeit von Röntgenkontrastmitteln bietet sich die Untersuchung mittels Echokontrast an.
  - Linkskardiale Applikation über Herzkatheter zur Diagnostik der Aorten- und Mitralklappeninsuffizienz bei Patienten mit Kontrastmittelallergie (beachte die BGA-Zulassung der verschiedenen Echokontrastmittel zur intraarteriellen Applikation).
- Kontrastechokardiogramm beim Vorhofseptumdefekt:
  - Bei Links-rechts-Shunts tritt ein Auswaschphänomen im septalen Bereich des rechten Vorhofs auf. Häufig sind allerdings Strömungsinhomogenitäten im dorsalen Anteil des rechten Vorhofs nachweisbar, diese sind durch Beimengungen nicht kontrastierten Blutes aus der V. cava inferior bzw. dem Koronarsinus bedingt.
  - Bei Rechts-links-Shunt kommt es zum sofortigen Kontrastmittelübertritt in den linken Vorhof und konsekutiv in den linken Ventrikel. Vereinzelte Kontrast-Bubbles, die nach etwa 20–30 Sekunden nach erstmaliger Applikation im linken Herzen erscheinen, sind als Ausdruck einer stattgehabten Lungenpassage und nicht als Rechts-links-Shunt zu werten.
  - Bei Zustand nach Verschluß eines Vorhofseptumdefektes mittels Dacron-patches sind diese in der unmittelbaren postoperativen Phase noch durchlässig für Echokontrastmittel, das Auftreten von Bubbles linkskardial ist daher nicht pathognomonisch für eine Nahtinsuffizienz.
- Kontrastechokardiogramm beim Ventrikelseptumdefekt (VSD):
  Meistens besteht ein Links-rechts-Shunt, so daß lediglich ein Auswaschphänomen im rechten Ventrikel nachzuweisen ist. Bei kleinen VSD kann das Auswaschphänomen übersehen werden. Bei großem VSD mit Druckangleich zwischen dem rechten und linken Ventrikel bzw. bei VSD und begleitender Pulmonalstenose kann ein bidirektionaler Shunt auftreten.

Prinzip

- Erkennung und Quantifizierung regionaler Kontraktionsstörungen bei koronarer Herzkrankheit.
- Messung der Ejektionsfraktion in Ruhe und während der Belastung.
- Erfassung diastolischer Funktionsstörungen unter Belastung.

Indikation

- Nicht eindeutig beurteilbare Ergometrie.
- Negative Ergometrie und typische Angina pectoris.
- Formkritisch nicht verwertbare Ergometrie bei Linksschenkelblock.
- Erregungsrückbildungsstörungen z. B. durch Digitalismedikation.
- Beurteilung der Ventrikelfunktion nach Myokardinfarkt, Angioplastie und Bypass-Operation.

Kontraindikationen

- Instabile Angina pectoris.
- Herzinsuffizienz NYHA III und IV.
- Akuter Herzinfarkt.
- Akute Lungenembolie.

Belastungsformen

- Ergometerbelastung, vorzugsweise in halb aufrechter Position.
- Pharmakologische Belastung mittels
  - Dipyridamol (0,56 mg/kg KG über 4 Minuten i. v.).
  - Dobutamin (10–40 µg/kg KG/min, ansteigende Dosierung um jeweils 10 µg/kg KG/min für jeweils 3 Minuten).
- Herzfrequenzsteigerung mittels transösophagealer Vorhofstimulation.

Methodik

- Ableitung des 4- und 3-Kammer-Blicks der apikalen Schnittebene und kontinuierliche Videoaufzeichnung zur anschließenden computergestützten Auswertung mittels „Cine-loop"-Technik (Endlosschleife) und Darstellung im „Quadscreen"-Format (4 simultane Zyklendarstellungen auf einem Monitor).
- Beurteilung der Kontraktilitätsstörungen, semiquantitative Analyse nach folgendem Score:
  - Normal = 1,
  - Hypokinesie = 2,
  - Akinesie = 3,
  - Dyskinesie = 4.

  Unterteilung des linken Ventrikels in 15 Segmente (analog der Echoanatomie, s. S. 40 und 41).

  Berechnung: Summe der Bewegungsmodi: Anzahl der Segmente.

  Bewertung: Dem Normalbefund entspricht ein Kontraktilitätsindex von 1.

  Ein Anstieg des Kontraktilitätsindex von mehr als 0,3 unter Belastungsbedingungen ist als pathologisch zu werten.

- Herzzeitvolumenberechnung über Ableitung des Geschwindigkeitszeitintegrals über der Aortenklappe (s. Kapitel Hämodynamik, S. 51 und 52).
- Bestimmung der enddiastolischen und endsystolischen Volumina nach der Flächen-Längen oder Simpson-Methode (s. S. 55).
- Erfassung diastolischer Funktionsstörungen über das transmitrale Einstromprofil.

Diagnostische Zuverlässigkeit

- Verwertbare Untersuchungen: ca. 90%.
- Steigerung der Aussagekraft durch:
  - hohe Untersuchererfahrung,
  - computergestützte Wandbewegungsanalyse,
  - Ableitung der Aufnahmen während der Belastung (nicht nach der Belastung),
  - ergometrische Belastung in halbsitzender Position,
  - korrekte submaximale ergometrische Ausbelastung.
- Signifikanz und Spezifität liegen unter Beachtung o. g. Optimierungen bei 90%.

Bestimmung des Herzzeitvolumens (HZV)

- Schlagvolumenberechnung:
  - Das HZV ist definiert als Produkt aus Schlagvolumen und Herzfrequenz.
  - Das Schlagvolumen ist das Produkt aus systolischer Blutströmung und Querschnittsfläche des durchströmten Gefäßabschnittes.
  - Dopplerechokardiographisch kann die Blutströmung als Frequenzzeitspektrum abgeleitet werden, das zugehörige Integral (VTI = velocity time integral, Geschwindigkeitszeitintegral) erhält man durch rechnergestützte Flächenbestimmung (Abb. 121 und 122).
  - Bei Ableitung des VTI über einer Herzklappe muß zur Berechnung des Schlagvolumens die Klappenöffnungsfläche bestimmt werden.

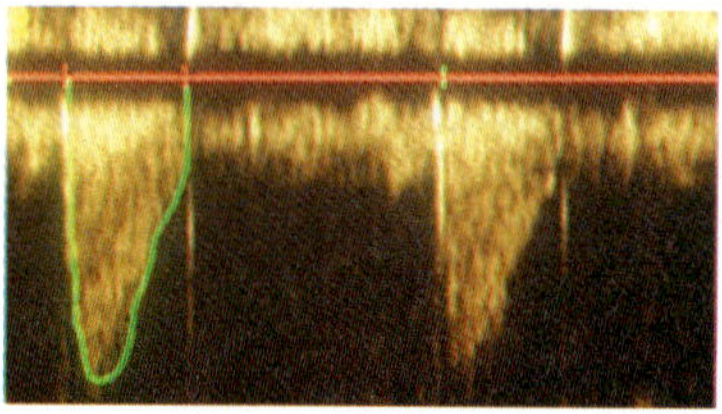

Abb. 121 Dopplerdiagramm des linksventrikulären Ausstroms

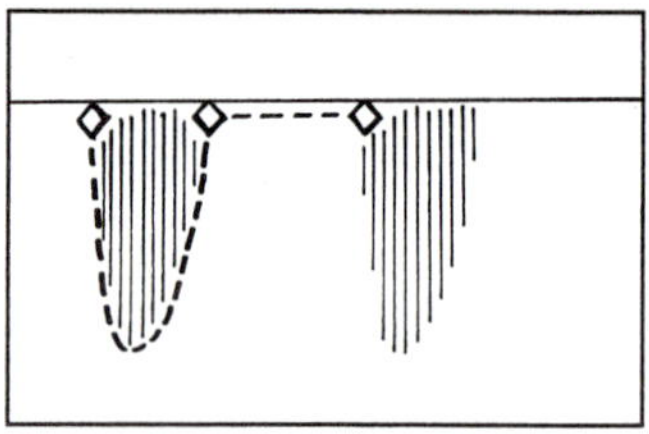

Abb. 122 Rechnergestützte Bestimmung des Geschwindigkeitszeitintegrals

- Bestimmung einer Klappenöffnungsfläche (KÖF):
  - Planimetrisch ist die KÖF nicht exakt bestimmbar.
  - Üblich ist die Berechnung der Aortenklappenöffnungsfläche (annähernd kreisrunde Öffnung) mittels der Kreisflächenberechnung.
  - Man bestimmt den Klappenringdurchmesser (d, Abb. 123) und berechnet die Öffnungsfläche nach der Formel:

$$KÖF = (d/2)^2 \cdot \pi \quad [cm^2]$$

Formel zu Kreisflächenberechnung

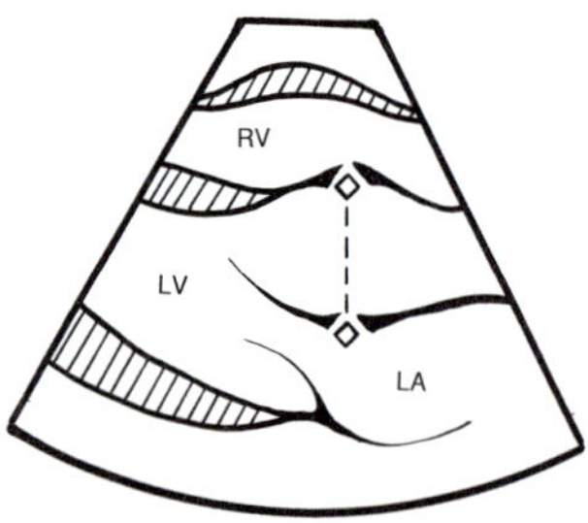

Abb. 123 Bestimmung des Aortenklappenringdurchmessers zur Kreisflächenberechnung

- Da der Aortenklappenringdurchmesser mit $(d/2)^2$ in die Gleichung eingeht, potenzieren sich etwaige Meßfehler.
- Am Übergang des echodichten Klappenringes zum echofreien Blut bestehen durch Grenzzonenreflexe Überzeichnungen der echodichten Grenzfläche.
- Daher vorzugsweise Messung mittels der *leading-edge*-Methode (Abb. 124 und 125): Messung von Vorderkante zu Vorderkante oder von Hinterkante zu Hinterkante:

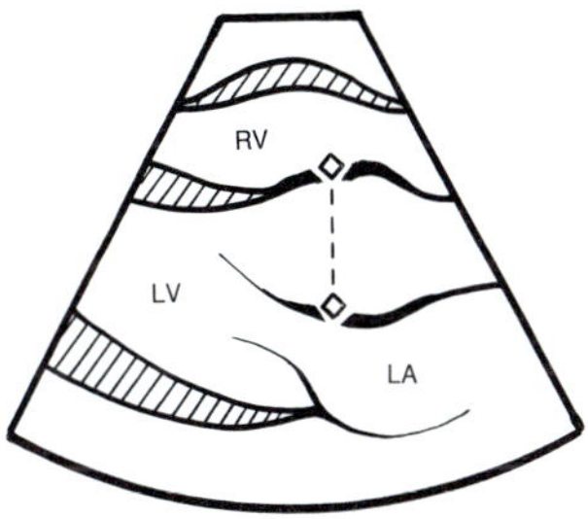

Abb. 124 Messung des Aortenklappenringdurchmessers von Vorderkante zu Vorderkante

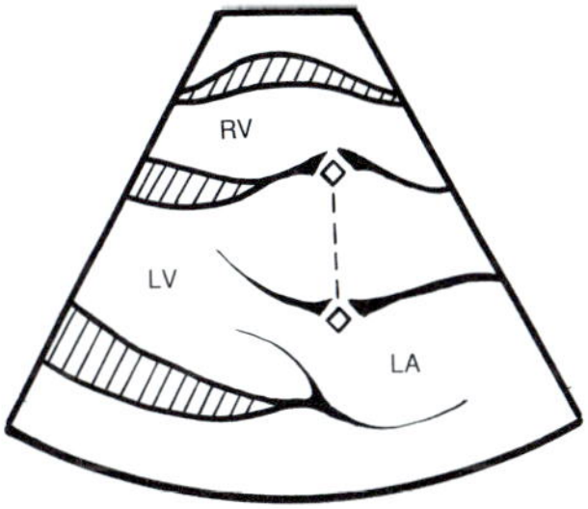

Abb. 125 Messung des Aortenklappenringdurchmessers von Hinterkante zu Hinterkante

- Das Herzzeitvolumen ergibt sich aus:
  Herzfrequenz · VTI · Klappenöffnungsfläche [l/min]
- Einschränkungen:
  - Bei Vorliegen eines Klappenvitiums kann über dieser Klappe die Schlagvolumenbestimmung mittels Ableitung des VTI nicht durchgeführt werden.
  - Bei Ableitung des transaortalen Blutflusses ist auf eine Minimierung des Winkelfehlers zu achten, etwaige Abweichungen gehen entsprechend der Doppler-Gleichung mit dem Kosinus des Winkels ein.
- Einteilung (normgewichtige Erwachsene):
  $>$ 10 l/min ~ Hyperzirkulation
  5–9 l/min ~ normales Herzzeitvolumen
  3–4 l/min ~ mäßig eingeschränktes Herzzeitvolumen
  $<$ 3 l/min ~ schwer eingeschränktes Herzzeitvolumen

Linksventrikuläre Funktion

- Parameter der linksventrikulären Funktion:
  - im M-Mode: Verkürzungsfraktion (FS = fractional shortening), E-Septum-Abstand, Klappenseparation.
  - im B-Bild: Volumenbestimmung nach der Scheibchen-Summations-Methode und der Flächen-Längen-Methode.
  - dopplersonographisch: Bestimmung des Herzzeitvolumens.
- Verkürzungsfraktion = FS = fractional shortening.
  - Durchführung:
    Bestimmung des enddiastolischen (EDD) und endsystolischen (ESD) Durchmessers des linken Ventrikels aus der parasternalen kurzen Achse. Softwaregestützte Berechnung nach der Formel:

$$FS = \frac{EDD - ESD}{EDD} \times 100 \quad (\%) \qquad \text{(Gl. 5)}$$

  - Normwert: > 25%.
  - Anwendbarkeit: zur Verlaufsbeobachtung bei Erkrankungen mit globalen Kontraktilitätsstörungen.
  - Grenzen: Bei Vorliegen von segmentalen Kontraktionsstörungen ist die FS nicht verwertbar, dann sollte die Bestimmung der linksventrikulären Funktion mittels der Herzzeitvolumen-Bestimmung und/oder der Scheibchen-Summationsmethode erfolgen.
- ES-Abstand:
  - Durchführung:
    M-Mode-Einstellung in der parasternalen langen Achse in Höhe der Mitralklappe, Messung des Abstandes des E-Punktes des vorderen Mitralsegels vom ‚S'eptum (s. S. 19).
  - Normwert: < 10 mm.
  - Anwendbarkeit: Bei allen globalen Kontraktilitätsstörungen.
  - Grenzen: entsprechen denen der Verkürzungsfraktion (s. o.).
- Ejektionsfraktion nach der Scheibchen-Summations-Methode
  - Durchführung:
    Rechnergestützte Volumenbestimmung der irregulären Form des linken Ventrikelkavums durch eine bestimmte Anzahl paralleler Scheibchen gleicher Dicke; jedes Scheibchen wird als flacher Zylinder mit elliptischem Querschnitt aufgefaßt (Abb. 126).
    Durch Summation der Scheibchenvolumina erhält man das diastolische und systolische Ventrikelvolumen, prozentual kann somit die Ejektionsfraktion berechnet werden.

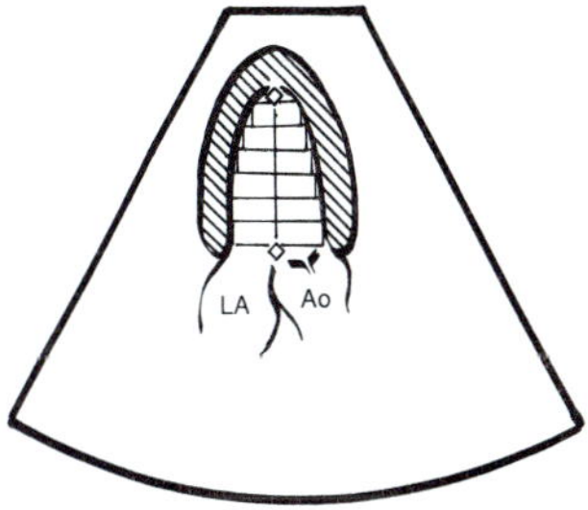

Abb. 126 Volumenbestimmung des linken Ventrikels durch die Scheibchen-Summations-Methode

- Anwendbarkeit: Vorzugsweise bei segmentalen Kontraktionsstörungen.
- Grenzen: Eine gute Darstellung des Ventrikelendokards muß gegeben sein.
- Beurteilung:

  EF: > 70% Normalbefund
  60–70% gering eingeschränkte EF
  45–55% mäßig eingeschränkte EF
  30–40% mittelschwer eingeschränkte EF
  < 30% schwer eingeschränkte EF

◆ Flächen-Längen-Methode
- Volumenbestimmung des linken Ventrikels aus dem B-Bild.
- Räumliche Form des linken Ventrikels wird als Sphäroid aufgefaßt. Berechnung nach der Formel:

$$V = \frac{8 \cdot F^2}{3 \cdot \pi \cdot L}$$

F = planimetrierte Fläche
L = Längsachse

- Die meisten zur Verfügung stehenden Ultraschallgeräte sind mit entsprechenden Programmen ausgestattet.

◆ Indirekte Parameter der systolischen Funktion
- Reduzierte Klappenöffnungsbewegung.
- Niedrige Doppler-Signale über den Herzklappen bei hoher Herzfrequenz.
- Bei guter B-Bild-Darstellung nur geringer ventrikulärer Ein- und Ausstrom farbdopplersonographisch darstellbar.
- Klappeninsuffizienzen bei dilatierten Herzhöhlen mit kleinem Regurgitationsjet.

- Diastolische linksventrikuläre Funktion
  - Durchführung:
    Echokardiographische Erfassung durch Messung des transmitralen Einstroms mit dem CW- oder PW-Doppler im Bereich des höchsten transmitralen Flusses (Abb. 127 und 128), Analyse der E- und der A-Welle bezüglich der maximalen Geschwindigkeiten sowie des Quotienten der Geschwindigkeitszeitintegrale (Quotient VTI E/VTI A).

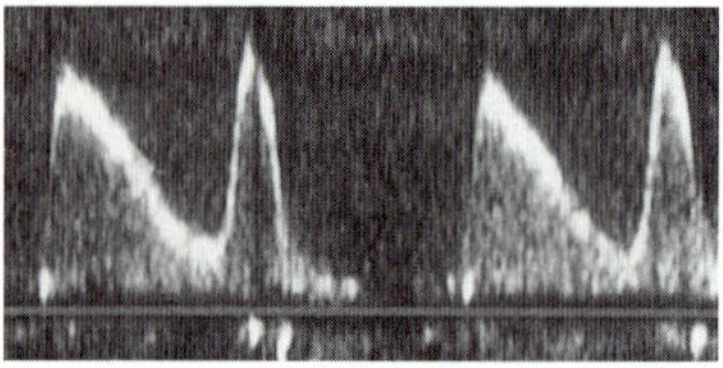

Abb. 127 Transmitrales Einstromprofil

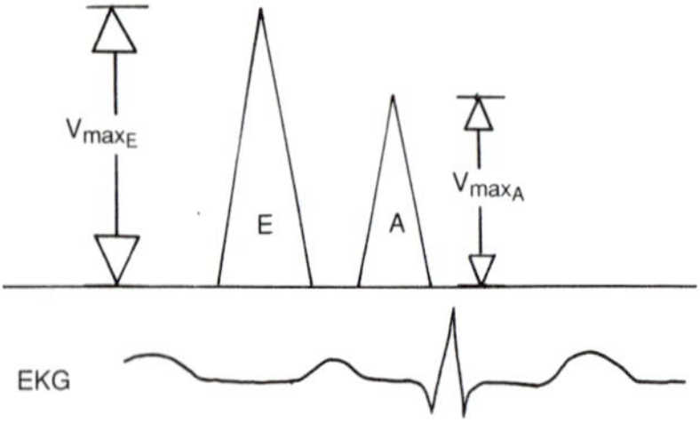

Abb. 128 Schematische Darstellung des transmitralen Stroms zur Erfassung der diastolischen Funktion

  - Beurteilung:
    Normalwert für den E/A-Quotienten > 1,6; pathologisch < 1,0.
    In Abhängigkeit vom Lebensalter und der Herzfrequenz kommt es physiologischerweise zu einer Betonung der A-Welle, somit sind bei Jugendlichen Werte bis 4,0 möglich und bei älteren Patienten Werte bis 1,0 nicht als sicher pathologisch zu werten.
  - Aussage:
    Ein pathologisches E/A-Verhältnis ist in der Regel als Zeichen einer diastolischen Funktionsstörung zu werten und dann Ausdruck einer (meist hypertensiven oder koronaren) Herzkrankheit.
    Bei ansonsten völlig unauffälligem kardialem Befund ist ein pathologisches E/A-Verhältnis nicht sicher als krankhaft zu werten.

Berechnung des systemischen Widerstandes

- Methodik:
  - Der systemische Widerstand berechnet sich analog der Ohmschen Gleichung:

$$R = \frac{U}{I} \quad [\Omega] \qquad \text{(Gl. 6)}$$

R = Widerstand
U = Spannung
I = Strom

gemäß der Formel

$$SVR = \frac{RR_m - RA_m \cdot 79{,}9}{HZV} \quad [dyn \cdot s \cdot cm^{-5}] \qquad \text{(Gl. 7)}$$

SVR = systemischer Widerstand (systemic vascular resistance)
RR_m = arterieller Mitteldruck
RA_m = rechtsatrialer Mitteldruck
HZV = Herzzeitvolumen

  - Zur Bestimmung des Herzzeitvolumens s. S. 52.
  - Der arterielle Mitteldruck kann nichtinvasiv mittels der Formel

$$RR_m = \frac{(2 \cdot RR_{diast}) + RR_{syst}}{3} \quad [mmHg] \qquad \text{(Gl. 8)}$$

berechnet werden.
  - Der rechtsatriale Mitteldruck kann vereinfachend anhand der Halsvenenfüllung abgeschätzt werden, bei Anwendung auf Intensivstationen kann der zentrale Venendruck einbezogen werden.
- Anwendung:
  - Entscheidungshilfe zur Kreislauftherapie bei Patienten mit kardiogenem Schock.
  - Nichtinvasive Verlaufskontrolle von Therapieeffekten z. B. bei arterieller Hypertonie.
  - Normwert: 920–1300 $dyn \cdot s \cdot cm^{-5}$
- Grenzen:
  - Aufgrund der Vielzahl nicht exakt quantifizierbarer Parameter (Aortenklappenringdurchmesser, rechtsatrialer Mitteldruck, arterieller Mitteldruck) sollte das Verfahren nur zur Verlaufskontrolle bei invasiv ermittelten Ausgangswerten angewendet werden.

Bestimmung eines Druckgradienten nach der Bernoulli-Gleichung

- Methodik:
  - In einem durchströmten Röhrensystem mit umschriebener Engstelle gilt folgender Zusammenhang zwischen Druck (p) und Geschwindigkeit (v):

    $p_1 + {}^1/_2 \cdot \text{Dichte} \cdot v_1^2 = p_2 + {}^1/_2 \cdot \text{Dichte} \cdot v_2^2$ (Gl. 9)
    (Bernoulli-Gleichung)

    p_1 = Druck vor der Stenose
    v_1 = Geschwindigkeit vor der Stenose
    p_2 = Druck in der Stenose
    v_2 = Geschwindigkeit in der Stenose

  - Die prästenotischen Geschwindigkeiten (v_1) liegen in der Doppler-Echokardiographie meist unter 1 m/s, so daß der Faktor $(v_1)^2$ vernachlässigbar klein ist, vereinfacht ergibt sich somit:

    $\Delta p \sim 4\,v^2$
    (vereinfachte Bernoulli-Gleichung)

    Δp = Druckdifferenz
    $4\,v^2$ = maximale intrastenotische Geschwindigkeit

- Anwendung:
  - Berechnung des Druckgradienten über einer valvulären Aorten-, Mitral- und Pulmonalklappenstenose.
  - Bestimmung der rechtskardialen Drücke über einer Trikuspidalinsuffizienz.
  - Interventrikuläre Drücke beim Ventrikelseptumdefekt.
  - Intraventrikulärer Drucksprung bei der hypertrophen obstruktiven Kardiomyopathie.
- Grenzen der Anwendbarkeit der Bernoulli-Gleichung:
  - Nur anwendbar auf kurzstreckige Stenosen.
  - Anwendbar nur bis zu bestimmten Restöffnungsflächen:
    1. Aortenklappenstenose $> 0{,}78\ cm^2$,
    2. Mitralklappenstenose $> 0{,}5\ cm^2$.
- Vorteile der Anwendung der vereinfachten Bernoulli-Gleichung:
  - einfach zu erhebender, anschaulicher Parameter,
  - hinreichende Genauigkeit bei Beachtung der methodischen und rheologischen Grenzen.
- Nachteile der dopplersonographischen Gradientenbestimmung:
  - Methodisch: aufgrund der Vernachlässigung der prästenotischen Geschwindigkeit werden leichtgradige Klappenstenosen bezüglich des dopplersonographischen Gradienten überschätzt, umgekehrt werden hochgradige Klappenstenosen mit erheblichen intrastenotischen Reibungsverlusten und konsekutiv verringerter Maximalgeschwindigkeit im Doppler-Gradienten unterschätzt. Der Winkelfehler geht nicht in die Berechnung ein.
  - Rheologisch besteht eine erhebliche Abhängigkeit der Maximalgeschwindigkeiten über eine Stenose bzw. deren Druckgradienten vom aktuellen Herzzeitvolumen, der Herzfrequenz sowie Begleitvitien.
  - Die alleinige Angabe von Druckgradienten zur Charakterisierung des Schweregrades einer Stenose ist daher nicht ausreichend.

Bestimmung einer Klappenöffnungsfläche nach der Pressure-half-time-Methode (PHT)

- Methodik:
  - Die Zeitdifferenz vom maximalen Fluß über der Mitral- bzw. Trikuspidalklappe bis zur Hälfte seiner ursprünglichen Höhe ist ein charakteristischer Wert für die Klappenöffnungsfläche (Druckabfallhalbwertszeit = pressure half time, PHT).
  - Dieses Verfahren wird bei zur Bestimmung der Öffnungsflächen bei Mitral- und Trikuspidalstenosen angewendet (Abb. 129 und 130). Die meisten Echokardiographiegeräte verfügen über ein entsprechendes Programm zur vereinfachten Berechnung.
  - Entsprechend Berechnungen nach der *Gorlin-Formel* beträgt die Druckabfallhalbwertszeit einer Mitralklappenstenose mit einer Öffnungsfläche von 1 cm^2 220 ms. Es gilt somit:

$$\text{Mitralklappenöffnungsfläche} = \frac{220}{\text{PHT}} \quad [cm^2] \qquad \text{(Gl. 10)}$$

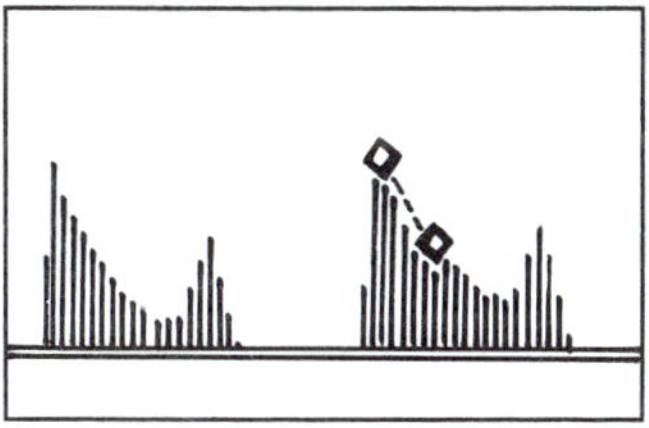

Abb. 129 Berechnung der Mitralklappenöffnungsfläche nach der PHT-Methode

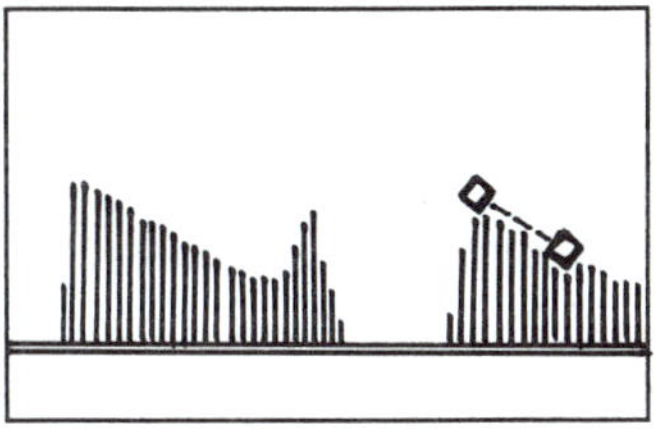

Abb. 130 Berechnung der Öffnungsfläche nach PHT bei Mitralstenose

- Vorteile der PHT-Methode:
  - einfach zu bestimmender Parameter.
- Nachteile der PHT-Methode:
  - Meßwerte werden durch eine Vielzahl von Faktoren beeinflußt (Herzfrequenz, Herzzeitvolumen, Begleitvitien, diastolische Funktionsstörung, Volumenbelastung), daher unzuverlässiger Parameter.

Bestimmung einer Klappenöffnungsfläche nach der Kontinuitätsgleichung

- Methodik:
  - In einem durchströmten Rohr mit umschriebener Engstelle sind an allen Stellen das Produkt aus Querschnittsfläche (A) und Geschwindigkeit der Strömung (v) konstant (unter Annahme einer idealen Flüssigkeit):

$$A_1 \cdot v_1 = A_2 \cdot v_2 \qquad \text{(Gl. 11)}$$

A_1 = Querschnittsfläche vor der Stenose
v_1 = Strömung vor der Stenose
A_2 = Querschnittsfläche in der Stenose
v_2 = Strömung in der Stenose

  - Aus der dopplersonographischen Bestimmung der Geschwindigkeiten in und vor bzw. nach einer Stenose mittels Ableitung des Frequenzzeitspektrums (VTI) läßt sich bei bekannter Querschnittsfläche vor der Stenose der Stenosegrad und die Öffnungsfläche der Stenose bestimmen.
- Berechnung der Aortenklappenöffnungsfläche:
  - Ableitung des prästenotischen ($VTI_{prä}$) und intrastenotischen (VTI_{intra}) Geschwindigkeitszeitintegrals und Planimetrie des Infundibulums (F_{Inf}):

$$\text{Öffnungsfläche} = \frac{VTI_{prä}}{VTI_{intra}} \cdot F_{inf} \quad [cm^2] \qquad \text{(Gl. 12)}$$

- Relativer Stenosegrad einer Aortenklappenstenose:
  - Bestimmung des prästenotischen ($VTI_{prä}$) und intrastenotischen (VTI_{intra}) Geschwindigkeitszeitintegrals:

$$\text{relativer Stenosegrad} = 1 - \frac{VTI_{prä}}{VTI_{intra}} \cdot 100 \quad [\%] \qquad \text{(Gl. 13)}$$

  - Werte über 75% zeigen eine relevante Stenose an.
- Aortenklappenöffnungsfläche bei invasiv ermitteltem Schlagvolumen:
  - Bestimmung des Schlagvolumens mittels Rechtsherzkatheter.
  - Simultane dopplerechokardiographische Ableitung des Frequenzzeitspektrums über der Aortenklappe (VTI_{aorta}).
  - Berechnung der Aortenklappenöffnungsfläche nach der Formel:

$$\text{Aortenklappenöffnungsfläche} = \frac{\text{Schlagvolumen}}{VTI_{aorta}} \quad [cm^2] \qquad \text{(Gl. 14)}$$

- Mitralklappenöffnungsfläche nach der Kontinuitätsgleichung:
  - Ableitung des Geschwindigkeitszeitintegrals über der Mitralklappe (VTI_{mit}) sowie Bestimmung des Schlagvolumens über der Aortenklappe (SV_{aorta}).
  - Berechnung der Mitralklappenöffnungsfläche nach der Formel:

$$\text{Mitralklappenöffnungsfläche} = \frac{SV_{aorta}}{VTI_{mit}} \quad [cm^2] \qquad \text{(Gl. 15)}$$

- Bei dopplerechokardiographischer Ermittlung des Schlagvolumens gelten die auf S. 52 f genannten methodischen Grenzen.
- Nicht anwendbar bei relevanten Aortenklappenvitien oder begleitender höhergradiger Mitralklappeninsuffizienz.

◆ Mitralklappenöffnungsfläche bei invasiv ermitteltem Schlagvolumen:
- Ermittlung des Schlagvolumens durch Rechtsherzkatheter.
- Berechnung der Mitralklappenöffnungsfläche analog der o. g. Gleichung. Das Verfahren kann auch bei höhergradiger Aortenklappeninsuffizienz angewendet werden.
- Eine relevante Mitralklappeninsuffizienz führt zur Unterschätzung der Mitralklappenöffnungsfläche.

◆ Vorteile der Anwendung der Kontinuitätsgleichung:
- Gute Korrelation mit invasiven Messungen.
- Weitgehend unabhängig von Begleitvitien.
- Gute Reproduzierbarkeit unabhängig vom aktuellen Herzzeitvolumen und der Herzfrequenz.

◆ Nachteile der Anwendung der Kontinuitätsgleichung:
- Bei Planimetrie des Infundibulums zur Berechnung der Aortenklappenöffnungsfläche verfälschen geringe Meßfehler das Ergebnis erheblich, hier ist die Angabe des relativen Stenosegrades vorzuziehen.

Vorteile der TEE

- Anatomisch: Darstellung der dorsalen Herzabschnitte (linker Vorhof, interatriales Septum, linkes und rechtes Vorhofohr, Aorta thoracalis). Die Vorhofohren sind im TEE mit hoher Detailauflösung darstellbar. Keine Überlagerung von Knochen oder Lungenanteilen.
- Physikalisch: Bessere Auflösung durch Verwendung höherfrequenter Schallköpfe (in der Regel 5 MHz) mit besserer Darstellbarkeit von Klappenstrukturen.

Nachteile der TEE

- Technisch: Invasive Untersuchung, mit der Gastroskopie vergleichbar.
- Anatomisch: Die Doppler-Messung in der linksventrikulären Ausstrombahn zur Bestimmung des Doppler-Shifts über der Aortenklappe ist auch im multiplanen TEE nur mit erheblichem Winkelfehler möglich. Die Herzspitze kann nur im multiplanen TEE ausreichend genau dargestellt werden.

Indikationen

- Nachweis einer kardialen Emboliequelle bei arterieller Embolie.
- Offenes Foramen ovale und Vorhofseptumdefekt: Farbdopplersonographische Darstellung des Shunts, Dokumentation des Übertritts von Echokontrastmitteln bei intrathorakaler Druckerhöhung (Hustenstoß) bei Verdacht auf paradoxe Embolie.
- Aneurysma dissecans aortae.
- Paraaortale thorakale Raumforderungen.
- Verdacht auf Sehnenfadenabriß.
- Verdacht auf Vorhofmyxom oder andere kardiale Raumforderungen.
- Verdacht auf rupturiertes Sinus-Valsalvae-Aneurysma.
- Endokarditis: Diagnose und Verlaufskontrolle.
- Endokarditis mit Abszeßbildung.
- Genauere Quantifizierung einer Mitral- und Aorteninsuffizienz.
- Beurteilung der Klappenmorphologie präoperativ vor Klappenersatz.
- Klappenprothesendysfunktion (insbesondere bei Mitralklappenprothesen).
- Paravalvuläres Leck nach Klappenersatz.
- Schlechte transthorakale Schallbedingungen (Adipositas permagna, beatmete Patienten, ausgeprägtes Emphysem).
- Intraoperative Überwachung der kardialen Funktion.
- Kontrolle bei Ballonvalvuloplastie der Mitralklappe.

Kontraindikationen zur TEE

- Bekannte Ösophagusvarizen bzw. fortgeschrittene Lebererkrankung.
- Kurz zurückliegende Magen-/Ösophagusoperation.
- Ösophagustumoren.

TEE-Typen

- Monoplan: Üblich sind rotierende, mechanische oder elektronische Schallköpfe; die Abbildungsebene verläuft im rechten Winkel zur Ösophaguslängsachse und ist im geringen Umfang durch Anwinkeln des Schallkopfes variabel (transversale Schnittebene, Abb. 131).
- Monoplan mit Endoskopiemöglichkeit: Die Schnittebene kann bei elektronischen Schallköpfen auch parallel zur Längsachse des Gerätes angeordnet sein, diese Geräte finden überwiegend in der Endosonographie des oberen Gastrointestinaltraktes Verwendung (longitudinale Schnittebene, Abb. 132).

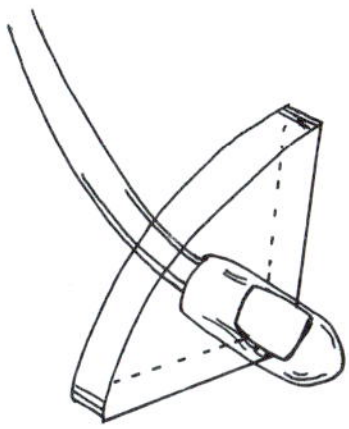

Abb. 131 Monoplane TEE; transversale Ebene

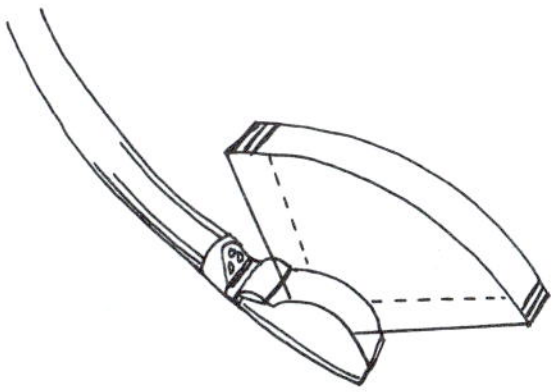

Abb. 132 Endosonographiesonde, longitudinale Ebene

- Biplan: Im Instrumentenkopf sind 2 separate Schallköpfe integriert, deren Schnittebenen im rechten Winkel zueinander stehen. Durch Anwinkeln des Schallkopfes kann (fast) jede Schnittebene durch das Herz eingestellt werden (transversale und longitudinale Schnittebene, Abb. 133).
- Multiplan: Das im Gerätekopf integrierte Schallelement kann durch Rotation in jede gewünschte Position gebracht werden und gestattet die stufenlose Einstellung sämtlicher Ebenen zwischen der longitudinalen und transversalen Ebene (Abb. 134).
  Diese Technik bietet insbesondere bei der Beurteilung der Vorhofohren, des Mitralklappenringes, bei Klappenprothesendysfunktionen sowie bei endokarditischen Appositionen große Vorteile.
  Die Lage des Schallwandlers quer zur Längsachse des Gerätes wird durch eine optische Anzeige verdeutlicht. Eine Angulation des Gerätekopfes zur Optimierung der Schallebenen wie bei mono- oder biplanen Geräten, die häufig als unangenehm empfunden wird, entfällt.

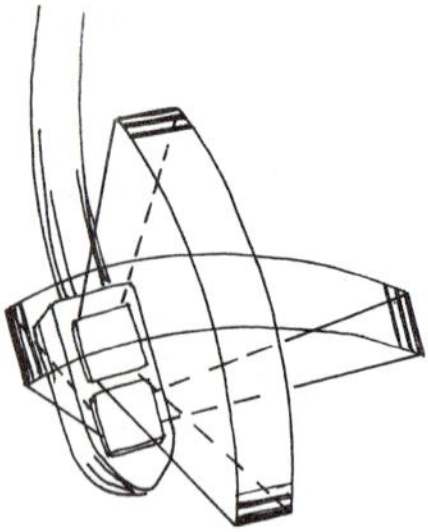

Abb. 133 Biplane TEE

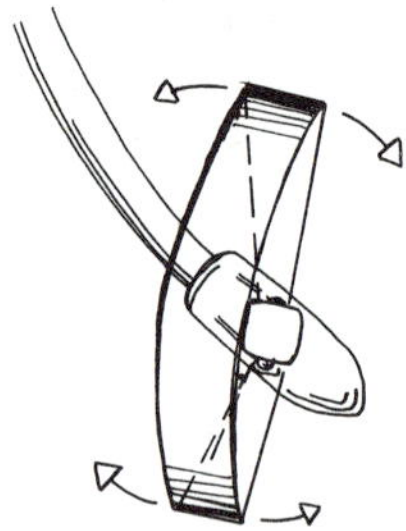

Abb. 134 Multiplane TEE

Komplikationen

- Aspiration bei starkem Speichelfluß, insbesondere unter Sedation.
- Bradykardien und AV-Blöcke bei Manipulation im Rachenraum.
- Laryngospasmus.
- Blutungsgefahr, insbesondere bei Antikoagulation.
- Akute Endokarditis
- Perforationsgefahr (insbesondere bei ösophagealen Divertikeln).

Vorbereitung des Patienten

- Bei bekannten bzw. vermuteten Erkrankungen des oberen Gastrointestinaltraktes (Tumoren, Divertikel, Varizen) ist vor der Durchführung einer TEE eine Ösophagogastroskopie durchzuführen.
- Endokarditisprophylaxe:
  - Mäßiges Endokarditisrisiko: (angeborene Herzfehler wie VSD, Aortenstenose, Ductus arteriosus, Fallotsche Tetralogie, systemisch-pulmonale Shunts, alle erworbenen rheumatischen und nichtrheumatischen Vitien):
    2 g Amoxicillin i. v. ½ Stunde vor TEE als Einzeldosis, bei Penicillinallergie 600 mg Clindamycin i. v. ½ Stunde vor TEE als Einzeldosis.
  - Hohes Endokarditisrisko: (Klappenersatz, Zustand nach bakterieller Endokarditis):
    2 g Ampicillin i. v. + 80 mg Gentamycin i. v. ½ Stunde vor und 6 Stunden nach TEE als zweimalige Gabe, bei Penicillinunverträglichkeit 1 g Vancomycin i. v. ½ Stunde vor und 6 Stunden nach TEE.
- Quickwert sollte < 3 INR sein.
- Bei elektiven Untersuchungen ist der Patient 24 Stunden vorher mit schriftlichem Einverständnis aufzuklären.
- Die Untersuchung erfolgt nüchtern bzw. nach mindestens 6stündiger Nahrungskarenz.
- Sicherheitsvorkehrungen: 1. Patient erhält Venenverweilkanüle; 2. Anlage einer EKG-Ableitung; 3. Griffbereit müssen sein:
  - Notfallmedikamente (Atropin, Xylocain, Adrenalin),
  - Beatmungsbeutel und Intubationsbesteck,
  - Defibrillator.

- Zahnprothesen sind zu entfernen.
- Prämedikation: Meistens ist die Rachenanästhesie mit Lidocainspray völlig ausreichend.
- Bei Intoleranz kann der Patient sediert werden (z. B. 2,5–5 mg Midazolam i. v.).
- Lagerung in Linksseitenlage zur Vermeidung von Aspiration bei Salivation.

Vorbereitung und Einführung des Instruments

- Die Sonden müssen vor Gebrauch in einer handelsüblichen Lösung desinfiziert worden sein, die Desinfektionsdauer richtet sich nach der Art der Desinfektionslösung.
- Vor unmittelbarem Gebrauch sollten Desinfektionsreste abgespült werden.
- Vor Einführung des Gerätes sollte die Funktionsfähigkeit kurz überprüft werden.
- Über einen Beißring wird die angewinkelte Sonde bis vor den Ösophagus eingeführt und anschließend der Patient aufgefordert, zu schlucken.
- Plazierungsversuche bei Würgereiz sind zwecklos. Kein Vorschub gegen Widerstand, die Sondenspitze könnte im Bereich des Recessus piriformis liegen.
- Zeige- und Mittelfinger werden bis zum Zungengrund eingeführt und bilden eine Schiene, durch deren Mitte der Sondenkopf dirigiert werden kann.
- Auf eine korrekte Lage des Beißringes ist zu achten. Im Handel sind Beißringe erhältlich, die durch einen Gummizügel in Position gehalten werden.
- Bei intubierten Patienten kann die Anwendung einer Magill-Zange hilfreich sein, man sollte die Branchen vorher mit Heftpflaster umwickeln, um eine Beschädigung des Kunststoffmantels der Sonde zu vermeiden.

Nachbereitung

- Nach der Untersuchung wird die Sonde mechanisch mit einem handelsüblichen Detergens gereinigt. Die Sonde sollte nicht mit alkoholhaltigen Desinfektionsmitteln gereinigt werden, da sonst der Kunststoffmantel Schaden nehmen kann.
- Die meisten TEE-Sonden sind geschlossene Systeme ohne Arbeitskanäle, so daß ein aufwendiges Säubern der Kanäle mittels Druckluft entfällt.
- Desinfektion des Instruments in einer handelsüblichen Lösung, die Dauer richtet sich nach der Art der Desinfektionslösung.
- Der Patient muß darauf aufmerksam gemacht werden, nach der Untersuchung aufgrund der Aspirationsgefahr nach Rachenanästhesie noch mindestens 2 Stunden nüchtern zu bleiben.

Standard-Untersuchungsablauf bei Verwendung einer monoplanen Sonde

- Die Sonde wird bis in den Magenfundus eingeführt, durch Anwinkeln und vorsichtigen Rückzug kommen die distalen Ventrikelanteile in Höhe der Papillarmuskeln zur Darstellung (Abb. 135–137):

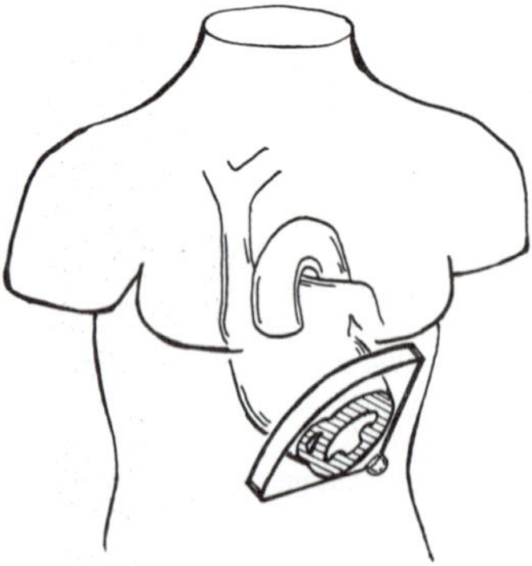

Abb. 135 Topographie der distalen transgastrischen Schnittebene

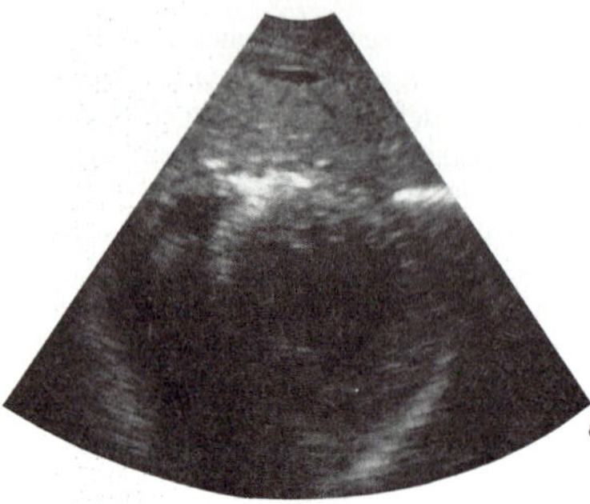

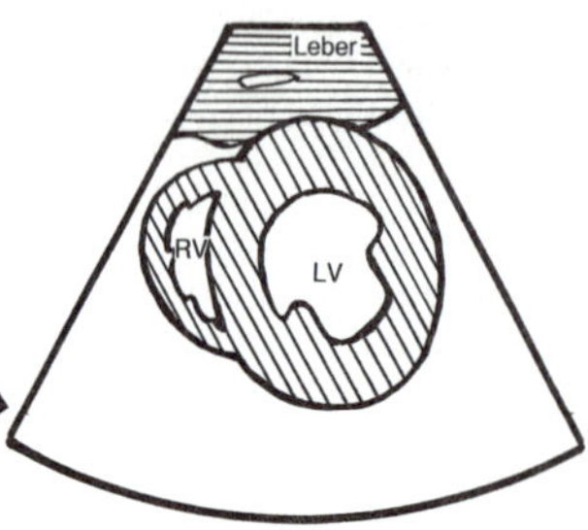

Abb. 136 und 137 Normalbefund der distalen transgastrischen Schnittebene

- Nach kurzem Rückzug kommen die proximalen Ventrikelanteile zur Darstellung (Abb. 138–140):

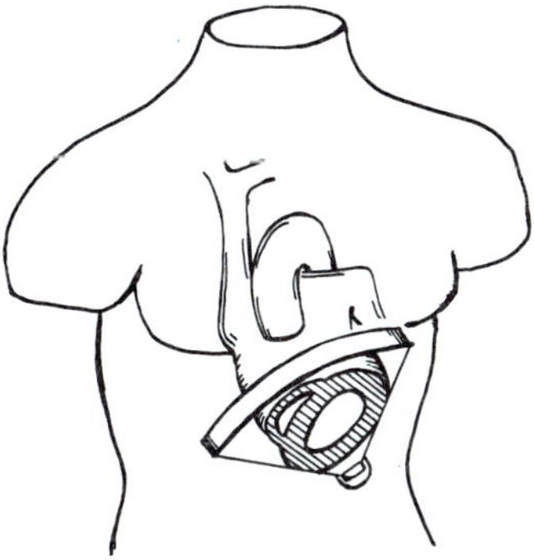

Abb. 138 Topographie der proximalen transgastrischen Schnittebene

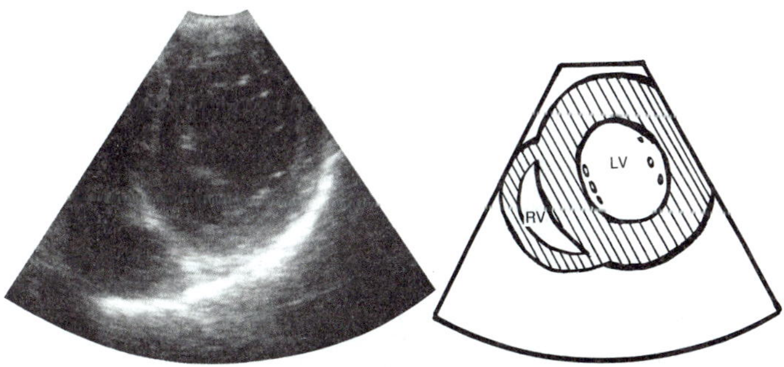

Abb. 139 und 140 Normalbefund der proximalen transgastrischen Schnittebene

- Die nächste Ebene kommt nach Passage der Kardia zur Darstellung. Im Bereich der Kardia bestehen häufig Überlagerungen. Folgende Standardeinstellungen sind aufzusuchen:
  - Linker Vorhof in proximaler Bildmitte mit Darstellung der Mitralklappe, der linksventrikulären Ausstrombahn und des interventrikulären Septums (Abb. 141–143):

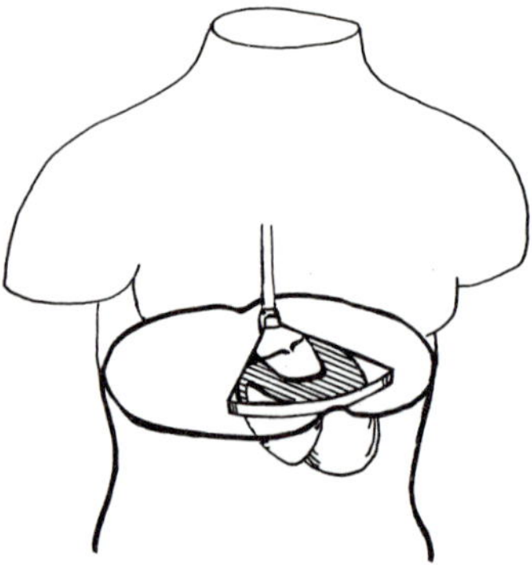

Abb. 141 Topographie transösophagealer Ventrikellängsschnitt

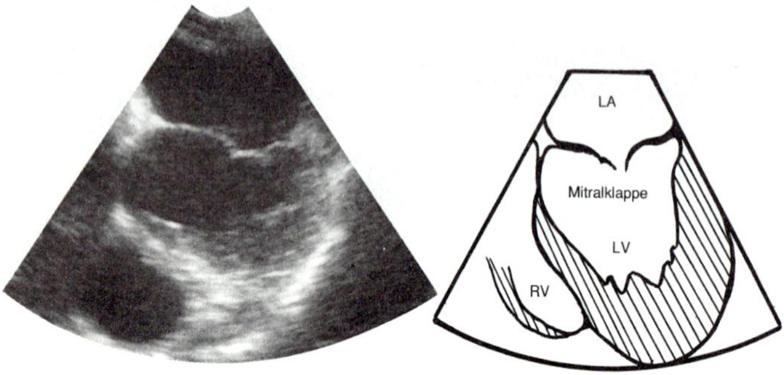

Abb. 142 und 143 Normalbefund transösophagealer Ventrikellängsschnitt

– Drehung des Schallkopfes gegen den Uhrzeigersinn: linker Vorhof in proximaler Bildmitte mit Darstellung des linken Herzohres, der Pulmonalarterie sowie des linken Hauptstammes (Abb. 144–146):

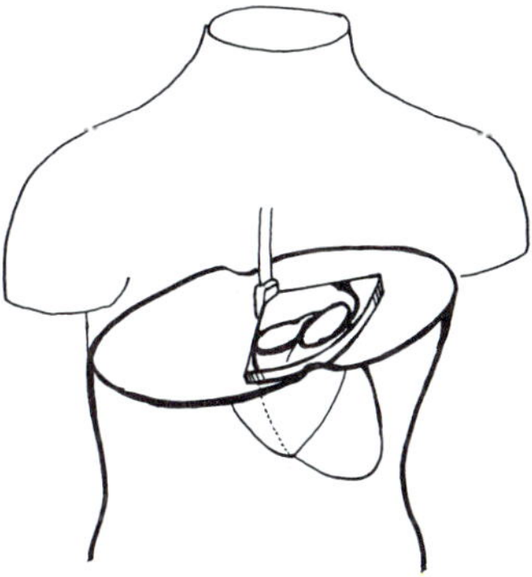

Abb. 144 Topographie transösophagealer Vorhofquerschnitt

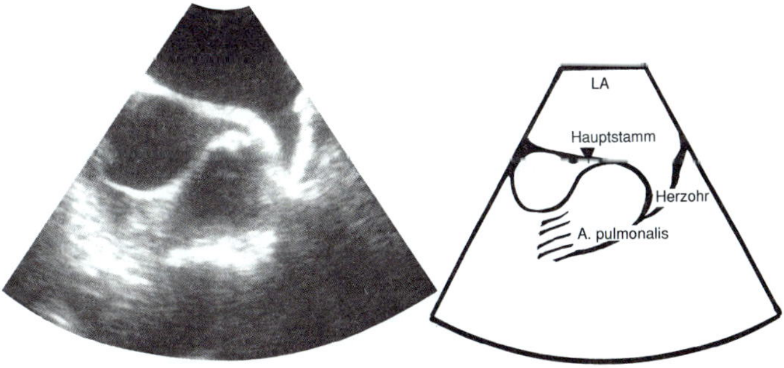

Abb. 145 und 146 Normalbefund transösophagealer Vorhofquerschnitt

- Drehung des Schallkopfes nach median: linksventrikuläre Ausstrombahn in Bildmitte, tangentiale Darstellung der Aortenklappensegel (Abb. 147–149):

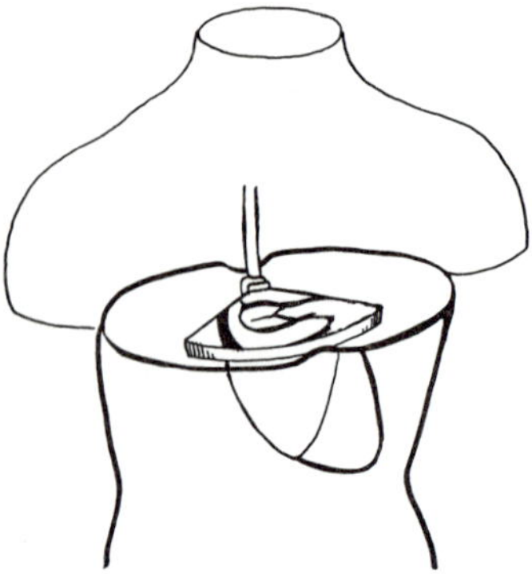

Abb. 147 Topographie Aortenklappenlängsschnitt

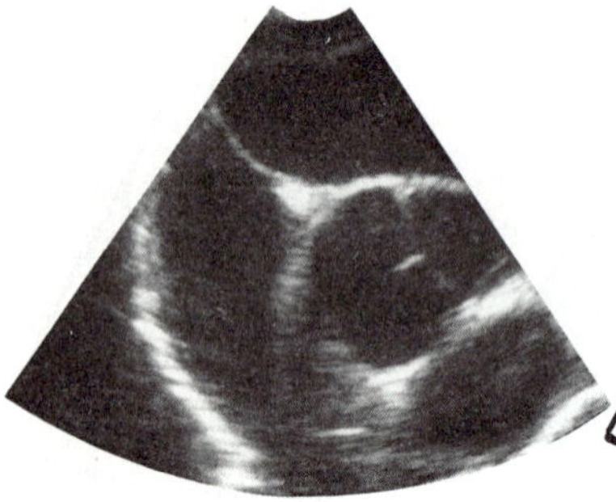

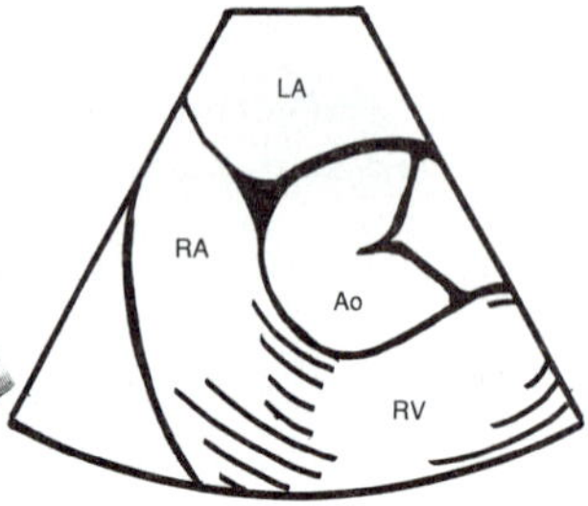

Abb. 148 und 149 Normalbefund Aortenklappenlängsschnitt

– Drehung des Schallkopfes im Uhrzeigersinn: rechter Vorhof mit Darstellung der Trikuspidalklappe (Abb. 150–152):

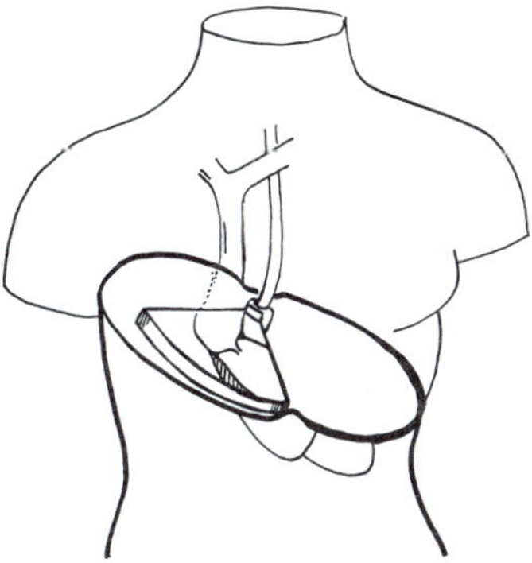

Abb. 150 Topographie Längsschnitt rechter Vorhof/Trikuspidalklappe

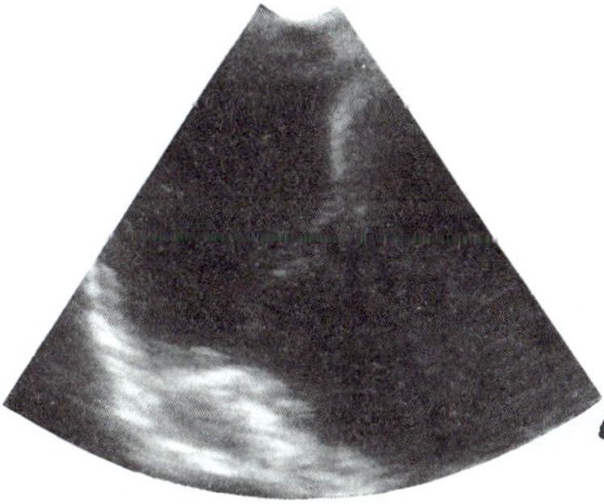

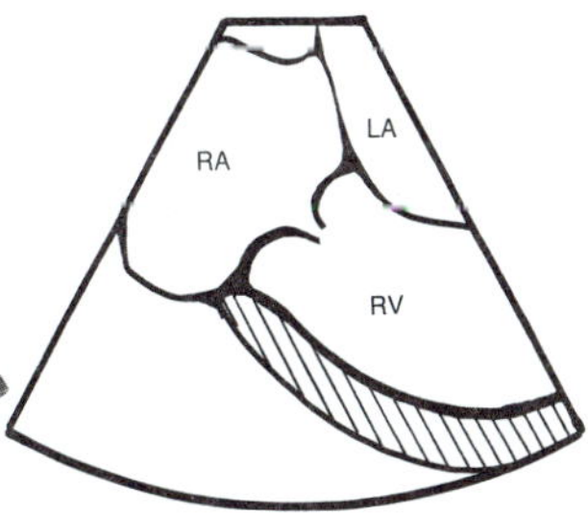

Abb. 151 und 152 Normalbefund Längsschnitt rechter Vorhof/Trikuspidalklappe

– Nach kurzem Rückzug ist die Aortenklappe in der Bildmitte einzustellen und zu analysieren (Abb. 153–155):

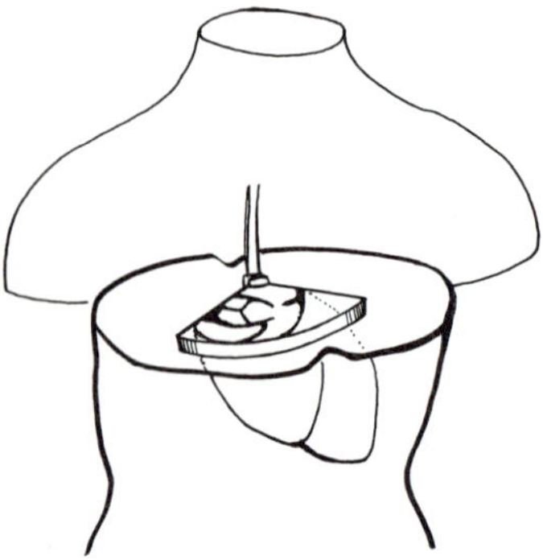

Abb. 153 Topographie Aortenklappenquerschnitt

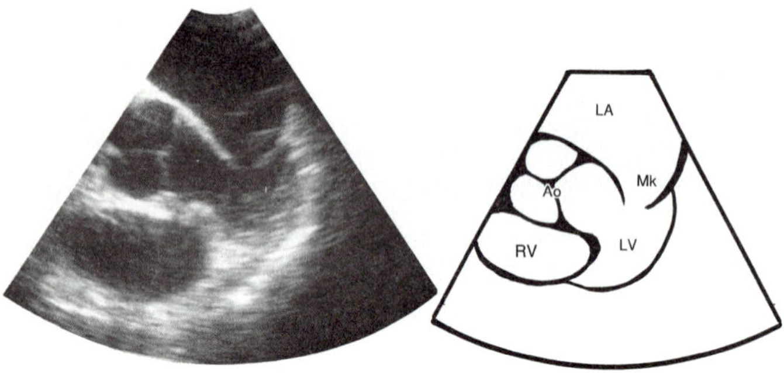

Abb. 154 und 155 Normalbefund Aortenklappenquerschnitt

– Weiterer Rückzug ermöglicht die Darstellung der Pulmonalarterienverzweigung linkslateral der Aorta ascendens (Abb. 156–158):

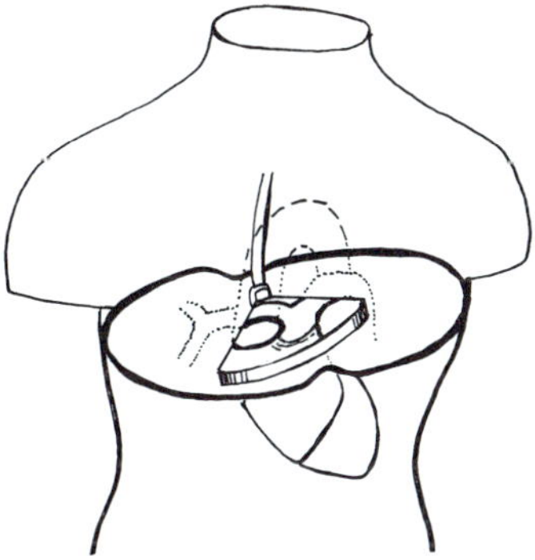

Abb. 156 Topographie Pulmonalarterienverzweigung

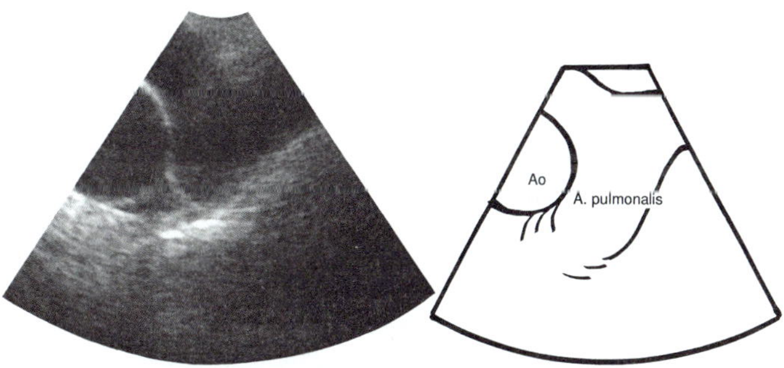

Abb. 157 und 158 Normalbefund Pulmonalarterienverzweigung

– Infolge Überlagerung durch die Trachealbifurkation ist über eine Wegstrecke von ca. 2 cm keine Abbildung möglich. Weiterer Rückzug ermöglicht die Sicht auf die distale Aorta ascendens und den Aortenbogen (Abb. 159 und 160):

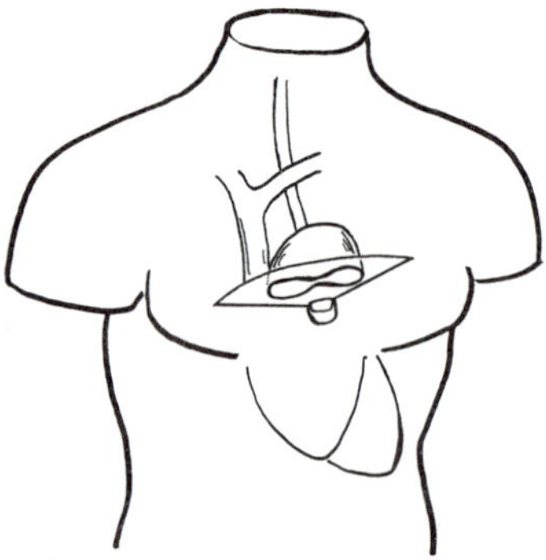

Abb. 159 Topographie Aortenbogenlängsschnitt

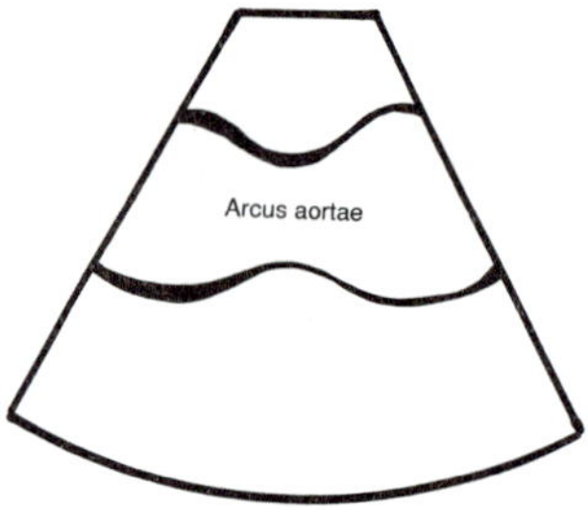

Abb. 160 Normalbefund Aortenbogenlängsschnitt

– Abschließend wird das Gerät um etwa 180° gedreht, die Aorta descendens fokussiert und bis in Höhe des Magenfundus verfolgt (Abb. 161 und 162):

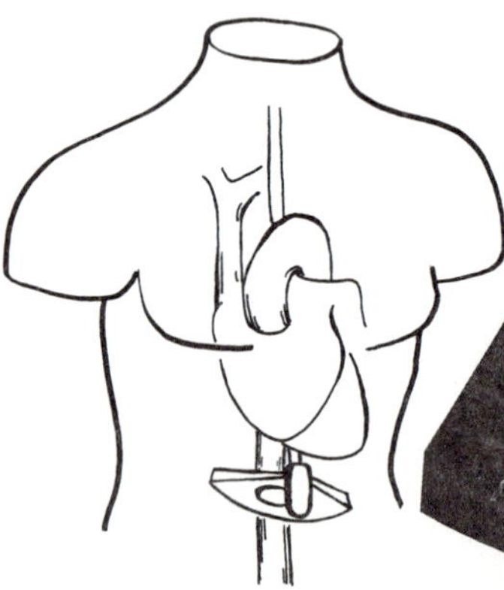

Abb. 161 Topographie Querschnitt Aorta descendens

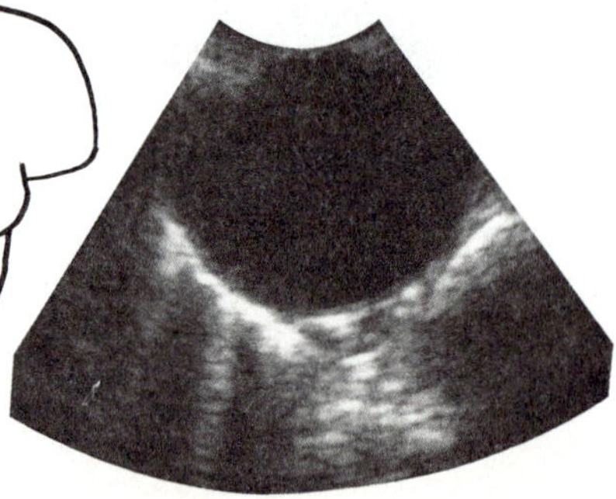

Abb. 162 Normalbefund Aorta descendens

Standarduntersuchung mit einer biplanen Sonde (longitudinale Ebene)

- Der transgastrische Blick bietet einen Längsschnitt durch den linken Ventrikel, je nach Einstellung besteht meist eine gestauchte Abbildung (Abb. 163–165):

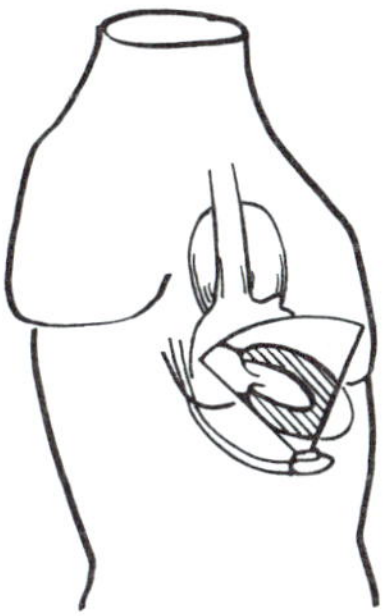

Abb. 163 Topographie Ventrikellängsschnitt

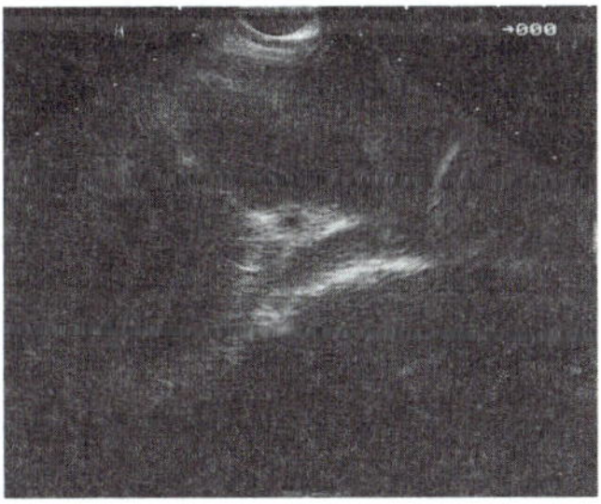

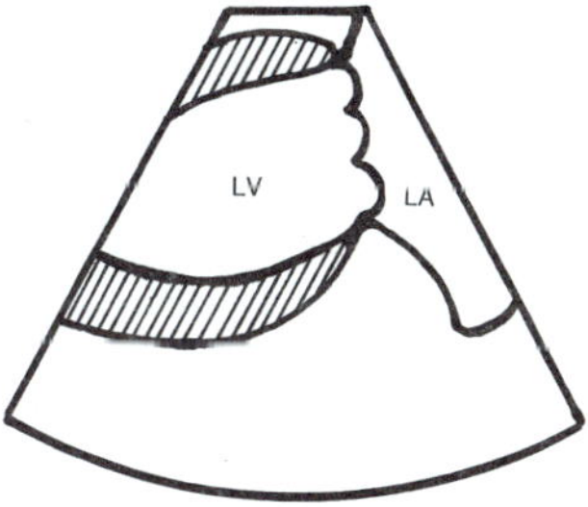

Abb. 164 und 165 Normalbefund Ventrikellängsschnitt

- Der transösophageale Blick zeigt proximal den linken Vorhof und die Mitralklappe. Zur Orientierung sollte zunächst das Kavum des linken Ventrikels eingestellt werden (Abb. 166–168):

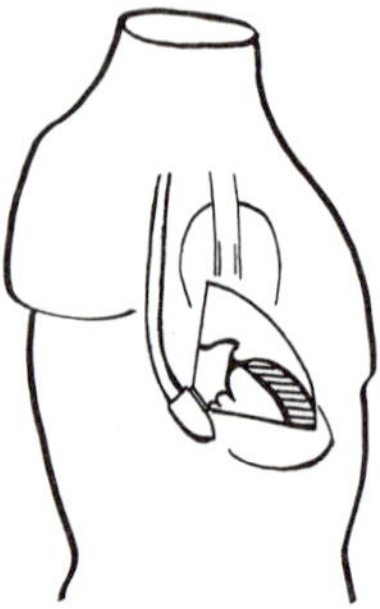

Abb. 166 Topographie Vorhoflängsschnitt mit Vorhofohr

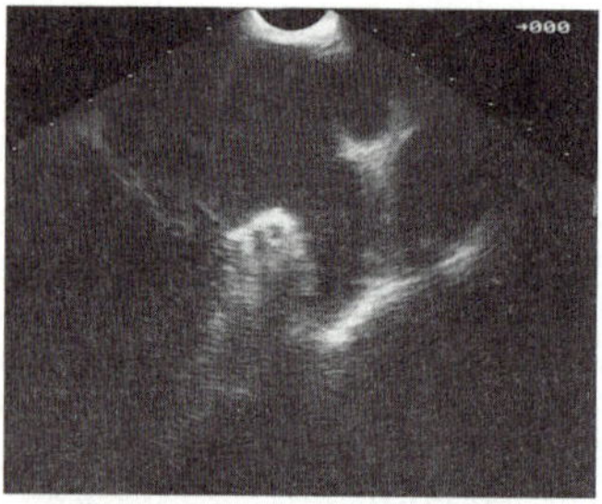

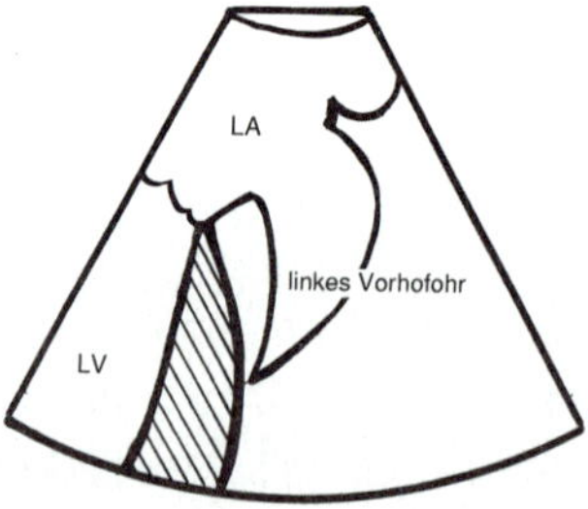

Abb. 167 und 168 Normalbefund Vorhoflängsschnitt mit Vorhofohr

- Mit Rotation des Gerätes nach rechts kommen die rechtskardialen Anteile zur Darstellung: Längsschnitt durch den rechten Ventrikel, rechtsventrikuläre Ausstrombahn und Pulmonalklappen mit Pulmonalishauptstamm (Abb. 169–171):

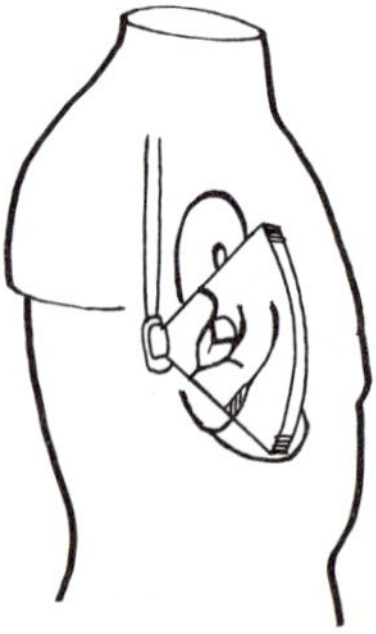

Abb. 169 Topographie Pulmonalislängsschnitt

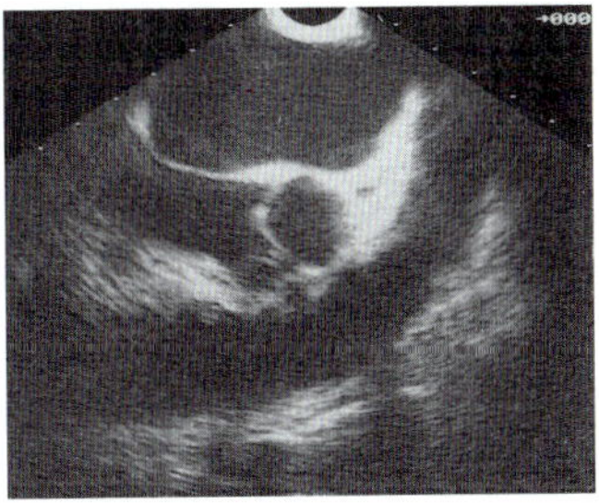

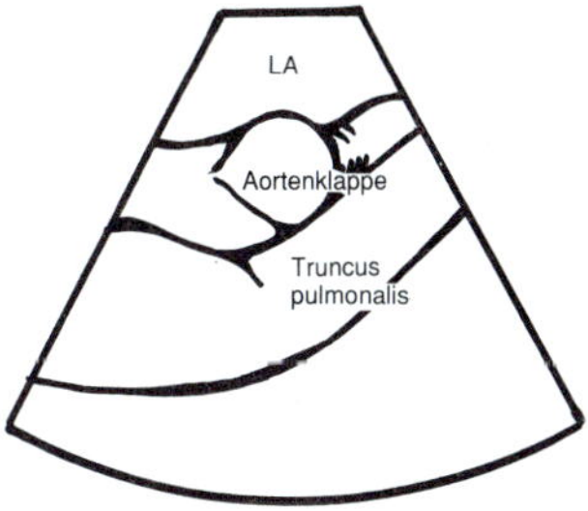

Abb. 170 und 171 Normalbefund Pulmonalislängsschnitt

- Durch Rückzug des Gerätes und weitere Rotation nach rechts kommt der rechte Vorhof zur Darstellung. Kranial ist die Einmündung der V. cava superior aufzusuchen (Abb. 172–174):

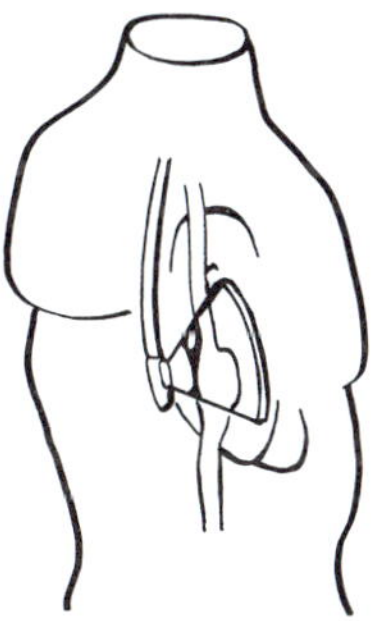

Abb. 172 Topographie Längsschnitt rechter Vorhof

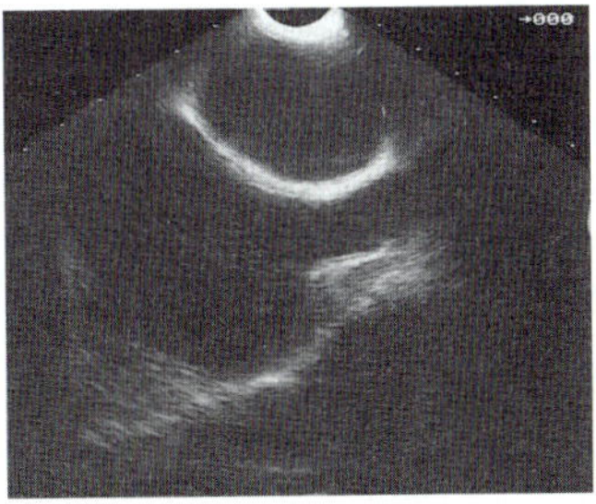

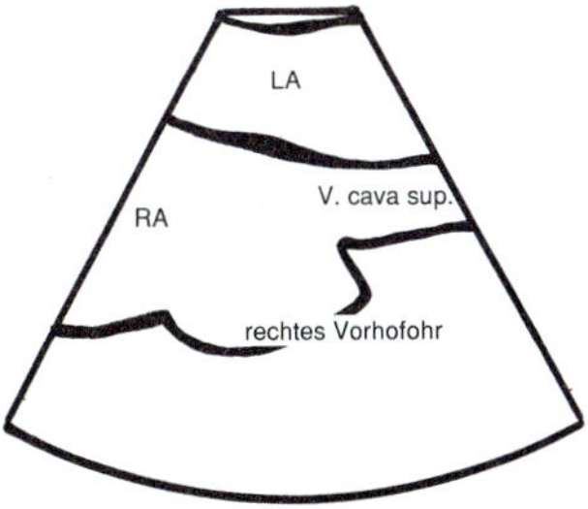

Abb. 173 und 174 Normalbefund Längsschnitt rechter Vorhof

- Die Rotation des Gerätes nach links zeigt die proximale Aorta ascendens, zwischen linkem Vorhof und Aorta ascendens befindet sich die rechte Pulmonalarterie (Abb. 175–177):

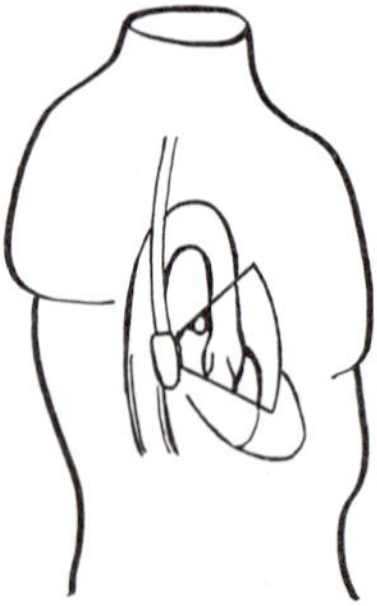

Abb. 175 Topographie Aortenklappenlängsschnitt

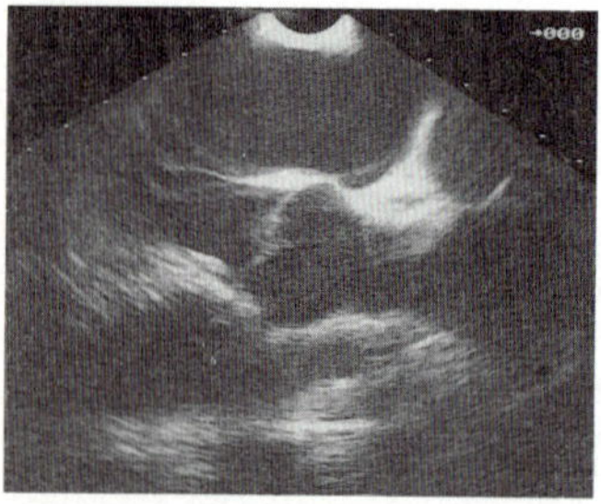

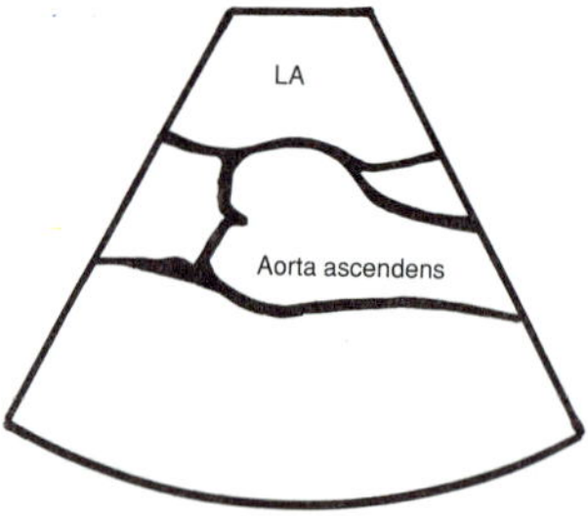

Abb. 176 und 177 Normalbefund Aortenklappenlängsschnitt

- Drehung des Gerätes um ca. 180° zeigt die longitudinale Aufsicht auf die Aorta descendens (Abb. 178–180):

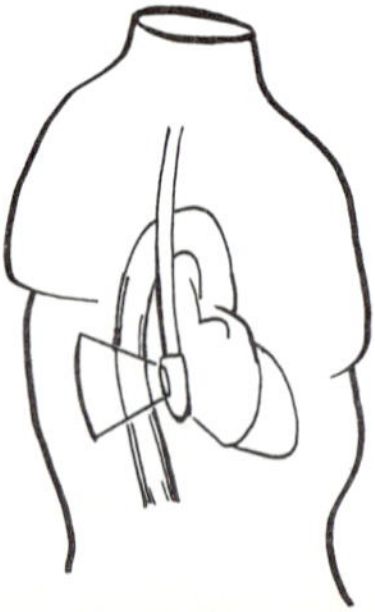

Abb. 178 Topographie Längsschnitt Aorta descendens

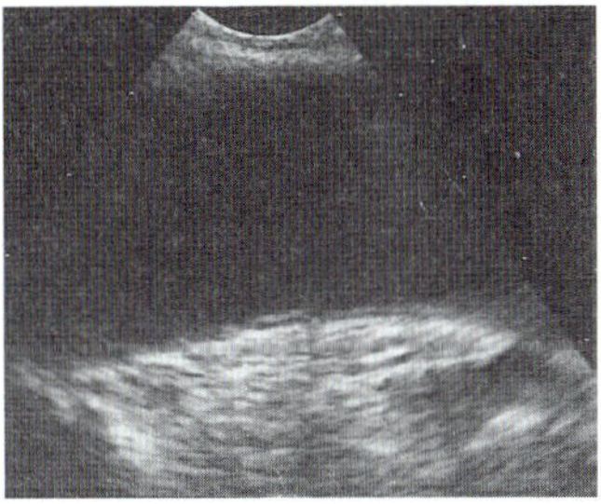

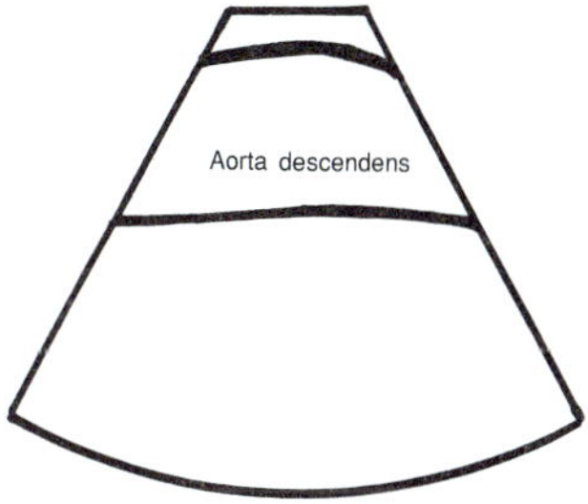

Abb. 179 und 180 Normalbefund Längsschnitt Aorta descendens

MS im B-Bild

- Sklerose der Mitralklappensegel mit dorsaler Schallauslöschung hinter stark kalzifizierten Abschnitten.
- Bei Verlötung der Kommissuren kann die Klappensklerose nur gering ausgeprägt sein.
- Minimale Separation der Klappensegel.
- Typische Domstellung der Mitralsegel (Abb. 181 und 182):

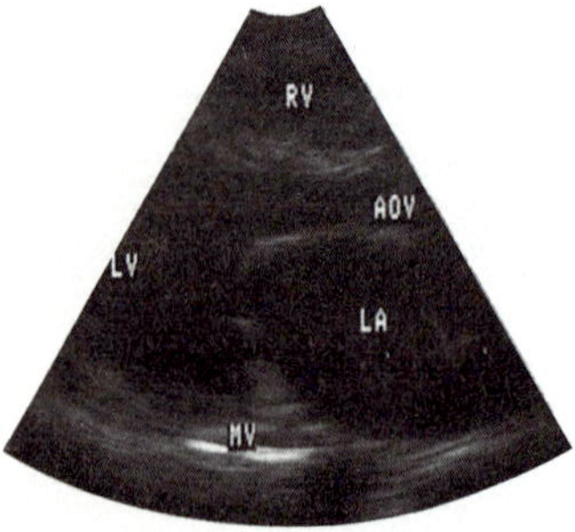

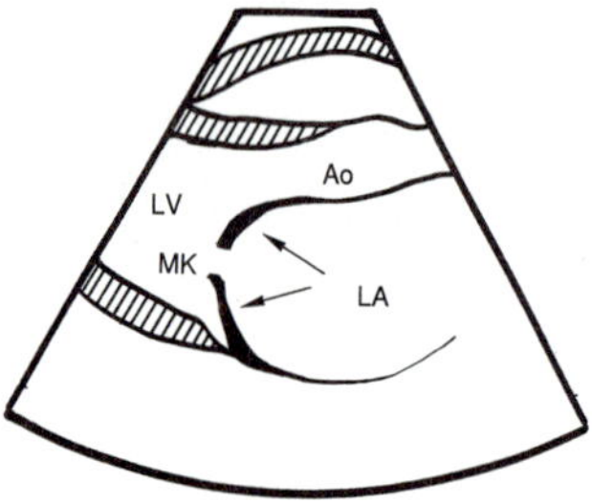

Abb. 181 und 182 Domstellung der Mitralsegel bei Mitralstenose

- Planimetrie der Klappenöffnungsfläche in der parasternalen kurzen Achse im Bereich der kleinsten darstellbaren Öffnung (Abb. 183 und 184).
- Auf begleitende Komplikationen (Vorhofthrombus) achten.

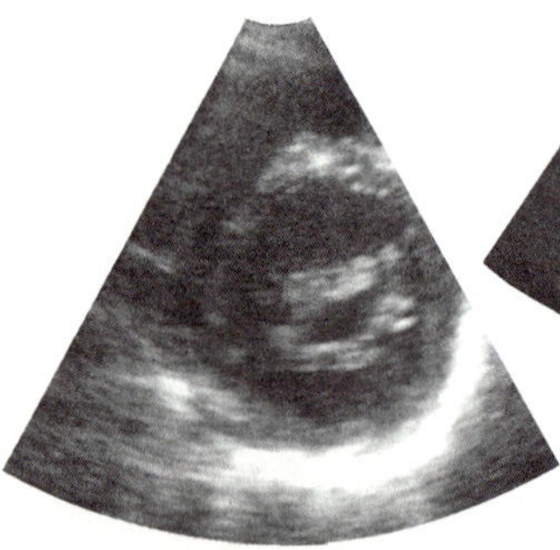

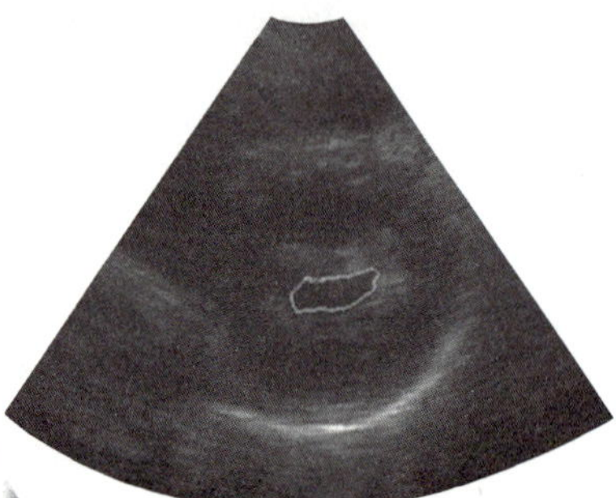

Abb. 183 und 184 Planimetrie der Mitralklappenöffnungsfläche in der parasternalen kurzen Achse

MS im M-Mode

- Verminderung der Rückstellgeschwindigkeit des vorderen Mitralsegels (sog. EF-Slopes, Abb. 185). Normaler EF-Slope: 50–150 mm/s; bei einem EF-Slope < 10 mm/s besteht meist eine schwere Mitralstenose (zur Differentialdiagnose des verminderten EF-Slopes s. S. 43).
- Diastolische Anteriorbewegung des hinteren Mitralsegels (Abb. 186).
- Verbreiterte Klappenreflexe als Ausdruck der verdickten Segel.
- In der Regel verminderte DE-Strecke (zur Differentialdiagnose s. S. 42).

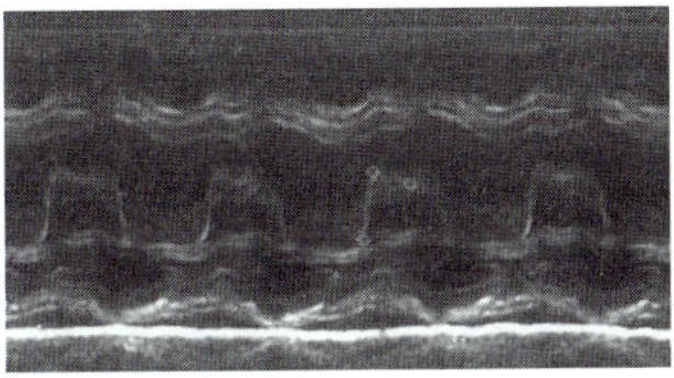

Abb. 185 Abgeflachter EF-Slope bei Mitralstenose

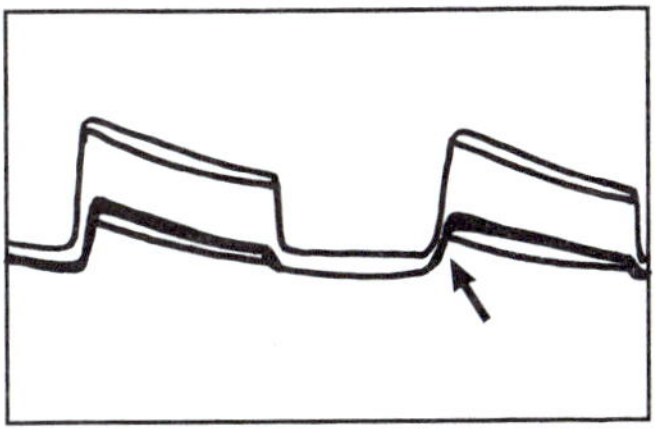

Abb. 186 Diastolische Anteriorbewegung des hinteren Mitralsegels

MS im Doppler

- Transmitrale Positionierung des CW-Meßstrahles im apikalen 4-Kammer-Blick.
- Darstellung des verzögerten frühdiastolischen Abfalls der E-Welle, rechnergestützte Bestimmung des Integrals des transmitralen Einstroms, Berechnung des mittleren und maximalen Druckgradienten. Bei einem mittleren Druckgradienten (Abb. 187) über 7 mmHg ist eine relevante Stenose anzunehmen.
- Klappenöffnungsfläche nach der Druckabfallhalbwertszeit (PHT, Abb. 188, vgl. auch Kapitel Hämodynamik, S. 59): Anlage der Meßpunkte an der abfallenden E-Welle (theoretisch kann die Messung tangential an jedem Abschnitt der dezelerierenden E-Welle erfolgen, praktisch sollte man vom Gipfel der E-Welle ausgehen. Die PHT wird durch viele Faktoren beeinflußt und sollte daher nicht überbewertet werden):

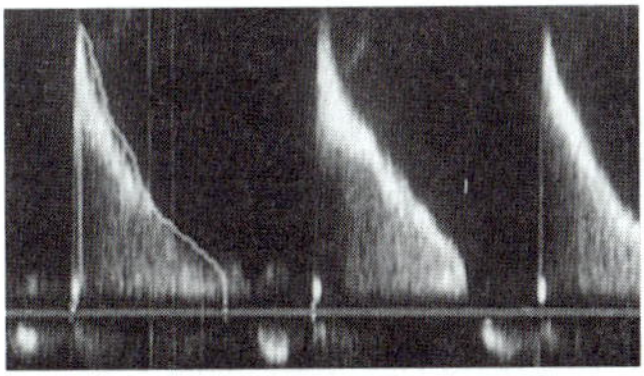

Abb. 187 Rechnergestützte Bestimmung des mittleren und maximalen Gradienten

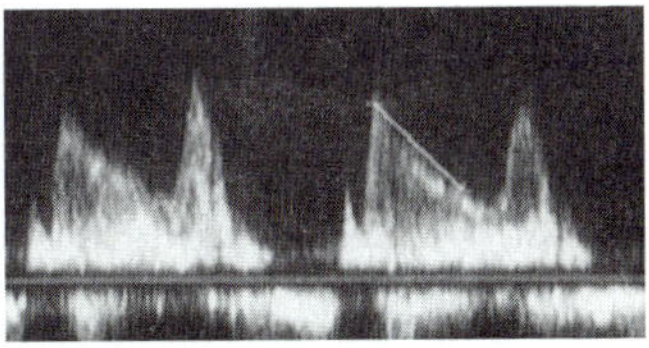

Abb. 188 Bestimmung der Druckabfallhalbwertszeit einer Mitralstenose

Mitralstenose (MS)

- Die Klappenöffnungsfläche kann analog der Kontinuitätsgleichung bestimmt werden (vgl. Kapitel Hämodynamik, S. 60):

$$\text{MÖF} = \frac{\text{SV}}{\text{VTI}} \quad [\text{cm}^2] \qquad \text{(Gl. 16)}$$

MÖF = Mitralklappenöffnungsfläche
SV = Schlagvolumen
VTI = Geschwindigkeitszeitintegral über der Mitralklappe

- Beispiel: Geschwindigkeitszeitintegral (VTI) über der Mitralklappe = 50 cm; Schlagvolumen (s. Kapitel Hämodynamik, S. 52) = 75 cm^3; Mitralklappenöffnungsfläche = 1,5 cm^2. (Bei hochgradiger Mitralinsuffizienz wird die Öffnungsfläche zu klein berechnet.)

MS im Farbdoppler

- Die Flußbeschleunigung des transmitralen Einstroms ist im proximalen Ventrikelabschnitt darstellbar (häufig Farbumschlag aufgrund Aliasing, Abb. 189), entsprechend kann die CW-Meßstrahlposition achsengerecht optimiert werden.
- Im Color-M-Mode ist der zeitliche Verlauf des beschleunigten Einstroms über der Mitralklappe darstellbar (Abb. 190):

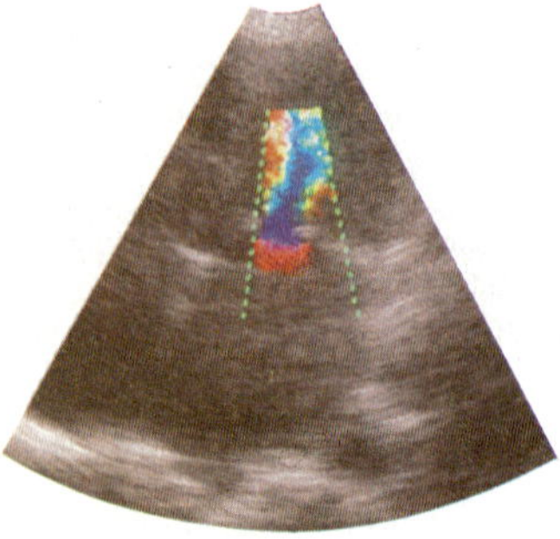

Abb. 189 Mitralstenose im Farbdoppler

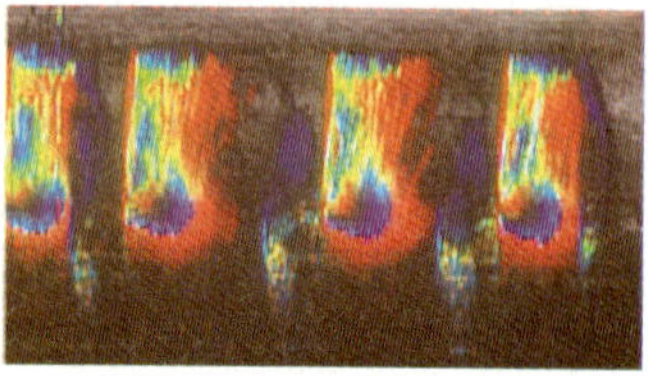

Abb. 190 MS im Color-M-Mode

- Begleitende Mitralinsuffizienzen sollten auch in der parasternalen langen Achse untersucht werden, vom apikalen Fenster aus kann bei schwerer Klappensklerose der farbdopplersonographisch darstellbare Insuffizienzanteil aufgrund distaler Schallauslöschung unterschätzt werden.
- In der parasternalen kurzen Achse kann die farbdopplersonographische Darstellung des Stenoseflusses zur planimetrischen Quantifizierung hilfreich sein.

Beurteilung des Schweregrades

- Einbeziehung aller Meßwerte zur abschließenden Beurteilung.
- Zur Verlaufskontrolle sollten alle einzelnen Meßwerte detailliert dokumentiert werden.
- Rangliste Validität: 1. Kontinuitätsgleichung mit invasiv ermitteltem Schlagvolumen; 2. bei guten Schallbedingungen: Planimetrie transthorakal; 3. Kontinuitätsgleichung mit echokardiographisch ermitteltem Schlagvolumen; 4. PHT-Methode.
- Graduierung der Mitralstenose nach Öffnungsfläche (Kontinuitätsgleichung, planimetrisch, PHT) sowie nach dem Mitteldruckgradienten:

	Öffnungsfläche	Mitteldruckgradient
leichtgradige MS	$> 2\ cm^2$	< 7 mmHg
mittelgradige MS	$1{,}0-1{,}9\ cm^2$	7–15 mmHg
schwere MS	$< 1\ cm^2$	> 15 mmHg

Beachte

- Bei schwerer Mitralstenose besteht infolge pulmonaler Hypertonie häufig eine Trikuspidalinsuffizienz (Bestimmung des rechtskardialen Spitzendruckes s. Kapitel Pulmonale Hypertonie, S. 128).
- Mindestens 5 Messungen der Druckgradienten und der Druckabfallhalbwertszeit mit Dokumentation sollten erfolgen, insbesondere bei absoluter Arrhythmie. In der Befundung kann der Mittelwert angegeben werden.
- Bei absoluter Arrhythmie sollte eine normfrequente Phase zur Messung des Mitteldruckgradienten und der PHT abgewartet werden.
- Der Druckgradient wird durch eine eingeschränkte linksventrikuläre Funktion unterschätzt, durch eine schwere Mitral- oder Aorteninsuffizienz überschätzt.
- Die PHT wird durch Herzfrequenz, Herzzeitvolumen, Volumenbelastung, Aorteninsuffizienz und diastolische Funktionsstörungen beeinflußt.
- Eine ausgeprägte Klappensklerose führt bei Planimetrie der Öffnungsfläche aufgrund der Grenzzonenreflexe meist zur Überschätzung des Stenosegrades.

Zusammenfassung

- Die qualitative und quantitative Diagnostik der Mitralstenose erfolgt im wesentlichen durch die Doppler-Echokardiographie. Planimetrische Bestimmungen der Öffnungsfläche im konventionellen Echokardiogramm können bei guten Schallbedingungen hilfreich sein. Die M-Mode-Veränderungen sind zur Quantifizierung nicht hinreichend geeignet.
- Die Klappenmorphologie sollte im Befundbericht zur Planung des weiteren Vorgehens (Kommissurotomie/Klappenersatz) detailliert beschrieben sein.
- Der echokardiographische Befund muß nicht mit dem klinischen (NYHA-)Stadium übereinstimmen.

Verkalkter Mitralklappenring

Verkalkter Mitralklappenring im B-Bild

- Sklerose (z. T. schattengebend) des Mitralringes, meist unter Einbeziehung des hinteren Mitralklappensegels (Abb. 191 und 192).
- Öffnungsbewegung des hinteren Mitralklappensegels häufig vermindert oder völlig aufgehoben.
- Freier Rand des vorderen Mitralklappensegels meist sehr zart und mit regelrechter Öffnungsbewegung darstellbar.

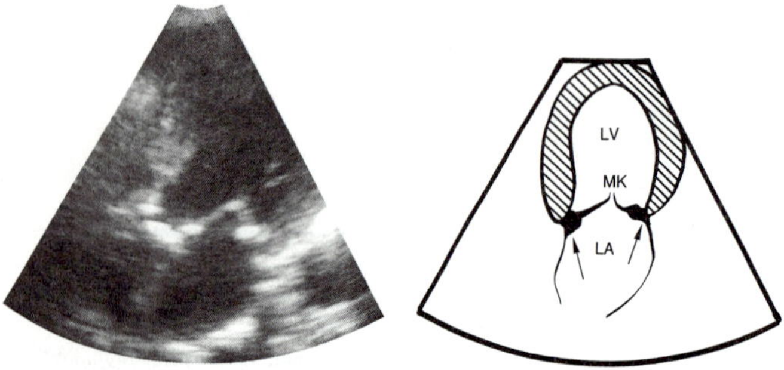

Abb. 191 und 192 Sklerose im Bereich des Mitralklappenringes

Verkalkter Mitralklappenring im M-Mode

- Echodichtes Band im Bereich des Mitralklappenringes.
- Regelrechte Öffnungsbewegung des vorderen Mitralsegels.

Verkalkter Mitralklappenring im Doppler/Farbdoppler

- Regelrechter transmitraler Einstrom.
- Häufig (geringgradige) Mitralinsuffizienz darstellbar.

Zusammenfassung

- Sklerosierungen des Mitralringes können auf das hintere Segel übergreifen.
- Funktionell besteht meist nur eine geringe Mitralinsuffizienz, eine Stenosierung ist durch Doppler-Untersuchungen auszuschließen.
- Zur genaueren Darstellung der freien Klappenränder kann eine transösophageale Echokardiographie durchgeführt werden.

AS im B-Bild

- Ausgeprägte Sklerose der Aortenklappe (Abb. 193 und 194; bei bikuspid angelegter Klappe kann allerdings die Sklerose trotz hämodynamisch wirksamer Obstruktion nur gering ausgeprägt sein (Abb. 195 und 196).
- Domstellung der Klappensegel.
- Konzentrische linksventrikuläre Hypertrophie.
- Bei guten Schallbedingungen kann eine Planimetrie der Öffnungsfläche in der parasternalen kurzen Achse versucht werden.

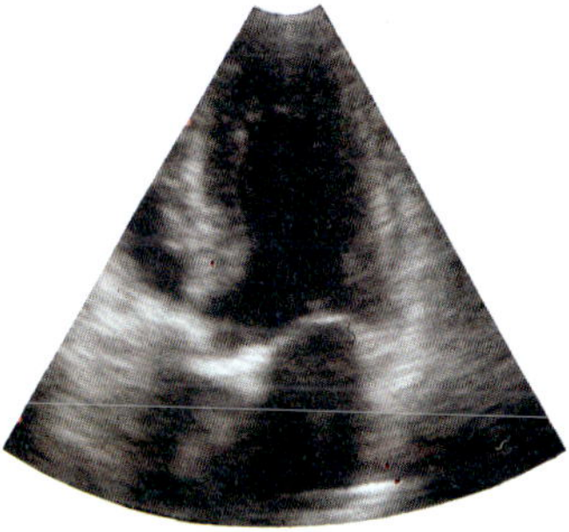

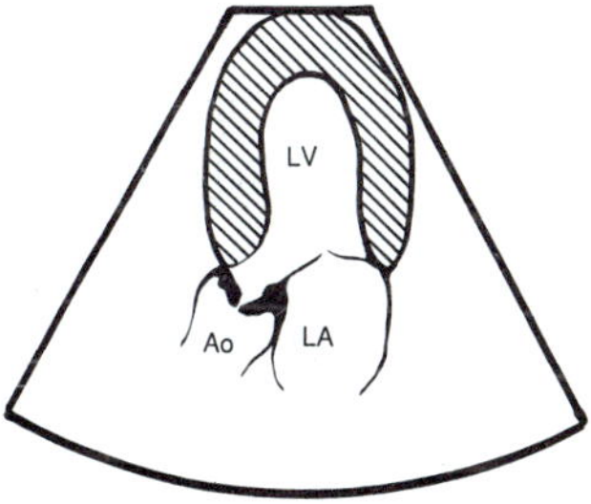

Abb. 193 und 194 Kalzifizierte Aortenklappe und konzentrische linksventrikuläre Hypertrophie bei valvulärer Aortenstenose

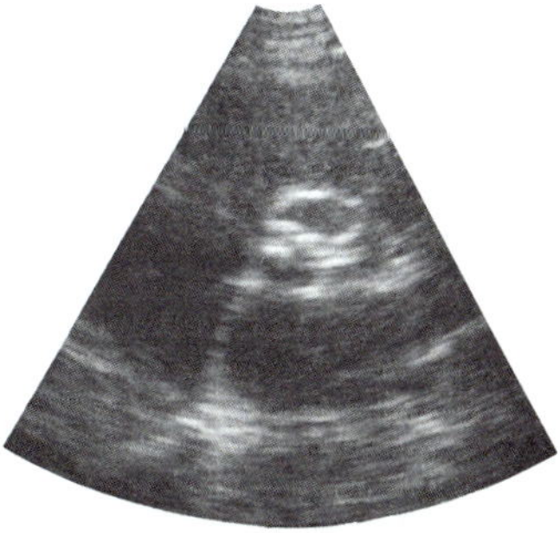

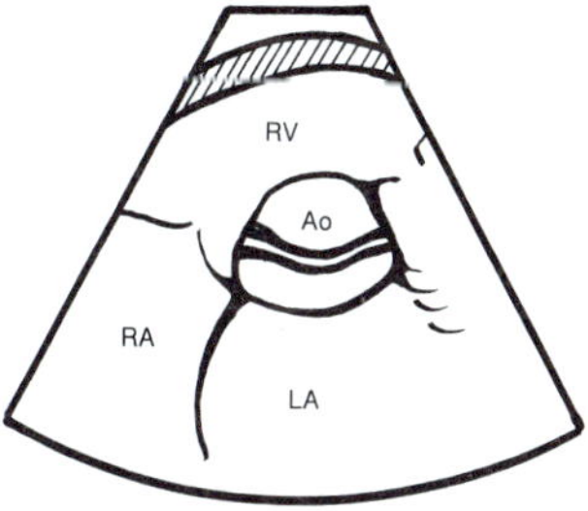

Abb. 195 und 196 Bikuspidale Aortenklappe mit geringer Sklerosierung

AS im M-Mode

- In der parasternalen langen Achse ist meist nur eine minimale Klappenseparation (< 8 mm) nachweisbar. Dieser Wert hat zur Abschätzung des Stenosegrades keine Relevanz (Abb. 197).
- Bei bikuspidal Klappe ist das Aortenmittelecho häufig aus dem mittleren Drittel der Aortenwurzel verlagert. Der Exzentrizitätsindex (Abb. 198: Strecke A: Strecke B > 1,3 bei bikuspider Klappe) ist kein sehr valider Parameter.
- Zur Dokumentation der linksventrikulären Hypertrophie müssen genaue Messungen der linksventrikulären Wanddicken aus der parasternalen kurzen Achse erfolgen.

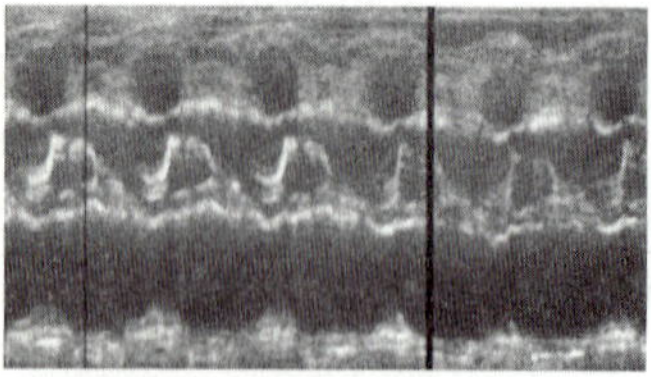

Abb. 197 Exzentrisches Mittelecho bei bikuspider Aortenklappe

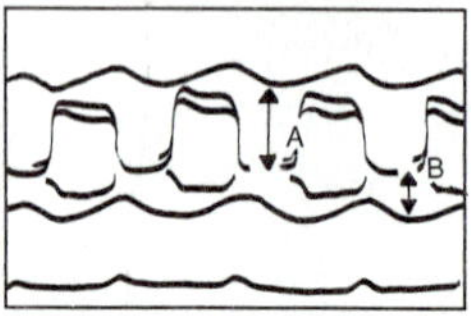

Abb. 198 Exzentrizitätsindex bei bikuspider Aortenklappe

AS im Doppler

- Ableitung des transaortalen Flusses durch CW-Doppler-Messung vorzugsweise im apikalen 3- bzw. 5-Kammer-Blick, fakultativ von subkostal, rechtsparasternal und suprasternal. Die höchsten Geschwindigkeiten werden ausgewertet.
- Die intrastenotische Flußbeschleunigung (Geschwindigkeiten zwischen 4 und 6 m/s) sollte deutlich abgrenzbar dargestellt werden.
- Eine hämodynamisch relevante Aortenstenose weist eine reduzierte Anstiegssteilheit des Doppler-Profils auf (Abb. 199 und 200):

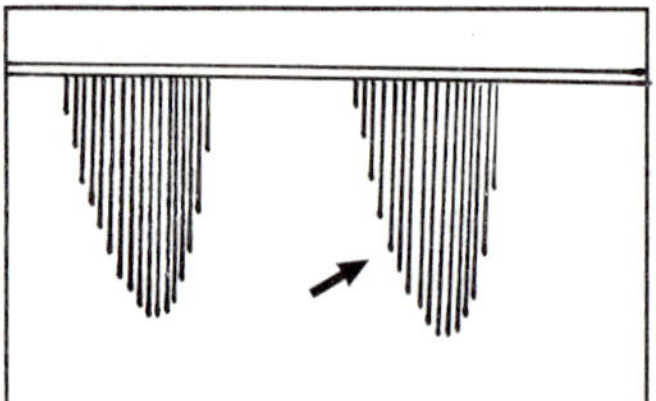

Abb. 199 Reduzierte Anstiegssteilheit bei kritischer Aortenstenose

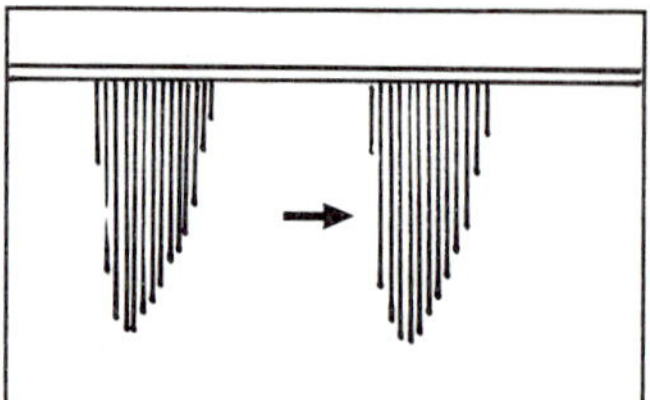

Abb. 200 Hohe Anstiegssteilheit bei geringer Aortenstenose

- Die Lage des Meßstrahles sollte immer wieder im B-Bild kontrolliert werden, um Verwechslungen mit einer Mitralinsuffizienz zu vermeiden.
- Zur Anwendung der Kontinuitätsgleichung (s. Kapitel Hämodynamik, S. 60) wird das intrastenotische Geschwindigkeitszeitintegral (VTI_{intra}), das prästenotische ($VTI_{prä}$) mittels PW-Doppler sowie die Querschnittsfläche des Infundibulums (planimetrisch oder mittels Kreisflächenberechnung) bestimmt.
- Der relative Stenosegrad berechnet sich wie folgt:

$$\text{Relativer Stenosegrad} = 1 - \frac{VTI_{prä}}{VTI_{intra}} \quad [\%]$$

Beispiel: VTI_{intra} = 100 cm, $VTI_{prä}$ = 25 cm, der relative Stenosegrad von 75% zeigt somit eine mittelschwere Aortenklappenstenose an.

- Berechnung der Aortenklappenöffnungsfläche mittels der Kontinuitätsgleichung (vgl. Kapitel Hämodynamik, S. 60): Die Höhe des Geschwindigkeitszeitintegrals (VTI) weist eine erhebliche Abhängigkeit vom aktuellen Herzzeitvolumen und der aktuellen Herzfrequenz auf. Aufgrund dessen sollte bei Anwendung der Kontinuitätsgleichung versucht werden, das infundibuläre VTI simultan mit dem intrastenotischen VTI abzuleiten. Im folgenden Beispiel (Abb. 201 und 202) wird der relative Stenosegrad aus einer einzigen CW-Messung berechnet: VTI prästenotisch 14 cm, VTI intrastenotisch 40 cm, daraus errechnet sich ein relativer Stenosegrad von 65%, die infundibuläre Fläche wurde mit 4 cm^2 planimetriert, es errechnet sich somit eine Öffnungsfläche von 1,4 cm^2.

$$\text{Öffnungsfläche} = \frac{14\text{ cm }(VTI_{prä})}{40\text{ cm }(VTI_{intra})} \cdot 4\text{ cm}^2\text{ (infund. Fläche)} = 1{,}4\text{ cm}^2$$

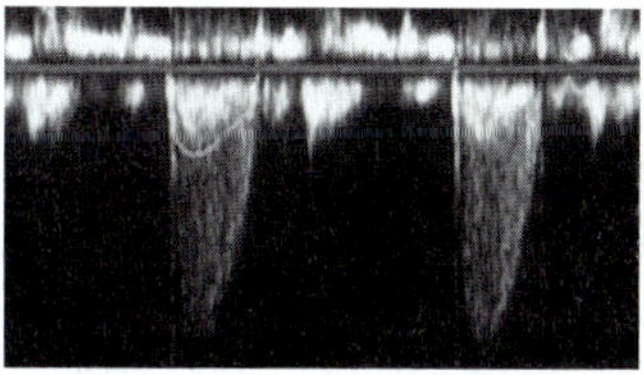

Abb. 201 Prästenotisches VTI (14 cm) bei leichtgradiger Aortenstenose

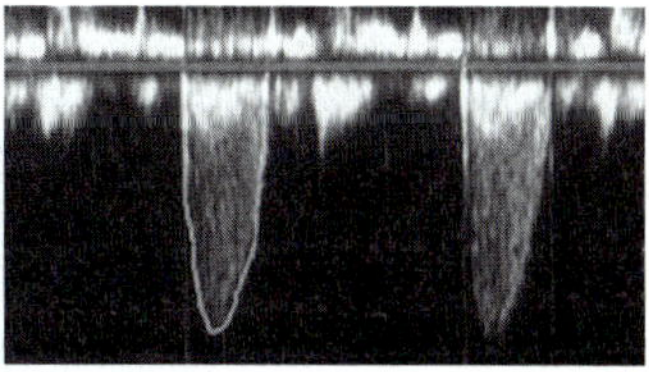

Abb. 202 Intrastenotisches VTI (40 cm) bei leichtgradiger AS

AS im Farbdoppler

- Darstellung des Stenosejets zur Optimierung des CW-Meßstrahls (bei einer kalzifizierten Stenose aufgrund der dorsalen Schallauslösung häufig nur andeutungsweise darstellbar, Abb. 203 und 204).
- Bei begleitender Aorteninsuffizienz werden die gemessenen Druckgradienten überschätzt, daher müssen Insuffizienzanteile exakt dargestellt werden.

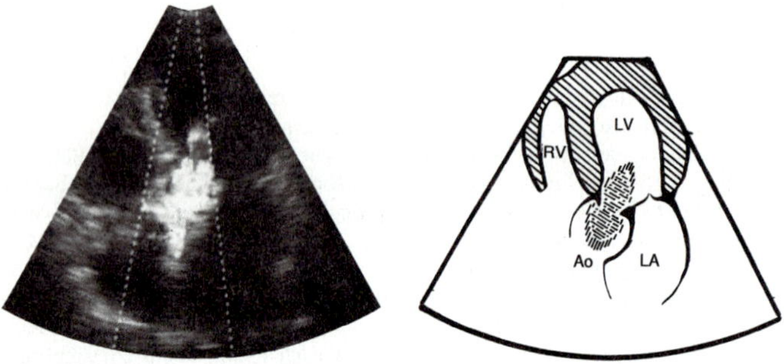

Abb. 203 und 204 Flußbeschleunigung über einer Aortenklappenstenose

Beurteilung des Schweregrades

- Zur abschließenden Beurteilung sollten alle erhobenen Meßwerte herangezogen werden.
- Rangliste Validität: 1. Kontinuitätsgleichung mit invasiv (Rechtsherzkatheter) ermitteltem Schlagvolumen; 2. relativer Stenosegrad; 3. Kontinuitätsgleichung mit Planimetrie des Infundibulums; 4. Angabe von Druckgradienten nach der Bernoulli-Gleichung (s. S. 58); 5. Planimetrie im transthorakalen Echo.
- Graduierung der Aortenklappenstenose nach Öffnungsfläche, relativem Stenosegrad sowie maximalem und mittlerem Gradienten:

	Öffnungsfläche	Rel. Stenosegrad	Gradienten
Leichtgradige AS	1,2–2,0 cm^2	50–65%	**Maximal**gr. < 40 mmHg
Mittelgradige AS	0,75–1,2 cm^2	65–80%	**Mittel**gr. 30–50 mmHg
Schwere AS	< 0,75 cm^2	> 80%	**Mittel**gr. > 60 mmHg

Beachte

- Der Druckgradient über der Aortenklappe zeigt eine starke Abhängigkeit vom aktuellen Herzzeitvolumen. Bei niedrigem Herzzeitvolumen kann trotz kritischer Stenosierung kein signifikanter Gradient über der Aortenklappe abgeleitet werden, hier sollte die Quantifizierung nach der Kontinuitätsgleichung erfolgen.
- Postextrasystolische Messungen führen zur Überschätzung der Druckgradienten, die Messungen sollten vorzugsweise bei einer Herzfrequenz zwischen 60/Min. und 70/Min. durchgeführt werden (Angabe der Herzfrequenz in der Befundung).
- Geringgradige Aortenklappenstenosen werden im Doppler-Gradienten überschätzt, höchstgradige werden unterschätzt.
- Die Umrechnung der maximalen Flußgeschwindigkeiten in Druckgradienten sollte nur bis zu einer Klappenöffnungsfläche von 0,78 cm^2 erfolgen.
- Der Jet einer Aortenstenose darf nicht mit den Strömungsbeschleunigungen bei Mitralinsuffizienz oder infundibulärer Obstruktion verwechselt werden (zur Differentialdiagnose s. S. 45).

Supravalvuläre Aortenstenose

- Einengung des Durchmessers der Aorta ascendens auf weniger als 2,2 cm an der sinutubulären Grenze.
- Charakterisierung der funktionellen Relevanz durch Bestimmung des relativen Stenosegrades mittels Ableitung der intrastenotischen und poststenotischen (Aorta ascendens) Geschwindigkeit.
- Bei gleichzeitig vorliegender valvulärer Aortenstenose kann die Gradientenbestimmung nach der Bernoulli-Gleichung nicht mehr angewendet werden.

Zusammenfassung

- Die dopplersonographische Bestimmung des relativen Stenosegrades, der Klappenöffnungsfläche und der Druckgradienten erlaubt eine hinreichend genaue Quantifizierung der valvulären Aortenstenose. Insofern ist eine invasive transaortale Druckmessung nicht zwingend erforderlich.
- Die Aortenklappenöffnungsfläche kann außerdem mittels transösophagealer Echokardiographie (vorzugsweise in multiplaner Technik) planimetriert werden (s. S. 168).

Fixierte subvalvuläre AS

- Typ I (nach Feigenbaum): membranöse Subaortenstenose;
- Typ II: diffuse fibromuskuläre Stenose, Extremform: Tunnelaortenstenose.

Fixierte SAS im B-Bild

- Nachweis einer subvalvulären Membran bei Typ I (Abb. 205).
- Typ II: tunnelartige Einengung des linksventrikulären Ausstromtraktes (Abb. 206):

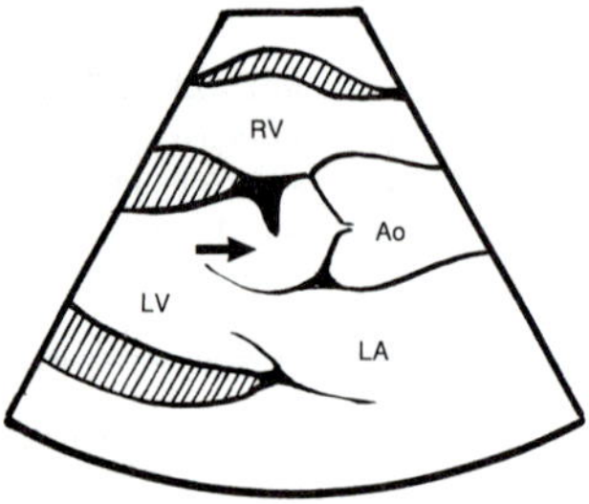

Abb. 205 Subvalvuläre membranöse SAS

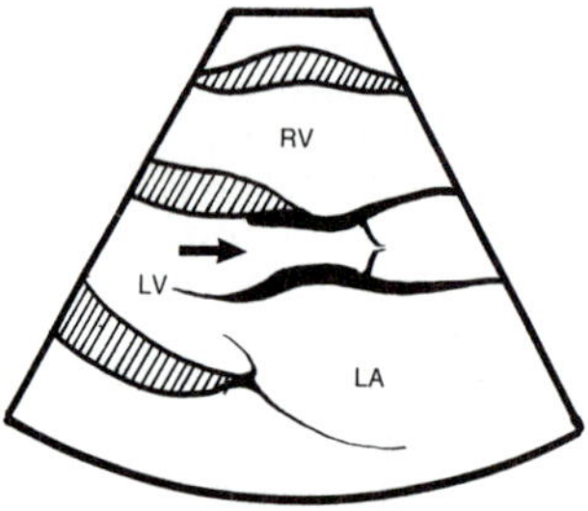

Abb. 206 Fibromuskuläre SAS

Fixierte SAS im M-Mode

- Frühsystolische Schließungsbewegung der Aortenklappe (Abb. 207).

Fixierte SAS im Doppler

- Nachweis des Obstruktionsgradienten im linksventrikulären Ausstromtrakt mittels CW-Doppler im apikalen 4- oder 5-Kammer-Blick.

Dynamische SAS

- Vorkommen bei hypertropher obstruktiver Kardiomyopathie, Cor hypertonicum mit Septumhypertrophie, fixierter Subaortenstenose.
- Säbelartiger intraventrikulärer Gradient in der linksventrikulären Ausstrombahn im apikalen 3- oder 5-Kammer-Blick (Abb. 208):

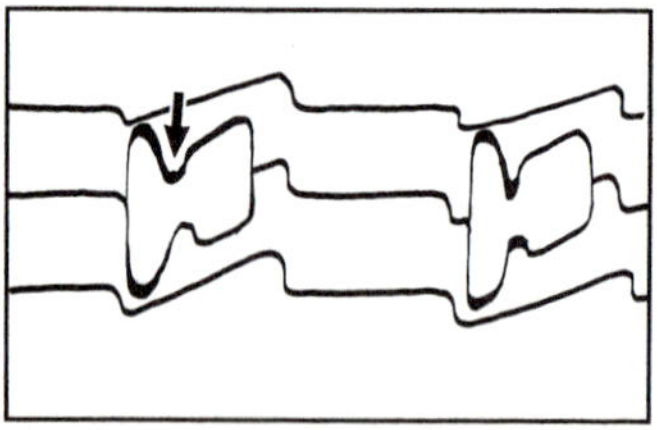

Abb. 207 Aortenklappe bei SAS

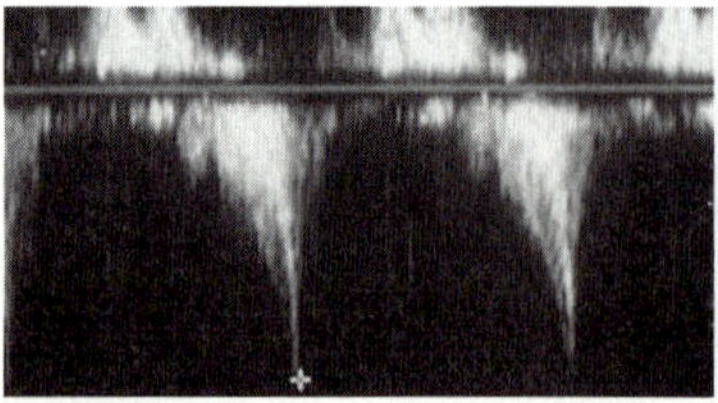

Abb. 208 Gradient bei dynamischer SAS

TS im B-Bild

- Deutliche Vergrößerung des rechten Vorhofs, bei begleitendem Mitralvitium auch Vergrößerung des linken Vorhofs (in diesem Falle meistens konsekutive Vergrößerung des rechten Ventrikels).
- Sklerose der Trikuspidalsegel mit Doming (Abb. 209 und 210).
- Eingeschränkte Öffnungsbewegung der Klappen.
- Auch bei ungünstigen Ableitungsbedingungen sollte eine planimetrische Bestimmung der Öffnungsfläche versucht werden (bei schwerer Trikuspidalstenose finden sich Werte < 1,5 cm^2).

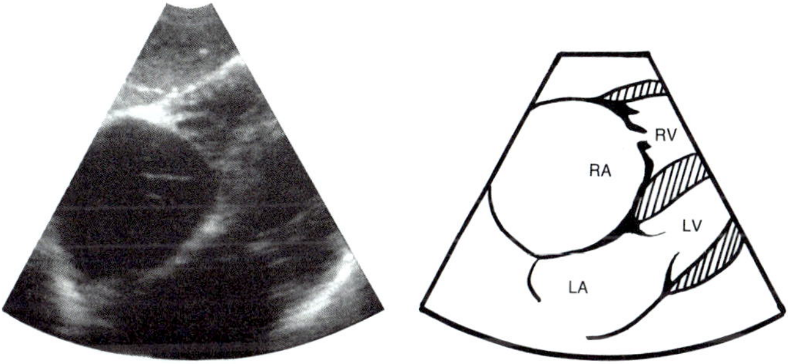

Abb. 209 und 210 Sklerose der Trikuspidalklappe bei Trikuspidalstenose

TS im M-Mode

- Abflachung des EF-Slopes der Trikuspidalbewegung (vergleichbar mit den Veränderungen bei Mitralstenose, S. 81).
- Verminderte Separation der Klappensegel.
- Diastolische Vorwärtsbewegung des septalen Trikuspidalsegels.

TS im Doppler

- Ableitung des transtrikuspidalen Einstroms mittels CW-Doppler-Messung im apikalen 4-Kammer-Blick oder subkostalen Fenster.
- Darstellung des verzögerten Abfalls der E-Welle (Abb. 211).
- Nach optimaler Anlotung des Stenosejets Errechnung des Mitteldruckgradienten (Werte > 5 mmHg sind pathologisch).
- Berechnungen analog der Druckabfallhalbwertszeit (PHT) sind aufgrund begleitender Insuffizienzanteile und bei multivalvulären Vitien mit pulmonaler Hypertonie problematisch. Die Methodik ist analog der Druckabfallhalbwertszeit bei Mitralstenose.

Trikuspidalklappenstenose (TS)

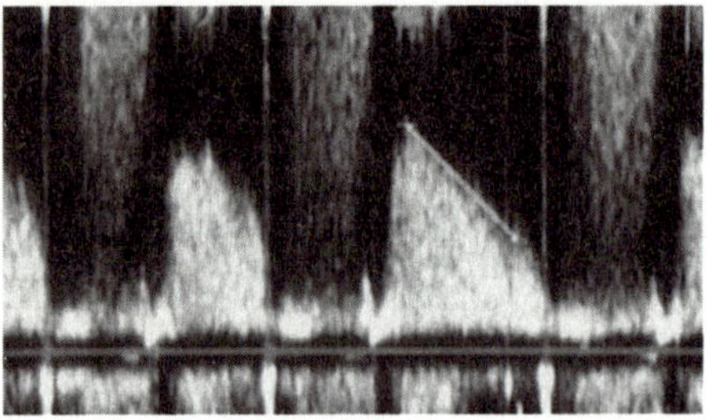

Abb. 211 Doppler-Diagramm einer Trikuspidalstenose

TS im Farbdoppler

- Die farbdopplersonographische Darstellung des Stenosejets kann zur planimetrischen Berechnung hilfreich sein.
- Die Darstellung des Stenosejets im apikalen 4-Kammer-Blick oder von subkostal dient zur Optimierung des CW-Meßstrahls zur Bestimmung des Mitteldruckgradienten.
- Dokumentation begleitender Trikuspidalinsuffizienzen s. Kapitel Trikuspidalinsuffizienz, S. 111 f.

Beachte

- Trikuspidalstenosen sind meist postrheumatisch und treten daher selten isoliert auf. Die Begleitvitien wie z. B. Mitralstenose sind klinisch meistens führend. In der Doppler-Echokardiographie besteht bei multivalvulären Vitien aufgrund der pathologischen Druckveränderungen in den einzelnen Kreislaufabschnitten eine eingeschränkte Aussagekraft der gemessenen Doppler-Werte.
- Zur Verlaufsbeobachtung sollten mindestens 5 Werte für den Mitteldruckgradienten und die planimetrisch bestimmte Klappenöffnungsfläche angegeben werden.
- Bei begleitender Trikuspidalinsuffizienz haben dopplerechokardiographisch ermittelte Druckgradienten nur beschränkte Aussagekraft.

Zusammenfassung

- Die dopplerechokardiographische Diagnostik bei Trikuspidalstenose erlaubt eine hinreichend genaue Verdachtsdiagnose. Die M-Mode-Kriterien eignen sich nur bedingt zur Quantifizierung.
- Die transösophageale Technik bietet keine wesentlichen Vorteile zur Diagnostik.

PS im B-Bild

- Auffallend hypertrophierter, meist auch dilatierter rechter Ventrikel.
- In der parasternalen kurzen Achse und im subkostalen Fenster Darstellung von verdickten Pulmonalklappen (Abb. 212 und 213).
- Domstellung bei angeborener Pulmonalstenose.
- Häufig ist eine poststenotische Dilatation der A. pulmonalis nachweisbar.
- Zum Nachweis einer sub- oder supravalvulären Stenose sind der rechtsventrikuläre Ausflußtrakt sowie die supravalvuläre Region genau zu untersuchen, insbesondere im subkostalen Fenster.
- Paradoxe Septumbewegung bei rechtsventrikulärer Druckerhöhung.

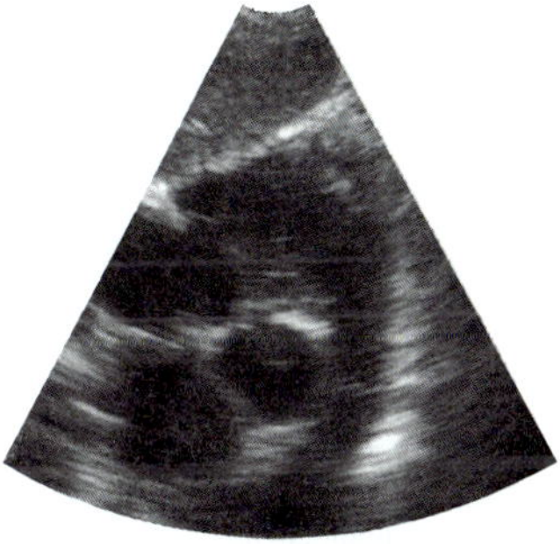

Abb. 212 Pulmonalsklerose im subkostalen Fenster

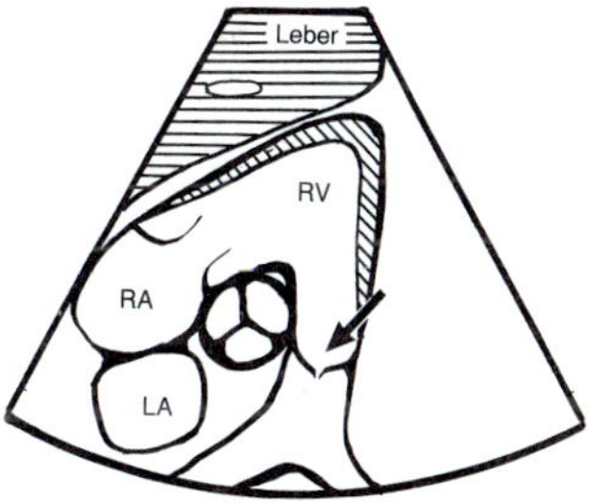

Abb. 213 Subkostales Fenster: Darstellung der pulmonalen Ausstrombahn

PS im M-Mode

- Zur Verlaufsbeobachtung kann die Größe des rechten Ventrikels dokumentiert werden.
- Überhöhte pulmonale A-Welle.

PS im Doppler

- In der parasternalen kurzen Achse oder im subkostalen bzw. subxiphoidalen Fenster Ableitung des Stenosejets mittels CW-Doppler. Das Geschwindigkeitsprofil weist die gleiche Charakteristik wie das Profil bei Aortenklappenstenose auf (Abb. 214).
- Rechnergestützte Bestimmung des maximalen Druckgradienten.

Pulmonalklappenstenose (PS)

PS im Farbdoppler

- Flußbeschleunigung mit Aliasing über der Pulmonalklappe (Abb. 215).
- Darstellung des Stenosejets zur Optimierung des CW-Meßstrahls.
- Quantifizierung einer begleitenden Pulmonalinsuffizienz.
- Darstellung einer begleitenden Trikuspidalinsuffizienz.

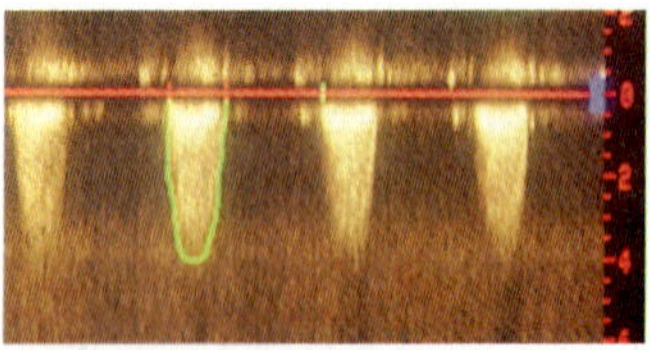

Abb. 214 CW-Doppler über einer Pulmonalstenose

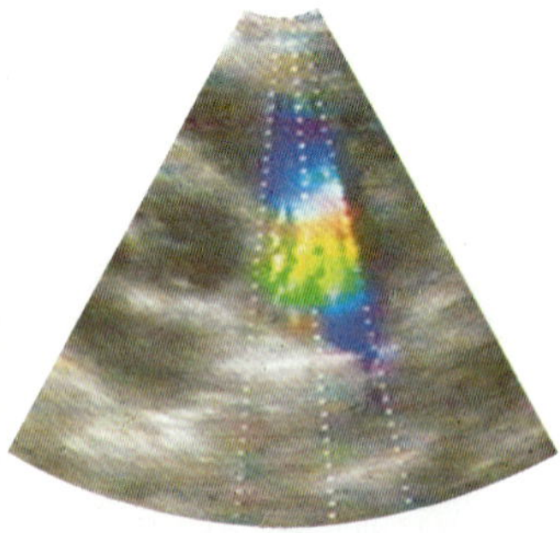

Abb. 215 Flußbeschleunigung über der Pulmonalklappe bei Pulmonalstenose

Quantifizierung einer Pulmonalstenose nach **Maximal**gradient:

20–30 mmHg	~	leichte Pulmonalstenose
30–80 mmHg	~	mittelschwere Pulmonalstenose
> 80 mmHg	~	schwere Pulmonalstenose

Beachte

- Bei kombinierter valvulärer und subvalvulärer Stenose ist die vereinfachte Bernoulli-Gleichung zur Druckgradientenbestimmung aufgrund der hohen prästenotischen Geschwindigkeiten nur eingeschränkt anwendbar.

Zusammenfassung

- Die echokardiographische Quantifizierung einer Pulmonalstenose beruht wesentlich auf der Doppler-Messung in der rechtsventrikulären Ausstrombahn, die zweidimensionale und M-Mode-Technik bieten keine validen Parameter.
- In der transösophagealen Echokardiographie können weitere Details zu Klappenveränderungen dargestellt werden.

MI im B-Bild

- Auffallend vergrößerter linker Vorhof, meistens auch Vergrößerung des linken Ventrikels (Abb. 216).
- Bei konsekutiver pulmonaler Hypertonie auch rechtskardiale Vergrößerung (Abb. 217):

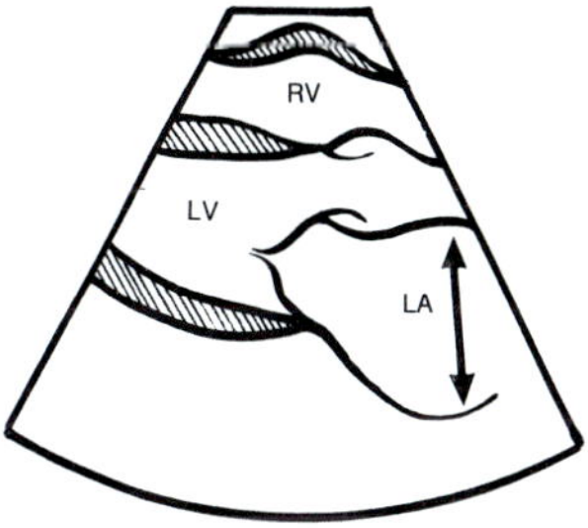

Abb. 216 Vergrößerter linker Vorhof bei Mitralinsuffizienz

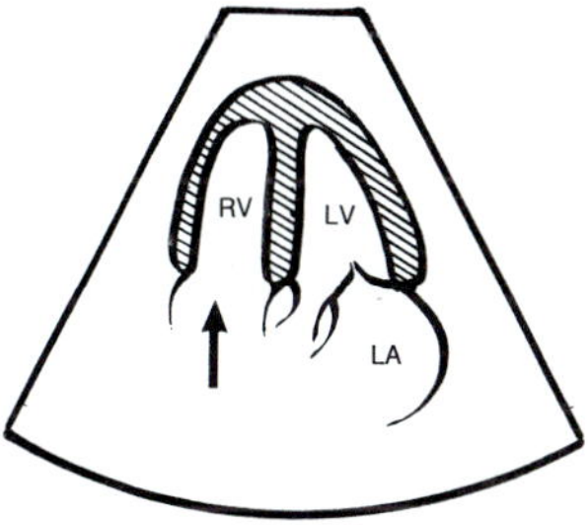

Abb. 217 Rechtskardiale Vergrößerung infolge pulmonaler Hypertonie bei Mitralinsuffizienz

MI im M-Mode

- Ausmessen der Größe des linken Vorhofs in der parasternalen langen oder kurzen Achse (Abb. 218).
- Insbesondere bei morphologisch nicht veränderten Mitralsegeln lassen sich keine typischen M-Mode-Befunde erheben. Eventuell ist eine Überhöhung der DE-Amplitude darstellbar (Abb. 219).
- Bei höhergradiger Mitralinsuffizienz ist als Ausdruck der linksventrikulären Volumenbelastung der enddiastolische linksventrikuläre Diameter vergrößert.

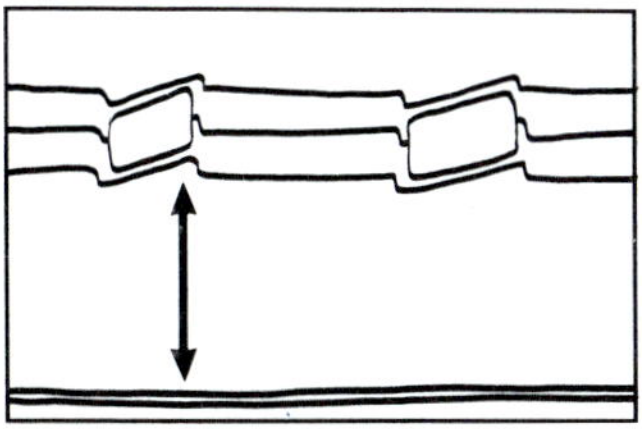

Abb. 218 M-Mode eines vergrößerten linken Vorhofs bei Mitralinsuffizienz

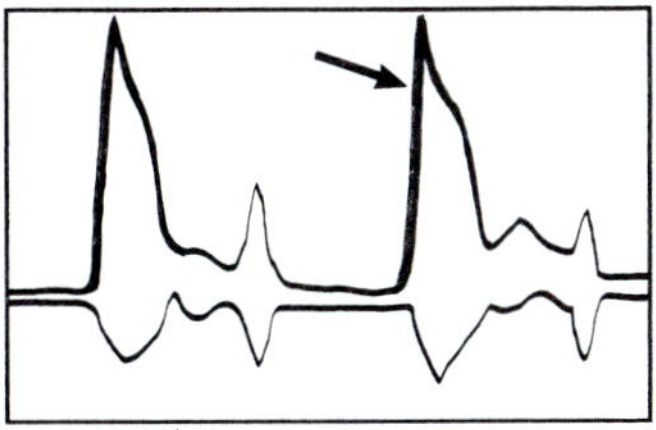

Abb. 219: Überhöhte DE-Amplitude bei Mitralinsuffizienz

Mitralklappeninsuffizienz (MI)

MI im Doppler

- Im apikalen 2–5 Kammer-Blick Darstellung des meist holosystolischen Refluxsignals mittels CW-Doppler, die Maximalgeschwindigkeiten liegen zwischen 5 und 6 m/s (Abb. 220).
- Durch Abtasten des linken Vorhofs mit dem PW-Doppler kann die Refluxweite erfaßt werden (sog. Mapping, Abb. 221).
- Bei stark kalzifizierten Klappen kann aufgrund der dorsalen Schallauslöschung das Doppler-Signal nur schwierig darstellbar sein.

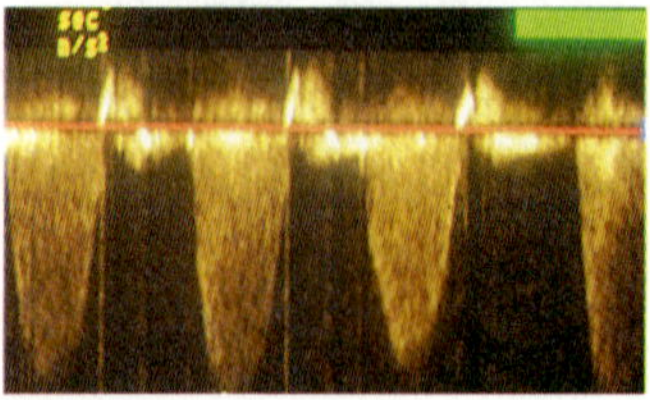

Abb. 220 Doppler-Diagramm einer Mitralinsuffizienz

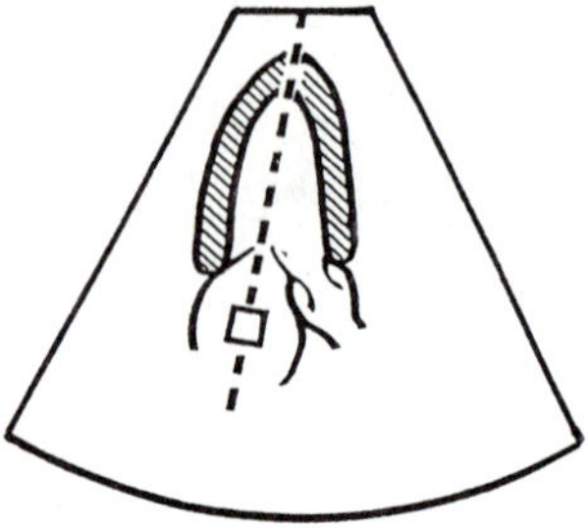

Abb. 221: Mapping des linken Vorhofs zur Erfassung des Regurgitationsausmaßes

MI im Farbdoppler

- Die Ausdehnung der Refluxwolke soll bei der Quantifizierung möglichst in mehreren Ebenen bestimmt werden (Abb. 222–225).
- In der parasternalen kurzen Achse wird die Regurgitationsöffnung in Höhe der freien Klappenränder dargestellt (V. contracta).

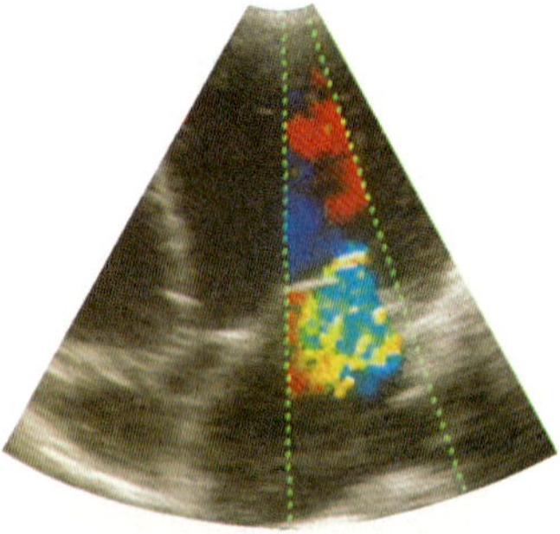

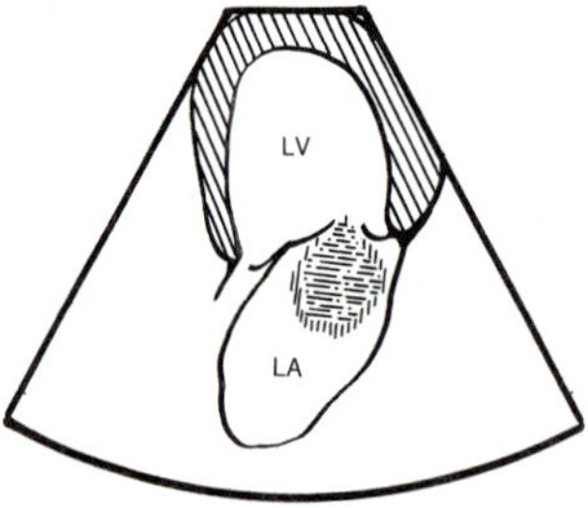

Abb. 222 und 223 Mittelgradige Mitralinsuffizienz im Farbdoppler

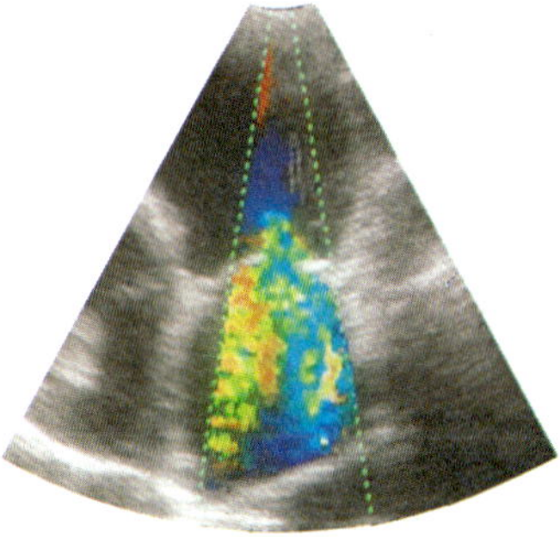

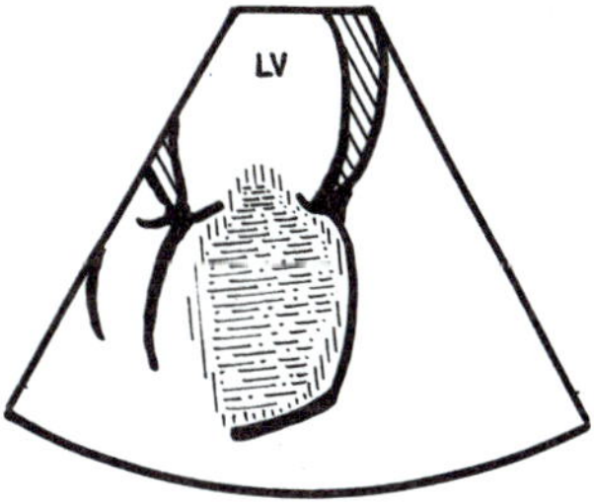

Abb. 224 und 225 Schwere Mitralinsuffizienz im Farbdoppler

- Bestimmung der Insuffizienzdauer relativ zur Systolendauer mittels Color-M-Mode (Abb. 226 und 227): Dorsal der Mitralsegel ist der hochfrequente Jet (Pfeil) der Mitralinsuffizienz zu erkennen, es lassen sich Aussagen sowohl zur Dauer der Insuffizienz in Abhängigkeit von der Systolendauer als auch zur Ausdehnung im linken Vorhof machen.

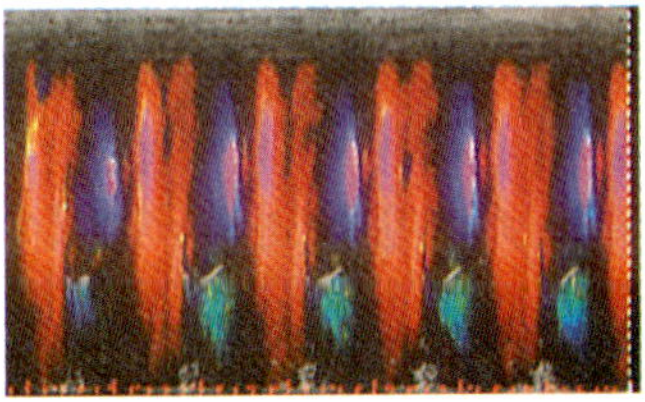

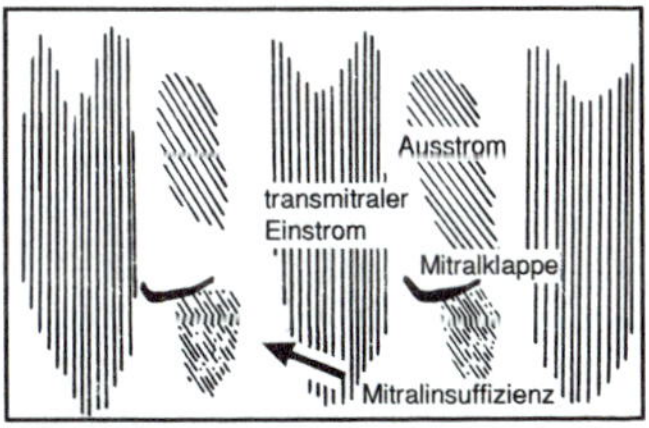

Abb. 226 und 227 Mitralinsuffizienz im Color-M-Mode

- Bestimmung der proximalen Konvergenzzone: Im linken Ventrikel bilden sich bei Mitralinsuffizienz klappennah auf die Regurgitationsöffnung gerichtete Zonen mit unterschiedlicher Geschwindigkeit, die man als „proximale Halbkugelschalen gleicher Geschwindigkeit" oder proximale Konvergenzzonen (Abb. 228) bezeichnet. Im Farbdoppler besteht entsprechend der Geräteeinstellung ein Farbumschlag (Aliasing) in einem bestimmten Abstand zur Mitralklappenebene, dieser Abstand vergrößert sich mit zunehmendem Schweregrad der Mitralinsuffizienz (Abb. 229 und 230). Eine genauere Darstellung ist mittels Color-M-Mode möglich (Abb. 231 und 232). Das Verfahren ist abhängig von der Geräteeinstellung und der individuellen Schallbarkeit.

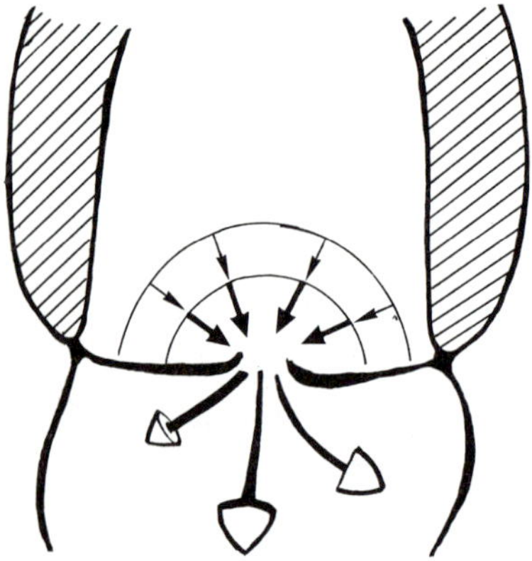

Abb. 228 Schematische Darstellung der proximalen Konvergenzzonen bei Mitralklappeninsuffizienz

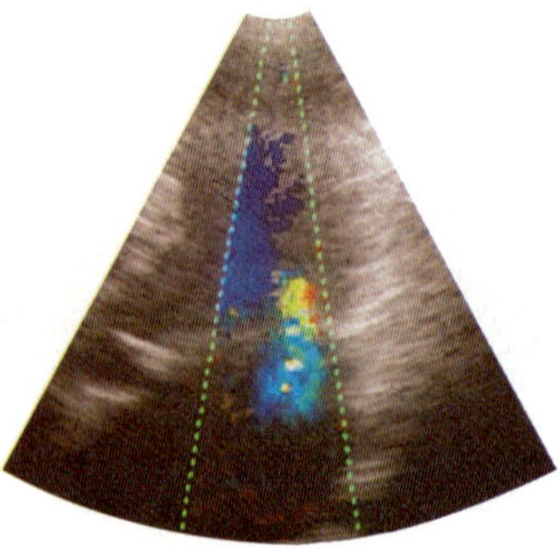

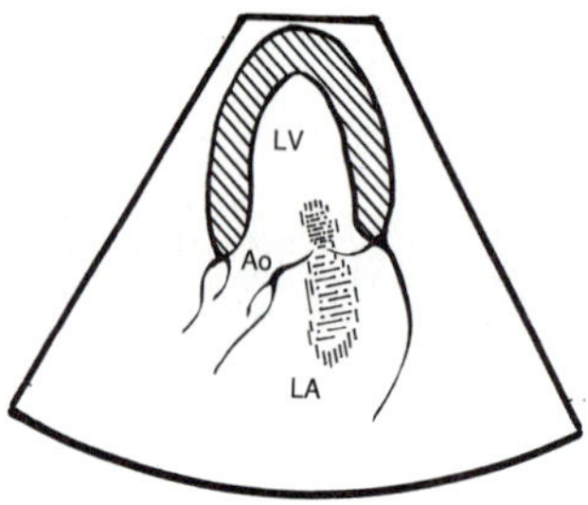

Abb. 229 und 230 Proximale Konvergenzzone im Farbdoppler

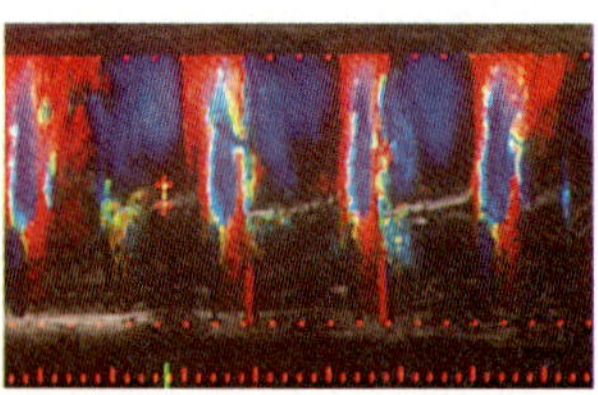

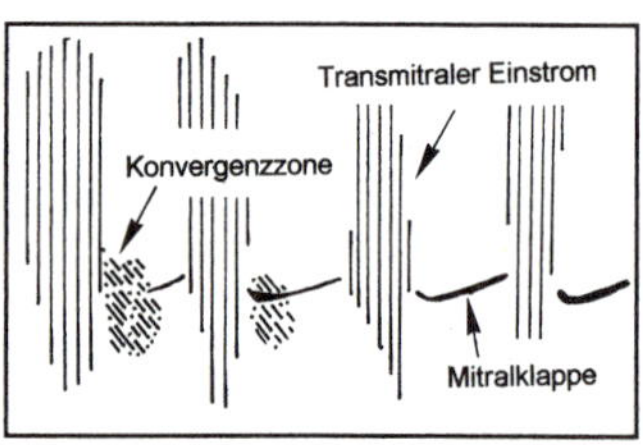

Abb. 231 und 232 Proximale Konvergenzzone im Color-M-Mode

Beurteilung einer Mitralinsuffizienz

- Anhand der Länge und Breite der Refluxwolke im linken Vorhof

Darstellung der Refluxwolke im linken Vorhof (LA)

Grad	Jetbreite	Jetlänge	Befund
0	< 0,5 cm	< 1 cm	keine relevante MI
I	< 1 cm	< ½ LA	geringe MI
II	< 1 cm	> ½ LA	
	oder		mäßige MI
	> 1 cm	< ½ LA	
III	> 2 cm	> ½ LA	mittelschwere MI
IV	LA ausgefüllt		schwere MI

- Anhand der Fläche der Refluxwolke im linken Vorhof:
  I Refluxfläche < 4 cm^2 geringe MI
  II Refluxfläche 4–6 cm^2 mäßige MI
  III Refluxfläche 6–8 cm^2 mittelschwere MI
  IV Refluxfläche > 8 cm^2 schwere MI
- Anhand der Größe der Regurgitationsöffnung (V. contracta):
  Regurgitationsöffnung (V. contracta) im Farbdoppler:
  Breite < 4 mm ~ geringgradige MI
  Breite 4–6 mm ~ mäßige MI
  Breite 6–9 mm ~ mittelschwere MI
  Breite > 9 mm ~ schwere MI

Beachte

- Die Darstellung des Insuffizienzjets im gepulsten Doppler oder Farbdoppler ist zwar sehr anschaulich, jedoch aufgrund vieler Einflußgrößen (individuelle Schallbarkeit, Tiefenverstärkung, gewählte Ebene, linksventrikuläre Funktion) zur Quantifizierung einer Mitralinsuffizienz nur bedingt geeignet.
- Bei vergrößertem linken Vorhof und eingeschränkter linksventrikulärer Funktion kann eine Mitralinsuffizienz farbdopplerechokardiographisch unterschätzt werden.
- Die Darstellung der Regurgitationsöffnung (V. contracta) ist nur im Farbdoppler möglich, bei schrägem Anloten aus der parasternalen Achse ist allerdings eine Überschätzung möglich.
- Neben den dopplersonographischen Kriterien sind in Betracht zu ziehen:
  1. Ursächliche Herzerkrankungen (Papillarmuskeldysfunktion bei Hinterwandinfarkt, Sehnenfadenabriß, hypertrophe obstruktive Kardiomyopathie, hypertrophe nichtobstruktive Kardiomyopathie, dilatative Kardiomyopathie, Mitralklappenprolaps, Mitralklappenendokarditis, Löffler-Endokarditis).
  2. Zeichen der konsekutiven Rechtsherzbelastung (rechtskardiale Vergrößerung, relative Pulmonal- und Trikuspidalinsuffizienzen, Bestimmung des rechtsventrikulären Spitzendrucks (s. S. 128).

Mitralklappeninsuffizienz (MI)

Zusammenfassung

- Mitralinsuffizienzen werden qualitativ durch Doppler-Untersuchungen nachgewiesen, es bestehen keine zuverlässigen Kriterien im B-Bild und M-Mode.
- Problematisch ist die Quantifizierung. Zur genaueren Graduierung sind wiederholte Messungen unter Berücksichtigung aller dopplersonographischen Parameter zu empfehlen.
- Bei eingeschränkten Schallbedingungen und Diskrepanzen zwischen Auskultationsbefund, Klinik und transthorakalem Schallbefund ist eine transösophageale Echokardiographie zu überdenken.

MKP im B-Bild

- In der parasternalen langen Achse treten die Anteile der Mitralklappensegel systolisch über eine durch den Klappenansatz verlaufende Linie in den linken Vorhof über (Abb. 233 und 234). Ein signifikanter Prolaps besteht ab 2 mm Dorsalbewegung.
- Häufig besteht eine diffuse echodichte Verdickung der Klappensegel als Ausdruck der myxoiden Degeneration.

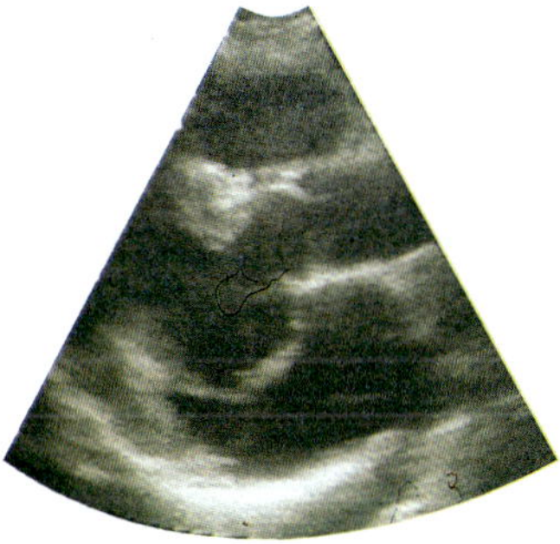

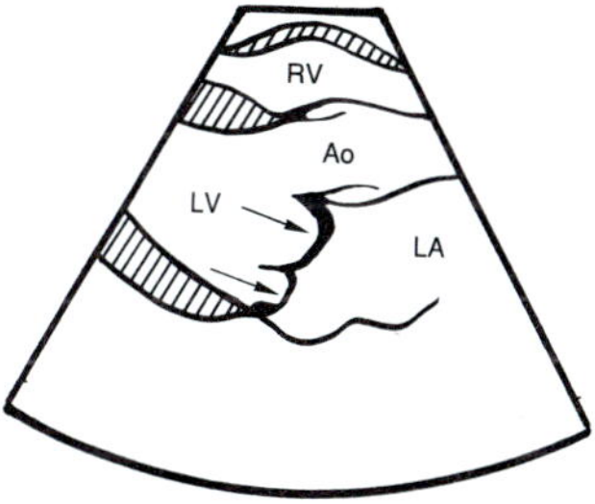

Abb. 233 und 234 Mitralklappenprolaps

MKP im M-Mode

- Diastolische Bewegung der Mitralsegel im Bereich der CD-Strecke nach dorsal (Abb. 235 und 236), eine exakte Darstellung der CD-Strecke ist Voraussetzung.
- Signifikant ist eine Dorsalbewegung von > 2 mm bei spätsystolischem Prolaps, > 3 mm bei holosystolischem Prolaps.

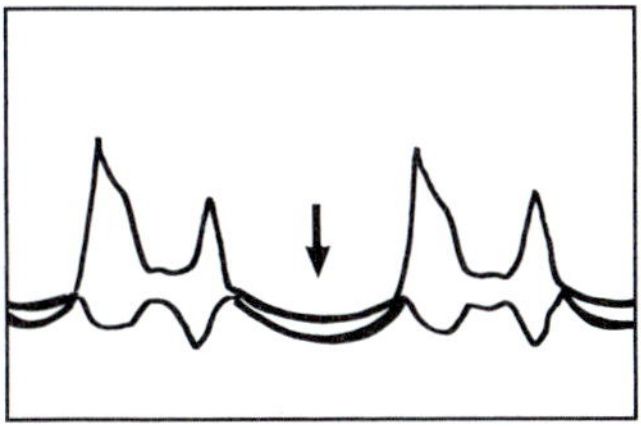

Abb. 235 Holosystolischer MKP

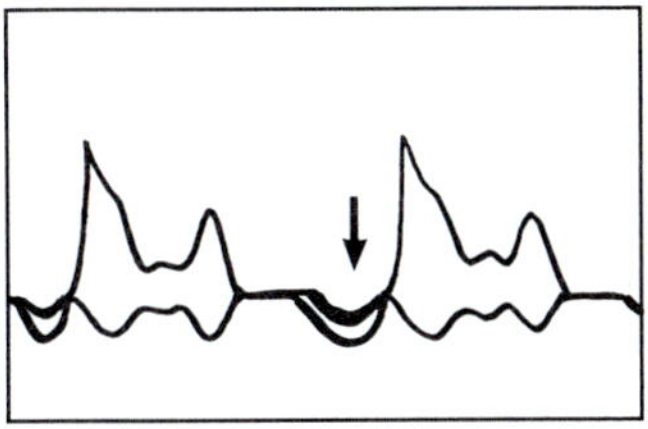

Abb. 236 Spätsystolischer MKP

MKP im Doppler/Farbdoppler

- Nach einer begleitenden (häufig exzentrischen) Mitralinsuffizienz ist zu fahnden.

Beachte

- Bei geringer Ausprägung (< 2 mm) der Dorsalbewegung der Mitralklappe ist lediglich eine Beschreibung und keine Einstufung als Prolaps zu empfehlen, insbesondere wenn keine Mitralinsuffizienz vorliegt.
- Im B-Bild sollte die Beurteilung in der langen parasternalen Achse erfolgen. Aufgrund der sattelförmigen Struktur des Mitralklappenrings werden im apikalen 4- und 5-Kammer-Blick häufig falsch positive Diagnosen gestellt. Eine Segelverlagerung nach dorsal, die nur im 4- oder 5-Kammer-Blick darstellbar ist, kann nicht als signifikant bewertet werden.

Zusammenfassung

- Der morphologische Nachweis eines Mitralklappenprolaps erfolgt durch die B-Bild- und M-Mode-Technik.
- Zur Vermeidung falsch positiver Diagnosen werden die morphologischen Kriterien aus der langen parasternalen Achse gewonnen.
- Begleitende Mitralinsuffizienzen sind genau zu erfassen.
- Kriterien des Mitralklappenprolapssyndroms: 1. Auskultatorisch mittelspätsystolischer Klick und spätsystolischen Geräusch, 2. dorsale Verlagerung der CD-Strecke im M-Mode um mehr als 3 mm, 3. ausgeprägte Dorsalverlagerung der Mitralklappensegel in der parasternalen langen Achse, 4. dopplersonographischer Nachweis einer Mitralinsuffizienz.
- Prognostisch ungünstige Faktoren sind: ausgeprägtes Ballonieren der Segel, höhergradige Mitralinsuffizienz, linkskardiale Dilatation.

Mitralsegelabriß im B-Bild

- Prolaps des freien Klappenendes in den linken Vorhof (im Gegensatz zum Mitralklappenprolaps: Prolabieren der mittleren Segelanteile; Abb. 237 und 238).
- Auf eine begleitende Hinterwandhypokinesie/akinesie ist zu achten.

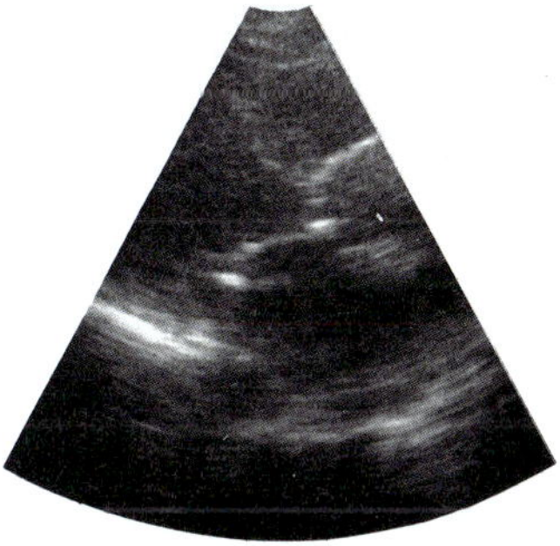

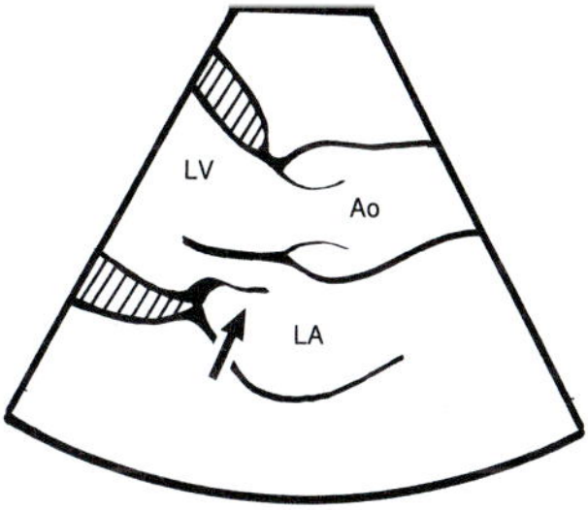

Abb. 237 und 238 Mitralsegelabriß

Mitralsegelabriß im M-Mode

- Darstellung von flottierenden Segelanteilen im linken Vorhof.

Mitralsegelabriß im Doppler/Farbdoppler

- Nachweis einer (höhergradigen, meist exzentrischen) Mitralinsuffizienz (Abb. 239 und 240). Meist besteht eine ausgeprägte proximale Konvergenzzone.

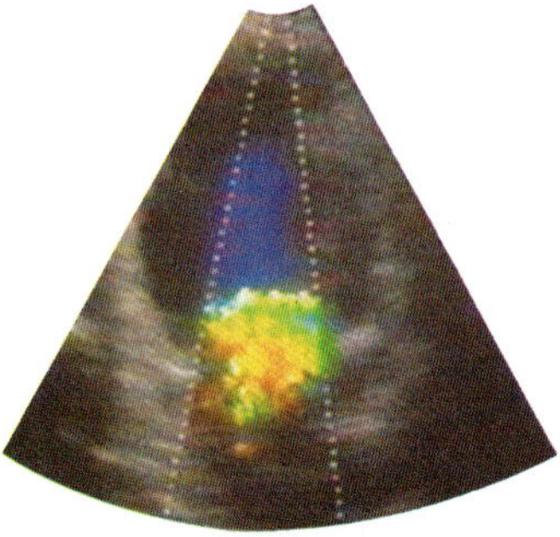

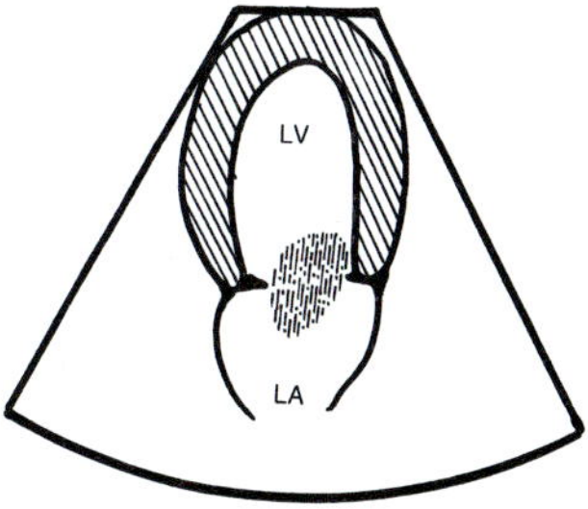

Abb. 239 und 240 Mitralinsuffizienz bei Mitralsegelabriß

Mitralsegelabriß

Beachte

- Die Refluxwolke im linken Vorhof kann im transthorakalen Echokardiogramm nur gering ausgeprägt sein.

Zusammenfassung

- Bei Mitralsegelabriß ist transthorakal eine exzentrische Mitralinsuffizienz mit meist ausgeprägter proximaler Konvergenzzone führend.
- Eine transösophageale Echokardiographie ist ergänzend durchzuführen.

Papillarmuskelsyndrom im B-Bild

- Wandbewegungsstörungen der proximalen und medialen Hinterwand unter Einbeziehung des (meistens betroffenen) posteromedialen Papillarmuskels.
- Bei ausgeprägtem Papillarmuskelsyndrom kann ein klappenrandnaher Prolaps der Mitralsegel dargestellt werden.

Papillarmuskelsyndrom im M-Mode

- Es bestehen keine pathognomonischen Befunde.

Papillarmuskelsyndrom im Doppler/Farbdoppler

- Exzentrische, meistens höhergradige Mitralinsuffizienz.
- Quantifizierung der Mitralinsuffizienz s. S. 99.

Zusammenfassung

- Bei dem Papillarmuskelsyndrom ist eine meist exzentrische Mitralinsuffizienz bei segmentalen Bewegungsstörungen im Ansatzgebiet des betroffenen Papillarmuskels wegweisend.
- Zur Abgrenzung eines Mitralsegelabrisses ist eine transösophageale Echokardiographie empfehlenswert.

Aortenklappeninsuffizienz (AI)

AI im B-Bild

- Vergrößerter, exzentrisch hypertrophierter linker Ventrikel (Abb. 241 und 242).
- Erweiterte Aortenwurzel.
- Bei Auftreffen des Regurgitationsjets auf das vordere Mitralsegel sind feine Oszillationen sowie eine reduzierte Öffnungsbewegung darstellbar.
  Analyse der Klappenmorphologie (bikuspidale Klappe, Vegetationen, myxoide Degeneration) und der Aorta ascendens (Doppelkontur bei Dissektion).

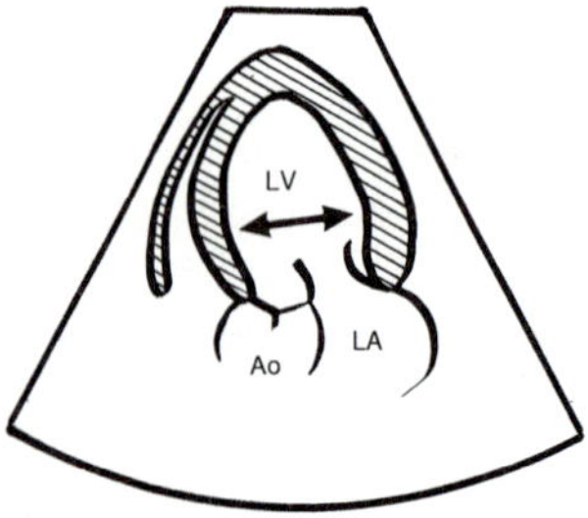

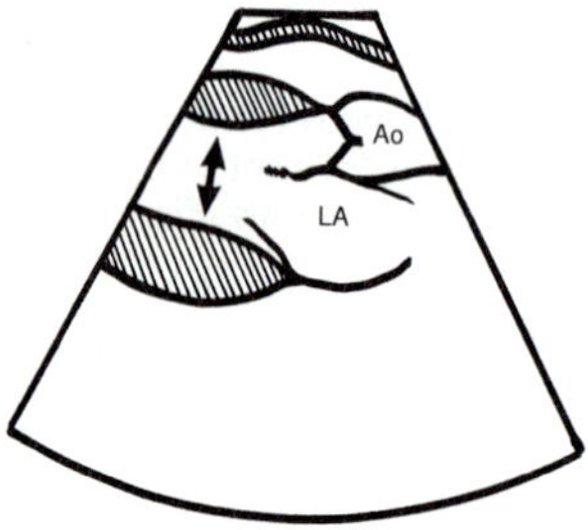

Abb. 241 und 242 Exzentrische linksventrikuläre Hypertrophie bei Aorteninsuffizienz

AI im M-Mode

- Flatterbewegung bzw. Oszillation des vorderen Mitralsegels oder des Septums (Abb. 243).
- Unauffälliges Bewegungsmuster der Aortenklappe.
- Bei hochgradiger AI vorzeitiger Mitralklappenschluß (Abb. 244).
- Dokumentation der linksventrikulären Diameter in der parasternalen kurzen Achse.

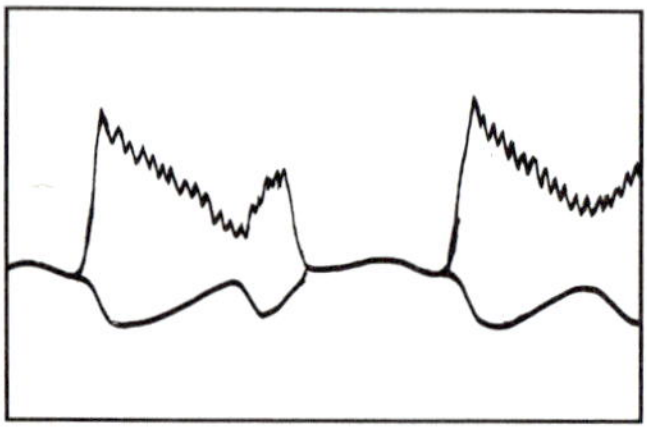

Abb. 243 Flatterbewegung des vorderen Mitralsegels bei Aorteninsuffizienz

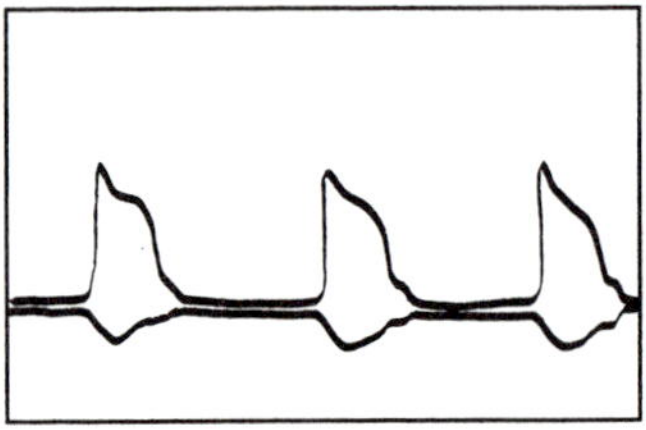

Abb. 244 Vorzeitiger Mitralklappenschluß bei hochgradiger Aorteninsuffizienz

AI im Doppler

- CW-Doppler-Messung in der linksventrikulären Ausstrombahn im apikalen 3-5-Kammer-Blick: Typisches stufenartiges Regurgitationssignal im linken Ventrikel nachweisbar (Abb. 245 und 246). Die Messung nach der Druckabfallhalbwertszeit hat sich zur Graduierung nicht bewährt.
- Bei hochgradiger Aorteninsuffizienz frühzeitiger Druckangleich zwischen Aorta und linkem Ventrikel, entsprechend besteht ein stärkerer Abfall der diastolischen Geschwindigkeit.
- Bei hochgradiger AI können retrograde Flüsse in den großen Arterien (Aorta descendens, A. carotis communis und A. femoralis) nachgewiesen werden.

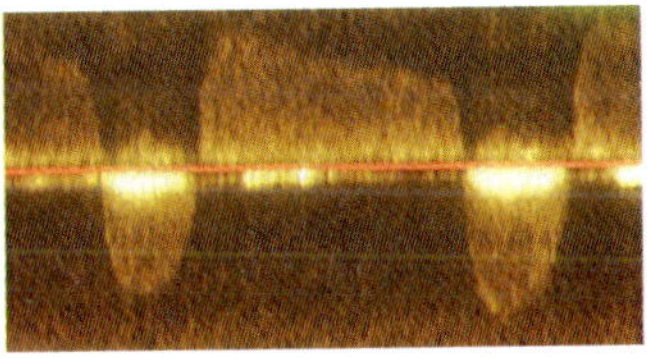

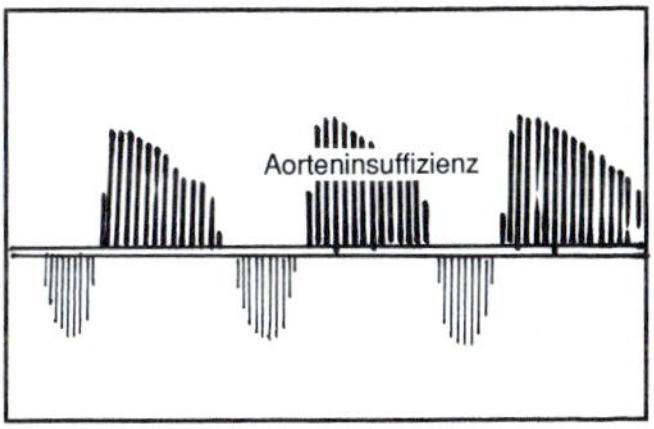

Abb. 245 und 246 Doppler-Diagramm einer Aorteninsuffizienz

AI im Farbdoppler

- Apikaler 3- bzw. 5-Kammer-Blick: Trennung des Aorteninsuffizienzsignals vom diastolischen transmitralen Einstrom durch frühdiastolische Darstellung mit kleinem Farbsektor (~ rasche Bildfolge).
- Dokumentation der Zeit- und Tiefenausdehnung durch Farbdoppler (Abb. 247–250):

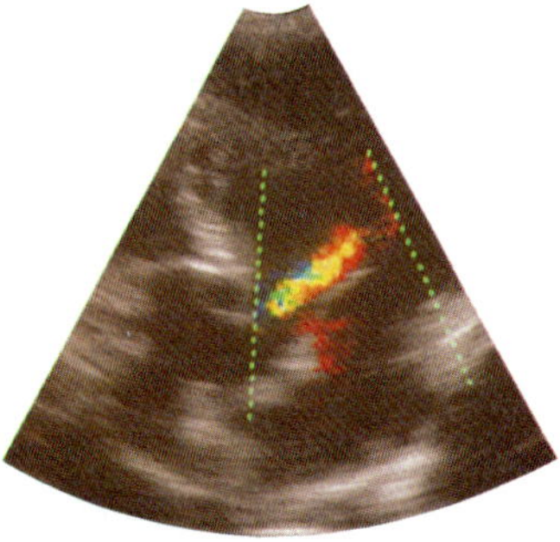

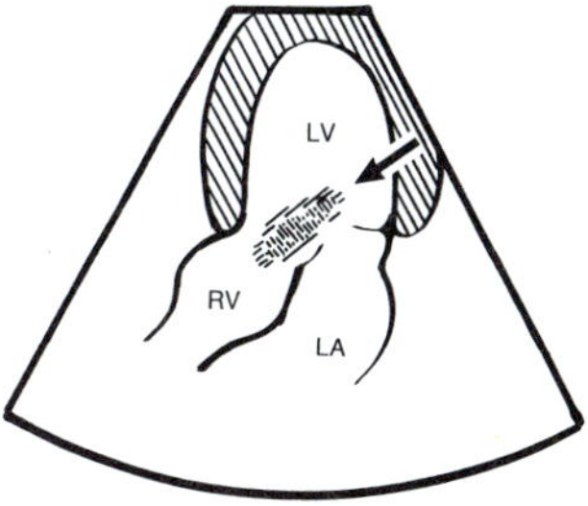

Abb. 247 und 248 Geringe Aorteninsuffizienz

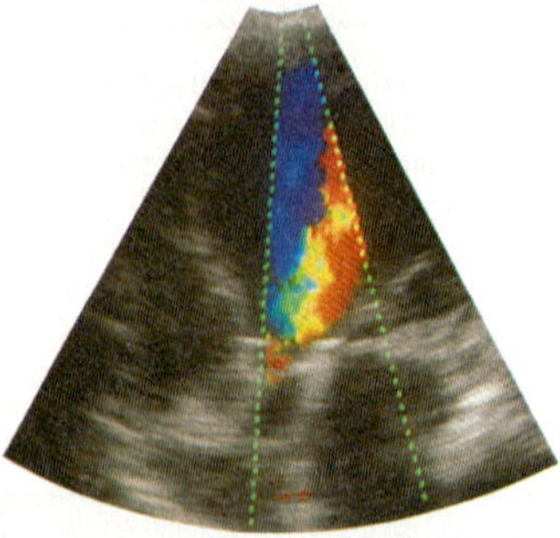

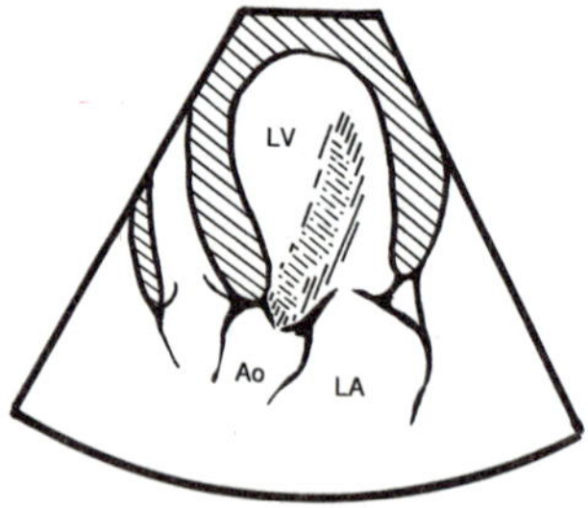

Abb. 249 und 250 Mittelschwere Aortenklappeninsuffizienz

- Farbdopplerechokardiographische Darstellung der Regurgitationsöffnung (V. contracta) in der parasternalen kurzen Achse (Abb. 251 und 252):

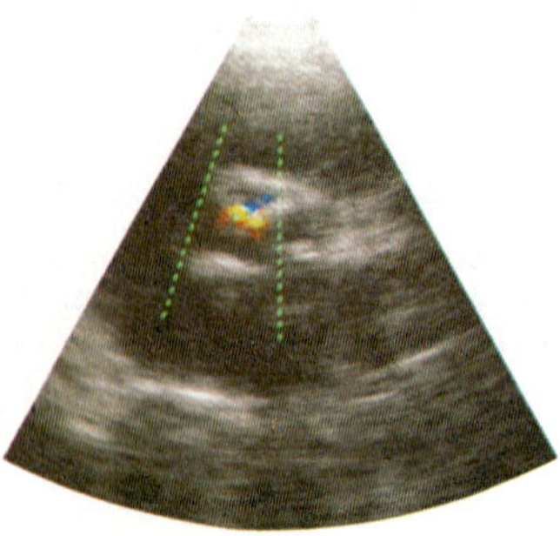

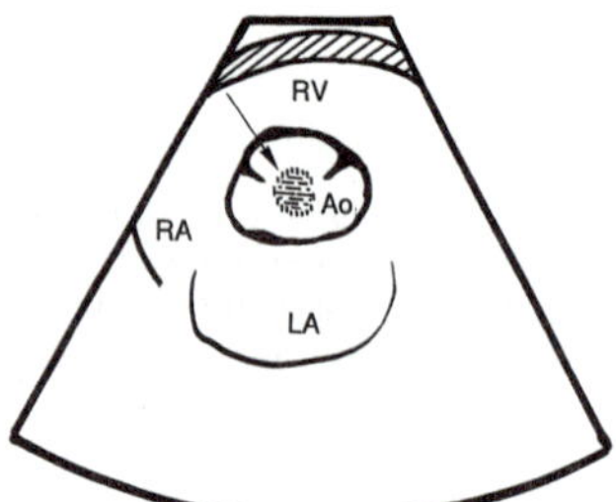

Abb. 251 und 252 Regurgitationsöffnung (V. contracta) einer Aorteninsuffizienz in der parasternalen kurzen Achse

Beurteilung einer AI

- Die Graduierung einer Aorteninsuffizienz anhand der Refluxwolke ist aufgrund vieler Fehlermöglichkeiten (individuelle Schallbarkeit, Einstellung der Tiefenverstärkung, des Wandbewegungsfilters, gewählte Ebene) problematisch. Als grober Anhalt sollte folgende Einteilung dienen:

Grad	Jetbreite		Jetlänge	Befund
0	< 1 cm		< 2 cm	keine relevante AI
I	< 1,5 cm		< 2 cm	geringe AI
II	< 1,5 cm		> 1/2 LV	
		oder		mäßige AI
	> 1,5 cm		< 1/2 LV	
III	> 1,5 cm		> 1/2 LV	mittelschwere AI
IV	LV ausgefüllt			schwere AI

- Graduierung nach Abschätzung des Durchmessers (d) der Regurgitationsöffnung:
  d < 5 mm ~ geringe AI
  5–10 mm ~ mittelschwere AI
  > 10 mm ~ schwere AI
- Relation der (planimetrisch bestimmten) Regurgitationsöffnung zur Weite des linksventrikulären Ausstromtraktes:
  < 25% ~ geringe AI
  < 45% ~ mäßige AI
  < 65% ~ mittelschwere AI
  < 65% ~ schwere AI
- Rangliste Validität: 1. Planimetrie Regurgitationsöffnung im Verhältnis zur linksventrikulären Ausstrombahn; 2. Durchmesser der Regurgitationsöffnung; 3. Ausdehnung des Regurgitationssignals im linken Ventrikel; 4. enddiastolischer Durchmesser des linken Ventrikels.

Beachte

- Der echokardiographisch dargestellte Schweregrad einer Aorteninsuffizienz kann vom klinischen Stadium erheblich differieren.
- Am häufigsten kommt eine Aorteninsuffizienz bei kombiniertem Aortenvitium bzw. bei degenerativen Klappenveränderungen zur Darstellung.
- Bei Darstellung einer Aorteninsuffizienz muß eine Endokarditis, ein Sinus-Valsalvae-Aneurysma, ein Aneurysma dissecans der Aorta ascendens, eine Mesaortitis sowie ein membranöser Ventrikelseptumdefekt ausgeschlossen werden. Bei transthorakal nicht eindeutig zu klärender Ursache ist eine TEE anzustreben.
- Insbesondere zur Verlaufskontrolle sollten die linksventrikulären Diameter dokumentiert werden.

Aortenklappeninsuffizienz (AI)

Zusammenfassung

- Der qualitative Nachweis einer Aorteninsuffizienz erfolgt durch die Doppler-Messung.
- Die Quantifizierung anhand der farbdopplersonographisch darstellbaren Refluxwolke ist nicht zuverlässig genug, die Graduierung anhand der farbdopplersonographisch erfaßbaren Regurgitationsöffnung (im Verhältnis zum infundibulären Querschnitt) ist vorzuziehen.

TI im B-Bild

- Bei klappenbedingter Trikuspidalinsuffizienz ohne Rechtsherzbelastung lediglich auffallend vergrößerter rechter Vorhof (Abb. 253).
- Bei relativer Trikuspidalinsuffizienz zusätzlich Zeichen der globalen Rechtsherzbelastung (dilatierter und muskelkräftiger rechter Ventrikel, Abb. 254).
- Nach Injektion von Echokontrastmitteln in eine Armvene kann bei relevanter TI ein Kontrastmittelrückfluß in die V. cava inferior beobachtet werden.

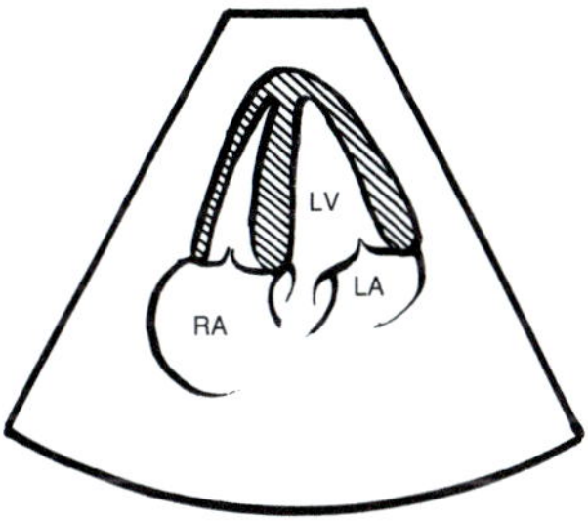

Abb. 253 Vergrößerter rechter Vorhof bei klappenbedingter Trikuspidalinsuffizienz

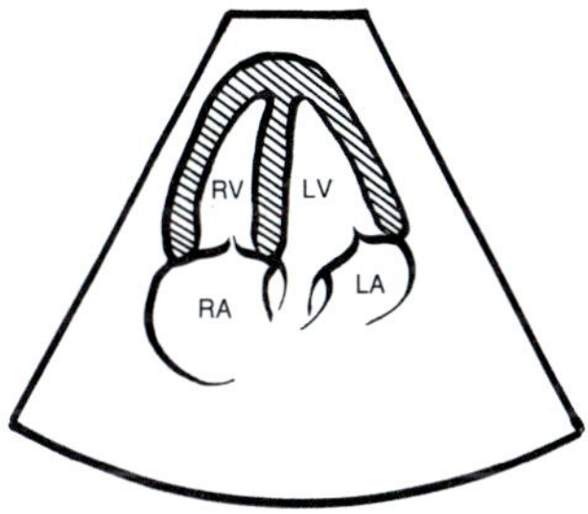

Abb. 254 Rechtskardiale Vergrößerung bei TI infolge pulmonaler Hypertonie

TI im M-Mode

- Aufgrund der Ableitungsgeometrie kommt der Darstellung im M-Mode keine Bedeutung zu.

TI im Doppler

- Im apikalen 4-Kammer-Blick oder in der parasternalen kurzen Achse Darstellung des systolischen Regurgitationsprofils in den rechten Vorhof mit Geschwindigkeiten zwischen 2,5 und 4 m/s (Abb. 255 und 256):

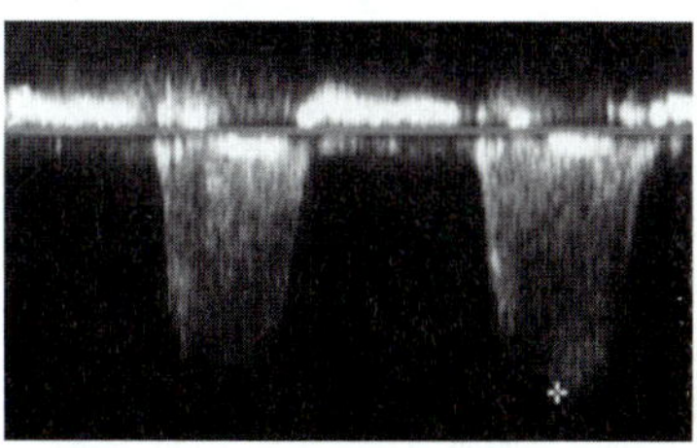

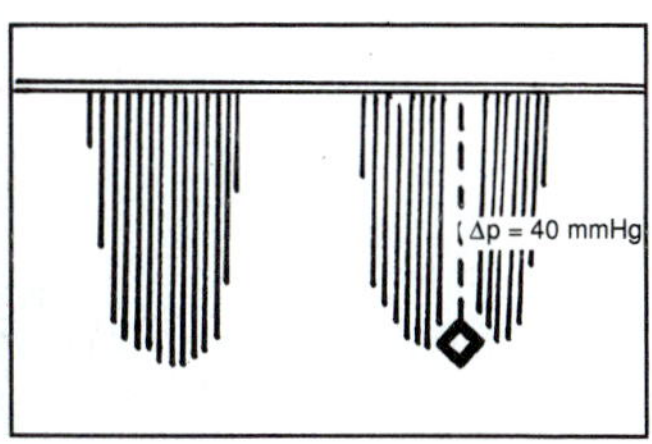

Abb. 255 und 256 Doppler-Diagramm einer Trikuspidalinsuffizienz

- Bestimmung des pulmonalen Spitzendruckes über die Darstellung des transvalvulären Maximalgradienten über der Klappe möglich:
  Maximalgradient + zentraler Venendruck = pulmonaler Spitzendruck
  Abschätzung des zentralen Venendrucks anhand der Weite der V. cava inferior (VCI):
  systolisch kollabierte VCI ~ + 5 mmHg
  mäßig dilatierte VCI ~ + 10 mmHg
  ektatische VCI ~ + 15 mmHg
- Beispiel: Maximalgradient über einer TI 40 mmHg, mäßig dilatierte VCI ~ pulmonaler Spitzendruck um 50 mmHg.

TI im Farbdoppler

- Systolische Regurgitationswolke in den rechten Vorhof (Abb. 257–260):

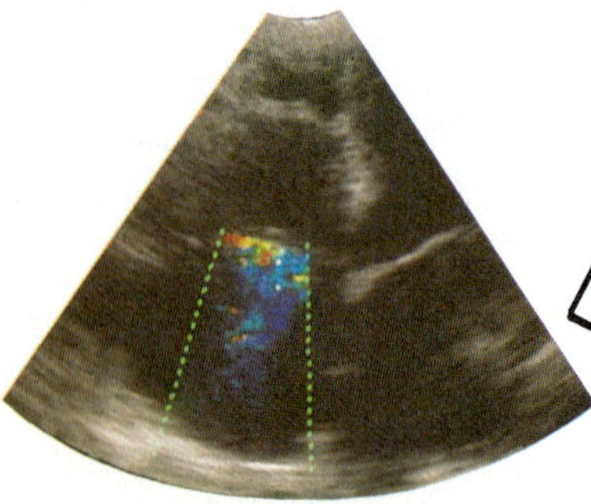

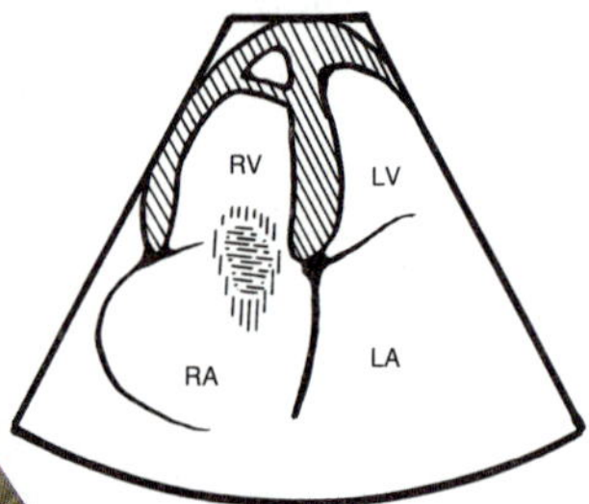

Abb. 257 und 258 Mäßige Trikuspidalinsuffizienz im Farbdoppler

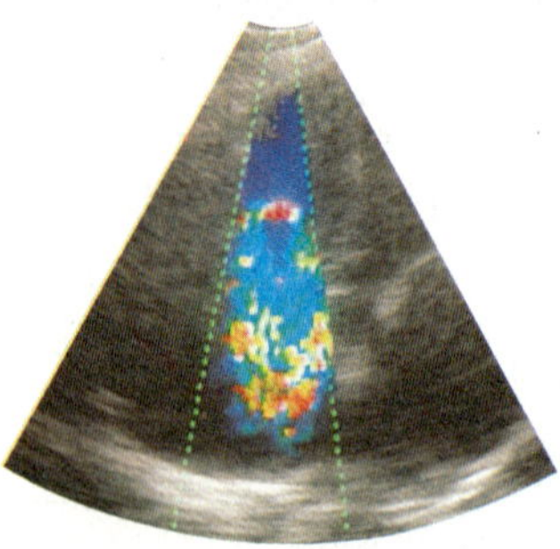

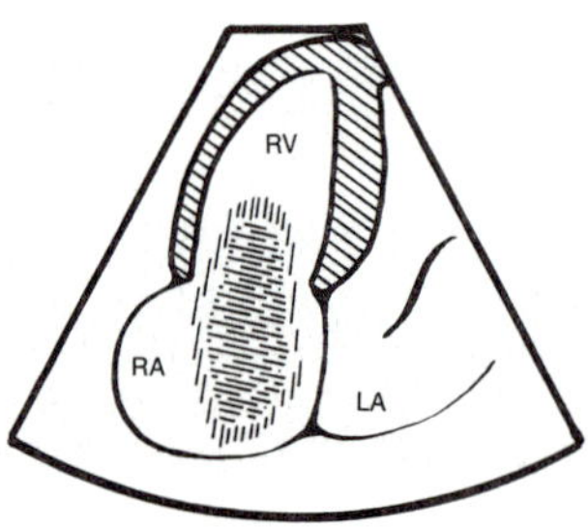

Abb. 259 und 260 Schwere Trikuspidalinsuffizienz im Farbdoppler mit ausgeprägter proximaler Konvergenzzone

Beurteilung einer TI

- Ausdehnung der Regurgitationswolke in den rechten Vorhof (RA) (abhängig von Geräteeinstellung, Schallbarkeit):
  Regurgitationswolke < 1/3 RA ~ geringe TI/TI I°
  1/3–2/3 RA ~ mäßige TI/TI II°
  2/3–Vorhofdach ~ schwere TI/TI III°
- Farbdopplersonographische Darstellung der Regurgitationsöffnung in Höhe der freien Klappenränder (V. contracta):
  Regurgitationsöffnung < 5 mm ~ TI I°
  5–10 ~ TI II°
  > 10 mm ~ TI III°
- Proximale Konvergenzzone:
  Regurgitationswolke ohne Konvergenzzone ~ TI I°
  Mäßige Konvergenzzone (vgl. Abb. 257) ~ TI II°
  Ausgeprägte Konvergenzzone (vgl. Abb. 259) ~ TI III°
- Echokontrastmittelreflux in die V. cava inferior:
  Regurgitationswolke ohne Reflux in die V. cava inferior ~ geringe TI
  Deutlicher Kontrastmittelreflux in die V. cava inferior ~ schwere TI
- Bei der Schweregradbestimmung ist die Bestimmung der Ausdehnung der Regurgitationswolke sowie der proximalen Konvergenzzone vorrangig.

Beachte

- Eine TI läßt sich häufig bei pulmonaler Hypertonie nachweisen, ohne daß größere Volumina regurgitiert werden.
- Die funktionelle Relevanz einer TI kann man häufig besser am Patienten sehen (Jugularvenenpuls), als mit dem Echo messen.
- Der Nachweis einer geringgradigen, meist klappenschlußassoziierten TI ist ohne pathologische Relevanz.

Zusammenfassung

- Der qualitative Nachweis einer Trikuspidalklappeninsuffizienz ist eine Domäne der Doppler-Echokardiographie.
- Die Quantifizierung erfolgt vorzugsweise durch Bestimmung der Ausdehnung der Regurgitationswolke in Relation zum rechten Vorhof, allerdings sollten die Ergebnisse nicht überinterpretiert werden.

PI im B-Bild

- Hämodynamisch relevante PI bestehen meist beim kombinierten Pulmonalklappenvitium: Pulmonalklappenverkalkung, auffallend dilatierter, muskelkräftiger rechter Ventrikel.

Pulmonalklappeninsuffizienz im M-Mode

- Aufgrund der Ableitungsgeometrie kommt der Darstellung im M-Mode keine Relevanz zu.

Pulmonalklappeninsuffizienz im Doppler

- In der parasternalen kurzen Achse Darstellung des typischen Regurgitationsprofils im Ausstromtrakt des rechten Ventrikels.
- Bei geringer Pulmonalinsuffizienz Regurgitationsprofil mit nur langsamen Abfall der Strömungsgeschwindigkeit (Abb. 261 und 262):

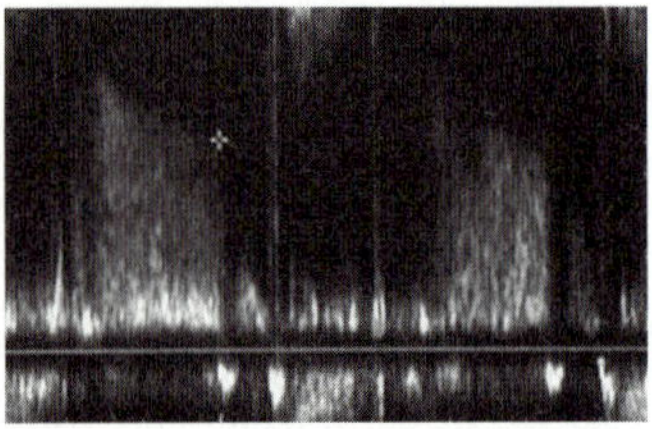

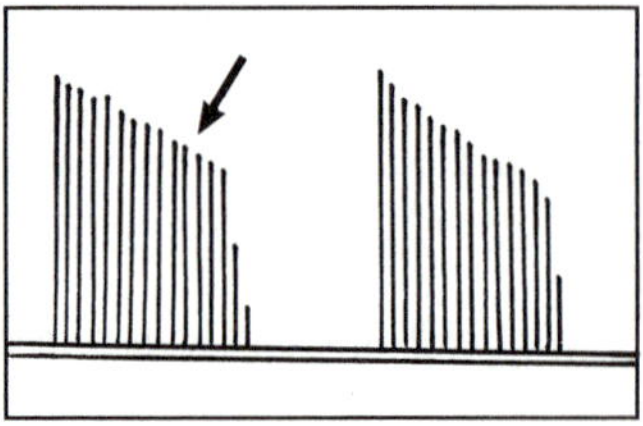

Abb. 261 und 262 Doppler-Diagramm einer leichtgradigen Pulmonalinsuffizienz mit langsamen Abfall der Strömungsgeschwindigkeit

- Bei schwerer Pulmonalinsuffizienz rascher Abfall der frühdiastolischen Regurgitationsgeschwindigkeit als Ausdruck eines Druckausgleichs zwischen Pulmonalarterie und rechtem Ventrikel (Abb. 263 und 264):

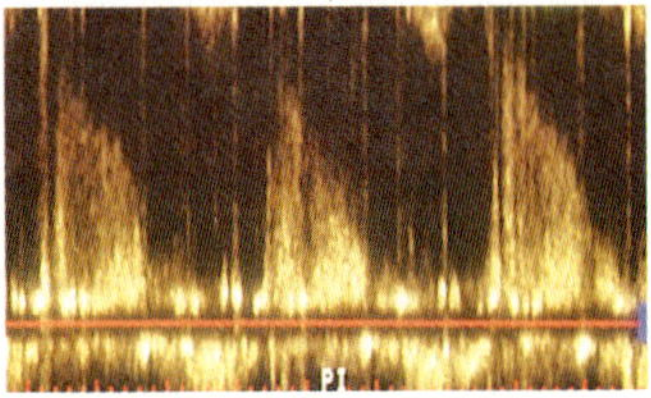

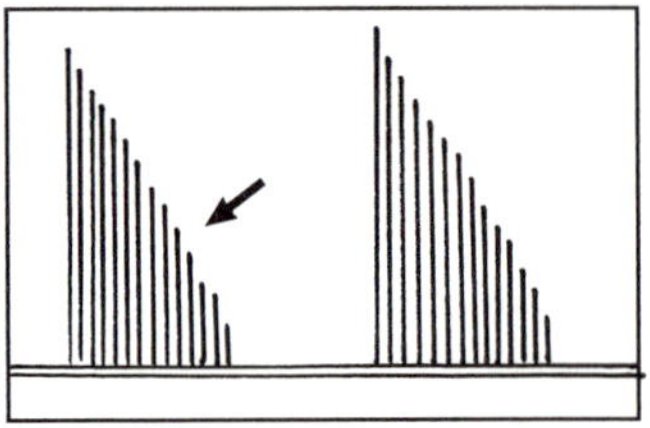

Abb. 263 und 264 Doppler-Diagramm einer schweren Pulmonalinsuffizienz mit raschem Abfall der Regurgitationsgeschwindigkeit

Pulmonalklappeninsuffizienz im Farbdoppler

- Darstellung der Regurgitationswolke im rechtsventrikulären Ausstromtrakt (Abb. 265 und 266: leichtgradige PI; Abb. 267 und 268: höhergradige PI).
- Regurgitationswolken mit einer lokalen Ausdehnung < 1,5 cm sind häufig bei Gesunden nachweisbar und haben keine pathologische Relevanz.
- Aufgrund der Ausdehnung der Farbwolke in den rechten Ventrikel ist nur eine orientierende Quantifizierung möglich, Unterteilung in leichte bzw. schwere PI anhand der CW-Dopplersonographischen Kriterien (s. o.).

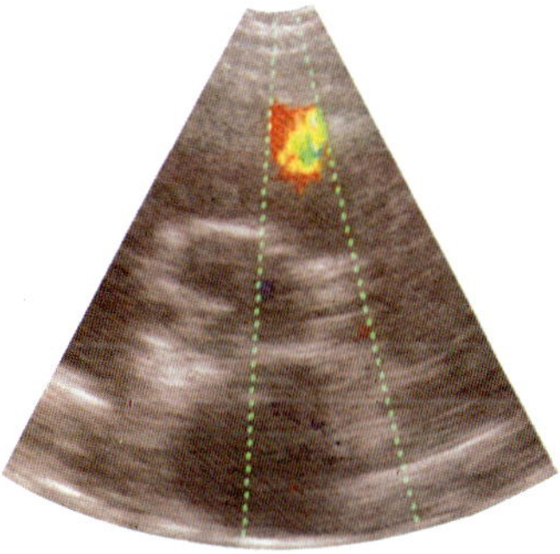

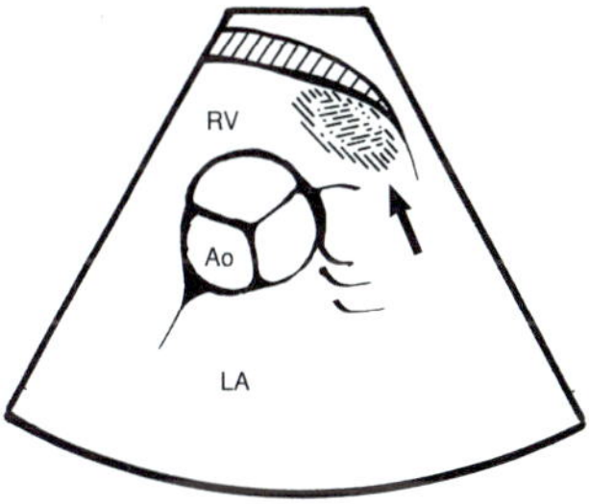

Abb. 265 und 266 Leichtgradige Pulmonalinsuffizienz im Farbdoppler

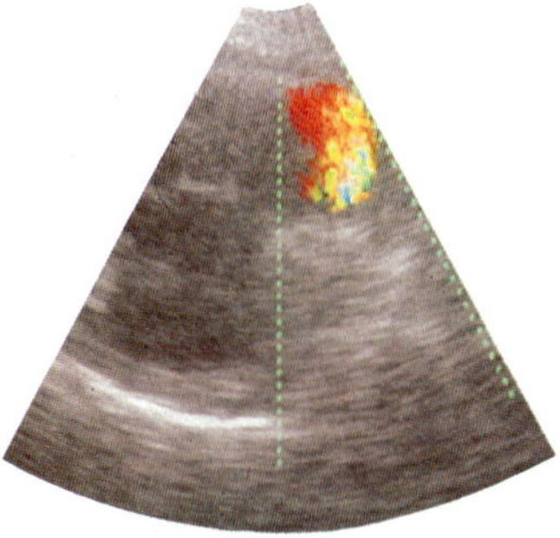

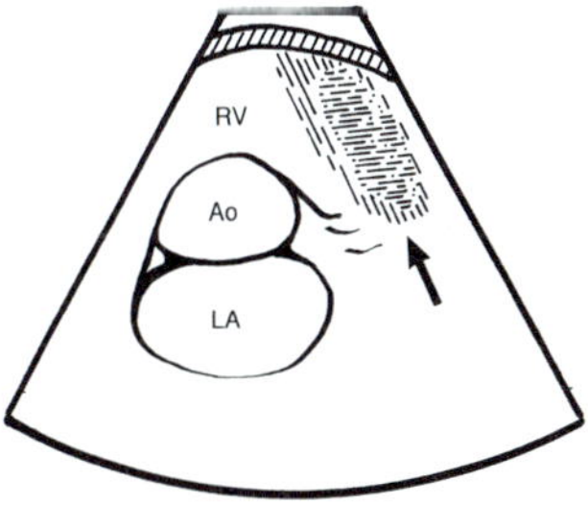

Abb. 267 und 268 Höhergradige Pulmonalinsuffizienz im Farbdoppler

Pulmonalklappeninsuffizienz (PI)

Beachte

- Der maximale Druckgradient einer PI erlaubt aufgrund der dopplerchokardiographisch nicht erfaßbaren diastolischen Druckkurve im rechten Ventrikel keine sichere Abschätzung des pulmonalen Spitzendruckes. Bei einem *enddiastolischen* Gradienten (Abb. 269) über 2 m/s muß mit einer signifikanten Erhöhung des pulmonalen Spitzendruckes gerechnet werden.

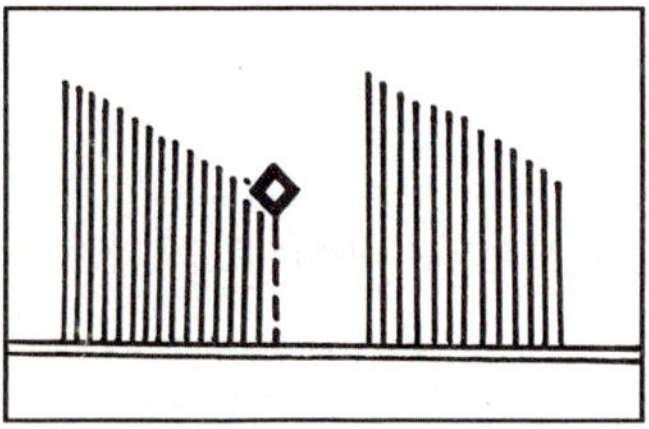

Abb. 269 Doppler-Diagramm einer Pulmonalinsuffizienz: enddiastolischer Gradient höher als 2 m/s ~ pulmonale Hypertonie

Zusammenfassung

- Kleine Pulmonalklappeninsuffizienzen haben keine pathologische Relevanz.
- Zur Quantifizierung eignet sich die lokale Ausdehnung der Regurgitationswolke unter Berücksichtigung des CW-Doppler-Diagramms.

DCM im B-Bild

- Globale Dilatation meistens der linkskardialen Herzhöhlen mit diffus eingeschränkter ventrikulärer Kontraktilität (Abb. 270 und 271).
- Mögliche intrakardiale Thrombenbildung, besonders im Bereich der Ventrikelspitzen:

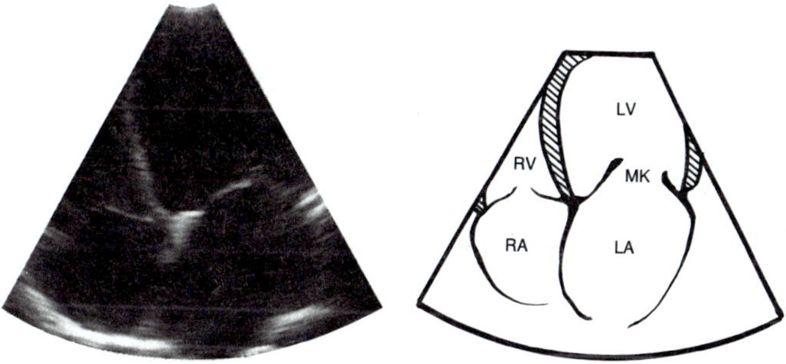

Abb. 270 und 271 Dilatierte Herzhöhlen bei dilatativer Kardiomyopathie

DCM im M-Mode

- Auffallend geringe Klappenseparation als Ausdruck des erniedrigten Schlagvolumens (Abb. 272 und 273).
- Vergrößerter E-Septum-Abstand und vergrößerter enddiastolischer Ventrikeldurchmesser, genaue Dokumentation zur Verlaufskontrolle.

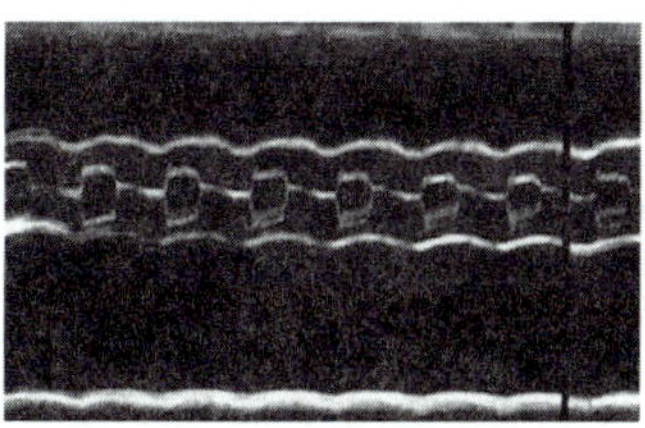

Abb. 272 Verminderte Aortenklappenseparation bei DCM

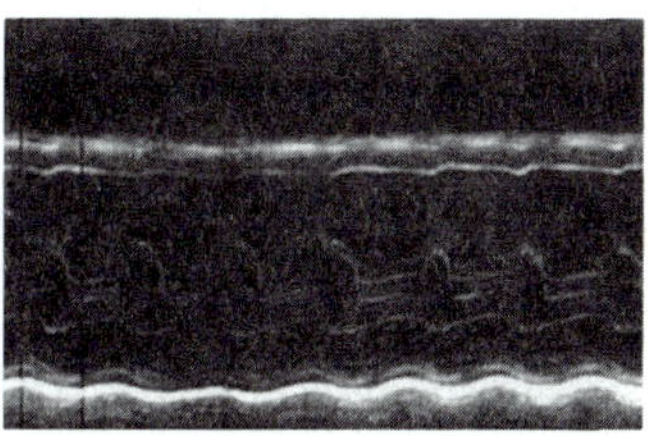

Abb. 273 Verminderte Mitralklappenseparation bei DCM

DCM im Doppler

- Bestimmung des Herzzeitvolumens mittels Ableitung des systolischen Ausstroms über der Aortenklappe (s. Kapitel Hämodynamik, S. 52) und Berechnung des systemischen Widerstandes (s. S. 57) zur Optimierung der Therapie mit Vasodilatantien.
- Erfassung einer sekundären pulmonalen Hypertonie bei bestehender Trikuspidalinsuffizienz (s. Kapitel Pulmonale Hypertonie, S. 128).

DCM im Farbdoppler

- Auffallend niedrige transvalvuläre Flüsse als Ausdruck des verminderten Schlagvolumens.
- Häufig geringgradige Mitralinsuffizienz darstellbar (Abb. 274).
- Aufsuchen einer Trikuspidalinsuffizienz zur Erfassung einer pulmonalen Hypertonie (Abb. 275):

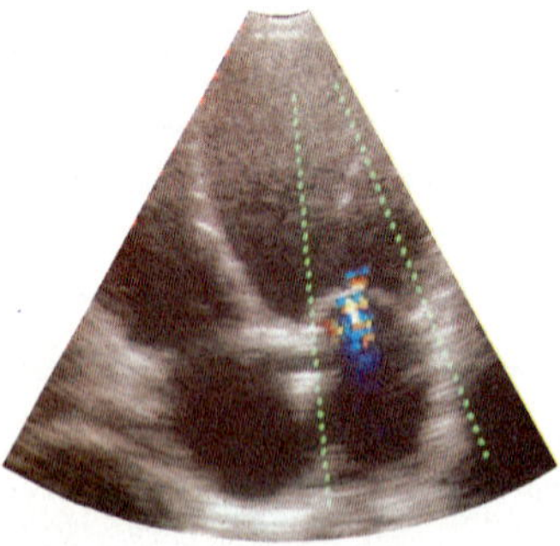

Abb. 274 Geringe Mitralinsuffizienz bei DCM

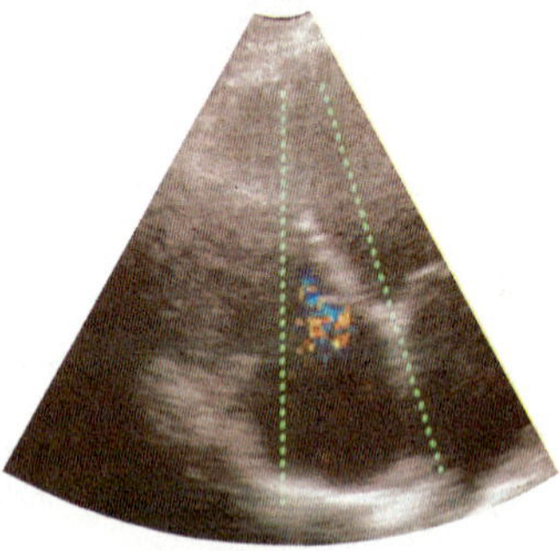

Abb. 275 Trikuspidalinsuffizienz bei DCM

Beachte

- Zwischen einer dilatativen Kardiomyopathie und einer dilatativen Verlaufsform einer koronaren Herzkrankheit kann insbesondere bei fehlenden segmentalen Kontraktionsstörungen echokardiographisch nicht unterschieden werden.

Zusammenfassung

- Die Diagnose der DCM erfolgt durch die ein- und zweidimensionale Echokardiographie.
- Zur Verlaufsbeobachtung ist der linksventrikuläre enddiastolische Durchmesser exakt zu dokumentieren.
- Die Doppler-Echokardiographie wird zur Therapiekontrolle eingesetzt (Bestimmung des pulmonalen Spitzendrucks und des systemischen Widerstandes).

HNCM im B-Bild

- Auffallend konzentrisch verdickter linker Ventrikel (Abb. 276 und 277).
- Morphologisch unauffällige Aortenklappe.

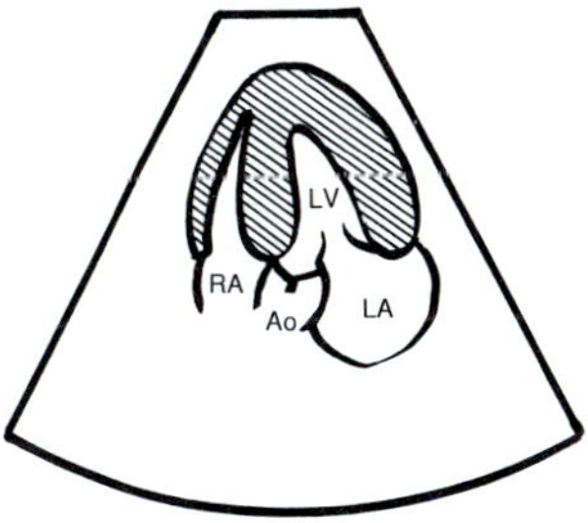

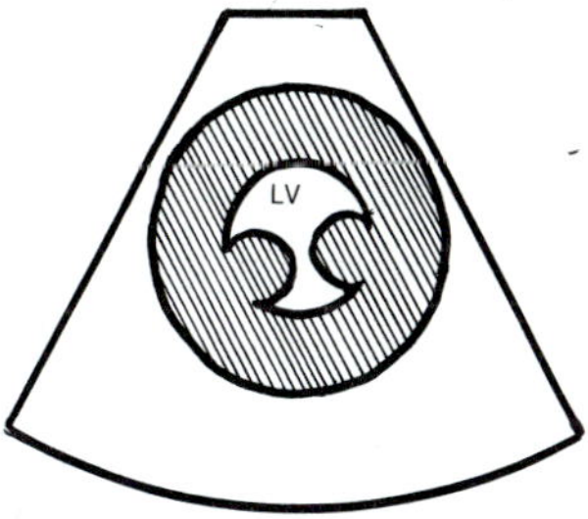

Abb. 276 und 277 Linksventrikuläre Hypertrophie bei hypertropher nichtobstruktiver Kardiomyopathie

HNCM im M-Mode

- Enddiastolische Durchmesser und Dicke der Ventrikelwände sind in der parasternalen kurzen Achse zu dokumentieren (Abb. 278 und 279):

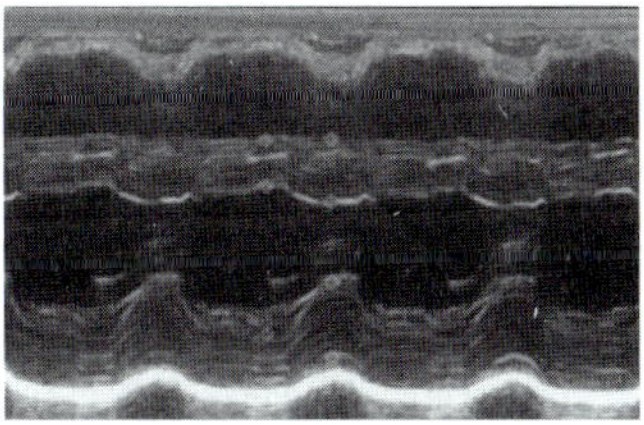

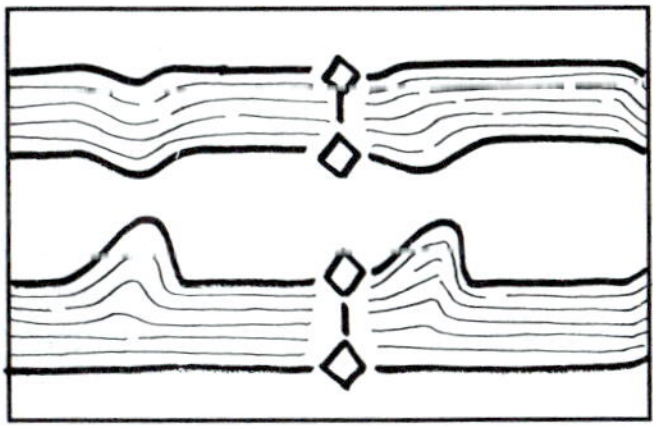

Abb. 278 und 279 Dokumentation der linksventrikulären Hypertrophie bei hypertropher nichtobstruktiver Kardiomyopathie

HNCM im Doppler

- Um eine funktionelle Obstruktion auszuschließen, sollte im apikalen 4- und 5-Kammer-Blick mit dem CW-Doppler das Ventrikelkavum sowie die linksventrikuläre Ausstrombahn sorgfältig auf einen Gradienten untersucht werden (Abb. 280, vgl. auch Kapitel Hypertrophe obstruktive Kardiomyopathie, S. 121).
- Ausschluß eines signifikanten Gradienten über die Aortenklappe.
- Darstellung einer Trikuspidalinsuffizienz zur Erfassung einer sekundären pulmonalen Hypertonie (Abb. 281).

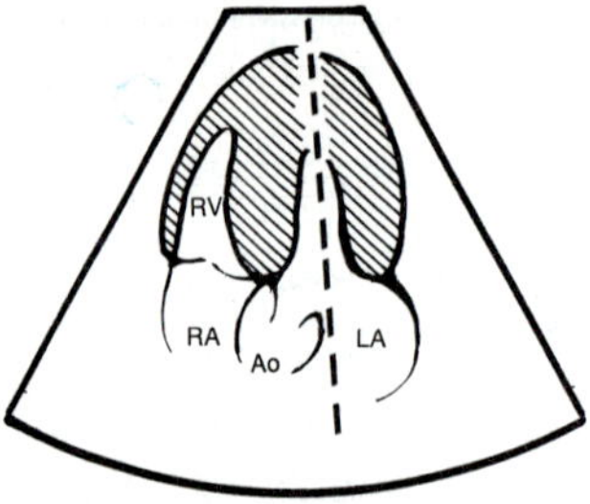

Abb. 280 CW-Messung im linksventrikulären Kavum (Obstruktion?)

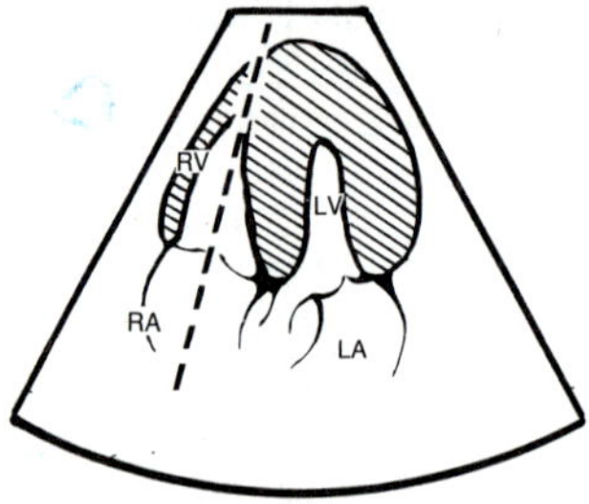

Abb. 281 CW-Messung über der Trikuspidalklappe (pulmonale Hypertonie?)

HNCM im Farbdoppler

- Darstellung des regelrechten linksventrikulären Ausstroms zum Ausschluß einer funktionellen Obstruktion.
- Darstellung einer Trikuspidalinsuffizienz zur Erfassung einer sekundären pulmonalen Hypertonie.

Beachte

- Die Diagnose „HNCM" ist grundsätzlich eine Ausschlußdiagnose im Sinne von „Hypertrophie ohne linksventrikuläre Druckbelastung", es darf also keine valvuläre oder subvalvuläre Aortenklappenstenose oder arterielle Hypertonie bestehen.
- Die Abgrenzung zu infiltrativen myokardialen Erkrankungen (z. B. Amyloidose, Glykogenose) ist letztendlich nur durch die Myokardbiopsie möglich.

Zusammenfassung

- Die Diagnose der hypertrophen Kardiomyopathien erfolgt durch die ein- und zweidimensionale Echokardiographie.
- Zur Abgrenzung der hypertrophen Kardiomyopathien mit Obstruktion ist eine genaue Doppler-Untersuchung erforderlich.

HOCM im B-Bild

- Ausgeprägte asymmetrische Verdickung des interventrikulären Septums mit häufig ballonartiger Auftreibung in der parasternalen langen Achse (> 15 mm, Abb. 282 und 283).
- Quotient Septumdicke/Hinterwanddicke > 1,3.
- Reduzierte Kontraktilität des Septums trotz Hypertrophie.
- Bananenförmige Konfiguration des Ventrikelkavums im 4-Kammer-Blick.

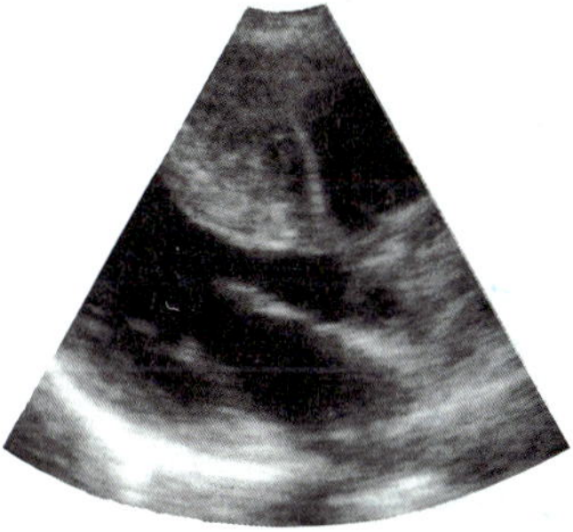
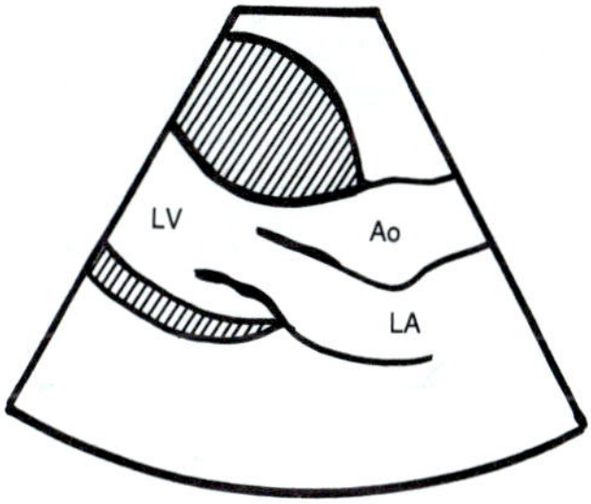

Abb. 282 und 283 Asymmetrische Septumhypertrophie bei HOCM

HOCM im M-Mode

- Systolische Anteriorbewegung des Mitralklappenapparates (sog. SAM = systolic anterior movement) (Abb. 284 und 285).
- Frühsystolische Rückstellbewegung der Aortenklappe.

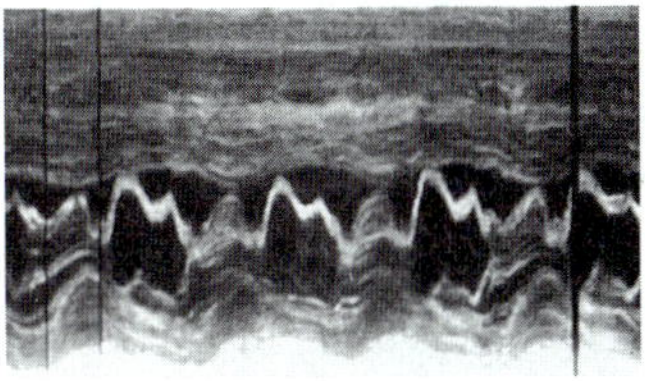
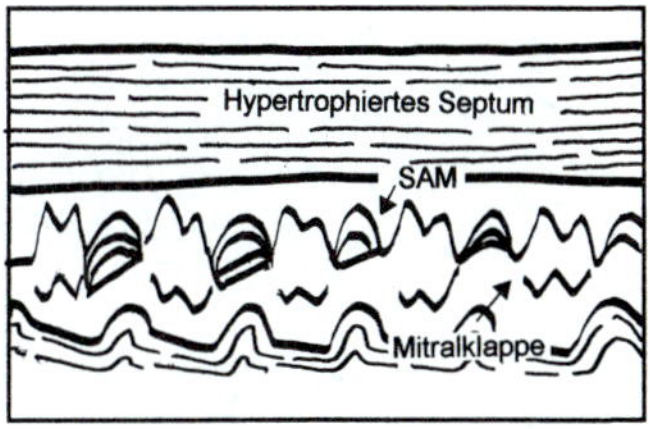

Abb. 284 und 285 Systolische Anteriorbewegung der Mitralklappe (SAM) bei HOCM

HOCM im Doppler

- Typischer säbelscheidenartiger Gradient (in der mittleren und späten Systole) in der linksventrikulären Ausstrombahn nachweisbar (Abb. 286 und 287).
- Häufig begleitende Mitralinsuffizienz nachweisbar, der HOCM-Jet ist aufgrund der typischen Konfiguration und des mitt- bis spätsystolischen Auftretens davon gut zu differenzieren.

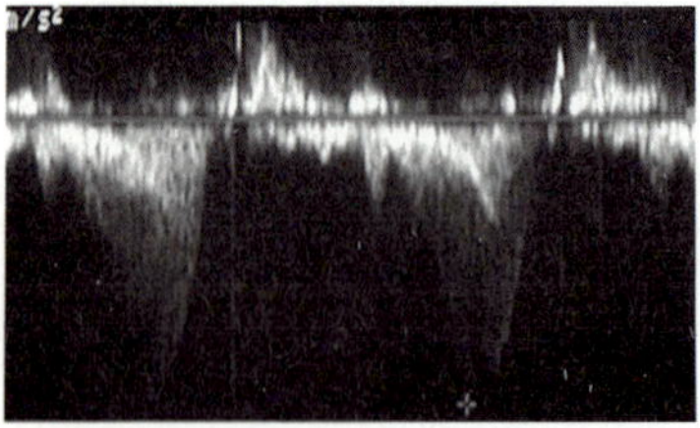

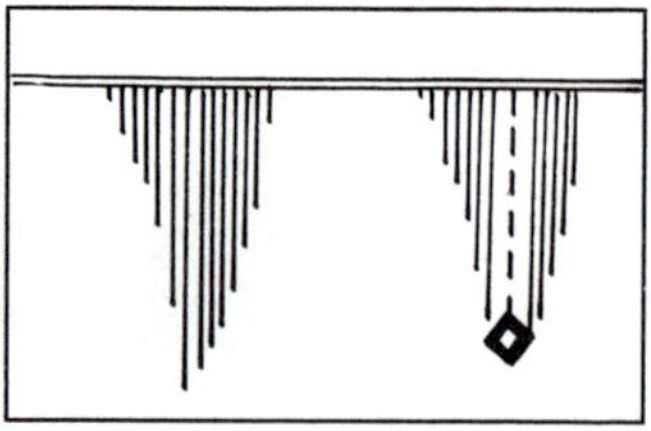

Abb. 286 und 287 Säbelscheidenartiger Dopplergradient bei HOCM

HOCM im Farbdoppler

- Strömungsbeschleunigung in der linksventrikulären Ausstrombahn (Abb. 288 und 289).

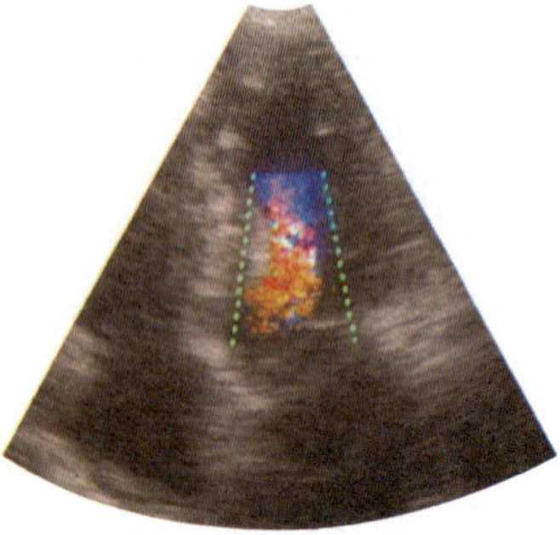

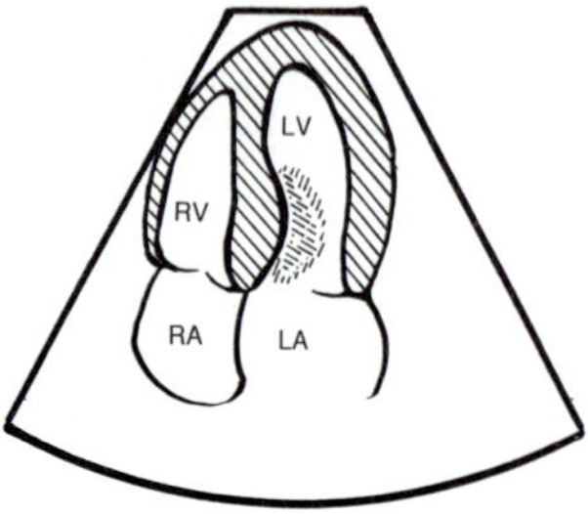

Abb. 288 und 289 Strömungsbeschleunigung in der linksventrikulären Ausstrombahn bei HOCM

- Im Color-M-Mode läßt sich der Jet bei der HOCM im Bereich des linksventrikulären Ausstroms darstellen und somit gut von einer begleitenden Mitralinsuffizienz differenzieren (Abb. 290 und 291):

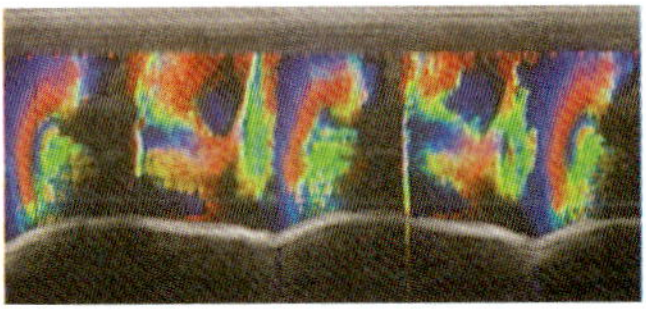

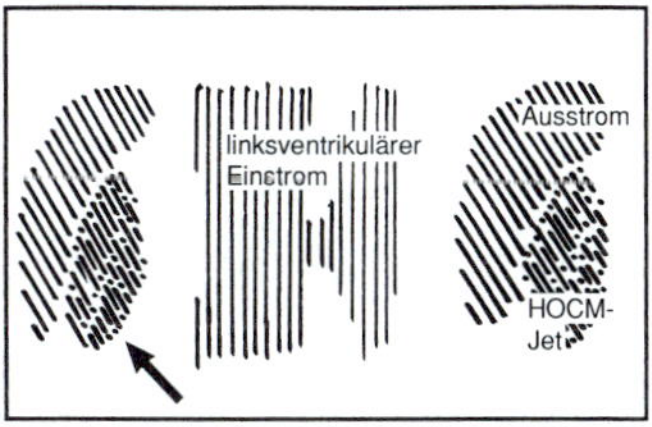

Abb. 290 und 291 Color-M-Mode bei HOCM

Beachte

- Der asymmetrisch-obstruktive Septumanteil ist typischerweise proximal lokalisiert, kann aber auch medioventrikulär oder spitzennah vorkommen.
- Das SAM ist zwar typisch für die HOCM, jedoch nicht pathognomonisch, Vorkommen auch bei Aortenstenose, Aorteninsuffizienz, arterieller Hypertonie.
- Der maximale Druckgradient (gute Korrelation mit invasiv gemessenen Gradienten) ist zur Verlaufskontrolle mit Angabe der aktuellen Herzfrequenz zu dokumentieren.
- In Ruhe bestehen häufig keine signifikanten Gradienten, dann Untersuchung mit Provokationsmanövern zur Demaskierung: 1. Applikation von Nitrospray; 2. Valsalva-Preßversuch; 3. körperliche Belastung (z. B. Kniebeugen).

Zusammenfassung

- Bei der HOCM kann der obstruktiv wirksame Ventrikelanteil infundibulär, medioventrikulär oder apikal lokalisiert sein.
- Der Nachweis und die Quantifizierung der funktionellen Obstruktion erfolgt durch die transthorakale Doppler-Sonographie.
- Aufgrund des hohen Winkelfehlers bei Ableitung intraventrikulärer Flüsse ist die transösophageale Echokardiographie zur Quantifizierung eines obstruktiven Gradienten wenig geeignet.

RCM im B-Bild

- Bei Infiltration des Myokards (z. B. Amyloidose, Hämochromatose, Glykogenose, Sarkoidose) konzentrische Hypertrophie des Myokards mit auffallend scholligem Reflexmuster (Abb. 292 und 293).

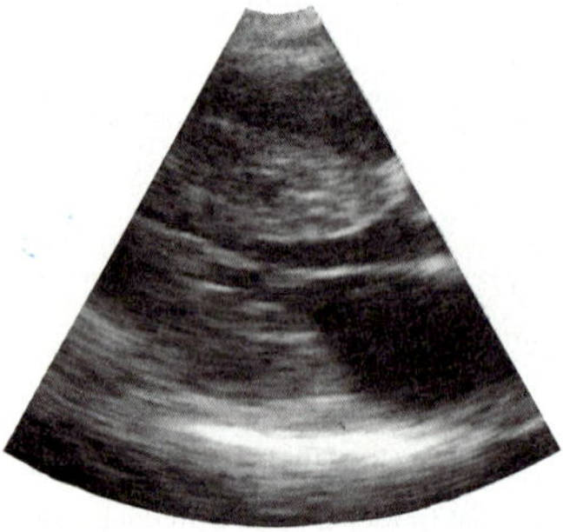

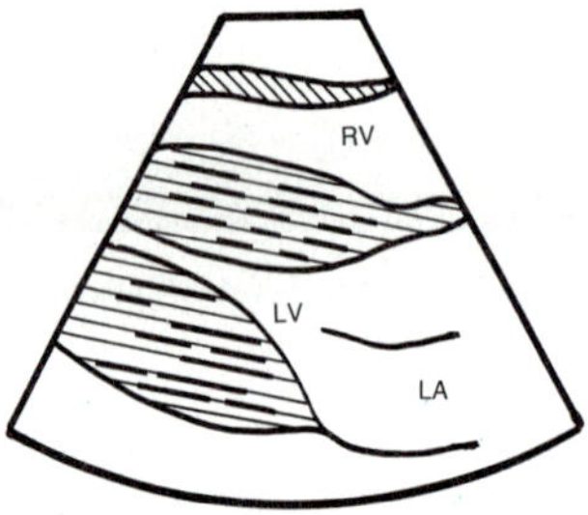

Abb. 292 und 293 Restriktive Kardiomyopathie bei Amyloidose

RCM im M-Mode

- „Hypertrophiertes" Myokard mit verminderter Kontraktionsamplitude (Abb. 294).

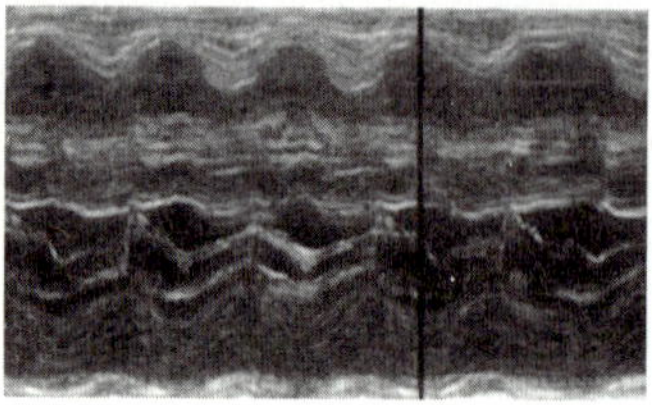

Abb. 294 Verdicktes Myokard mit verminderter Kontraktion bei RCM infolge Amyloidose

RCM im Doppler

- Die frühdiastolische Füllungsgeschwindigkeit ist beschleunigt, entsprechend besteht eine stark überhöhte E-Welle (Abb. 295):

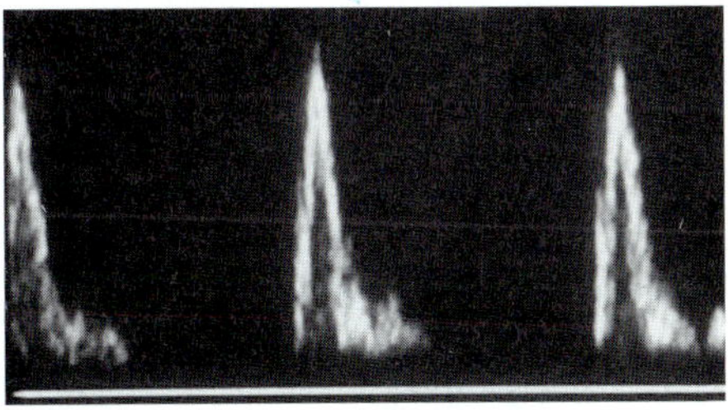

Abb. 295 Doppler-Diagramm einer überhöhten A-Welle bei RCM

RCM im Farbdoppler

- Es bestehen keine charakteristischen farbdopplerechokardiographischen Befunde.
- Bei linksführender Herzinsuffizienz kann über eine Trikuspidalinsuffizienz der rechtskardiale Spitzendruck geschätzt werden (s. Kapitel Pulmonale Hypertonie, S. 128).

Beachte

- Zur Verlaufsbeobachtung Dokumentation des Herzzeitvolumens und einer pulmonalen Hypertonie.
- Die Abgrenzung zur hypertrophen Kardiomyopathie ist letztendlich nur durch eine Myokardbiopsie möglich.

Zusammenfassung

- Die Diagnostik der restriktiven Kardiomyopathien beruht wesentlich auf der zweidimensionalen Echokardiographie, die Abgrenzung zu den hypertrophen Kardiomyopathien ist erforderlich.

Hypertensive Herzkrankheit im B-Bild

- Mäßige bis ausgeprägte linksventrikuläre Hypertrophie (> 12 mm) ohne Nachweis segmentaler Kontraktionsstörungen (Abb. 296), in Spätstadien exzentrische linksventrikuläre Hypertrophie.
- Häufig degenerative und sklerosierende Veränderungen an der Aortenklappe.
- Die linksventrikuläre Hypertrophie kann septumbetont sein (Abb. 297):

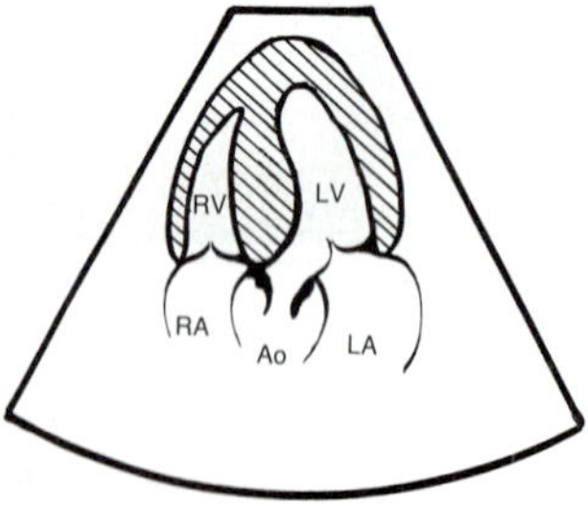

Abb. 296 Linksventrikuläre Hypertrophie, Aortenklappensklerose bei hypertensiver Herzkrankheit

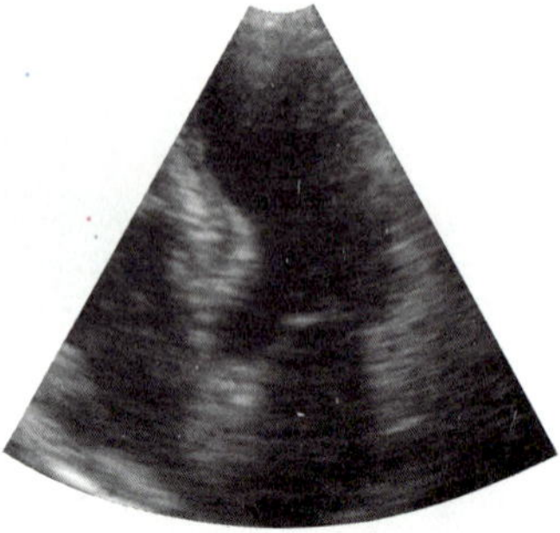

Abb. 297 Asymmetrische Septumhypertrophie bei hypertensiver Herzkrankheit

Hypertensive Herzkrankheit im M-Mode

- Genaues Ausmessen der Ventrikelwanddicken in der parasternalen kurzen Achse.
- Normale Kontraktilität des Septums (im Gegensatz zur HOCM: eingeschränkte Septumkontraktilität).

Hypertensive Herzkrankheit im Doppler

- Bei ausgeprägter Septumhypertrophie kann sich eine funktionelle Obstruktion wie bei HOCM ausbilden (Abb. 298 und 299):

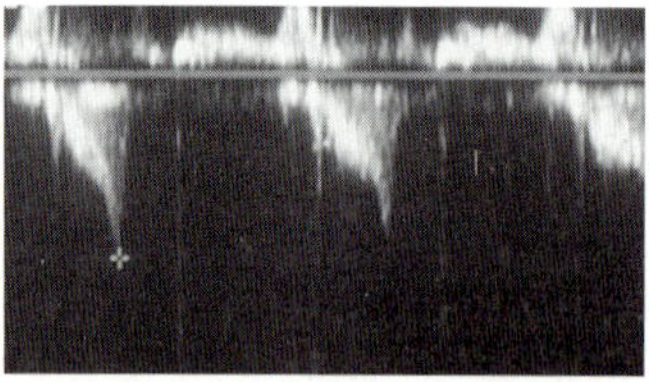

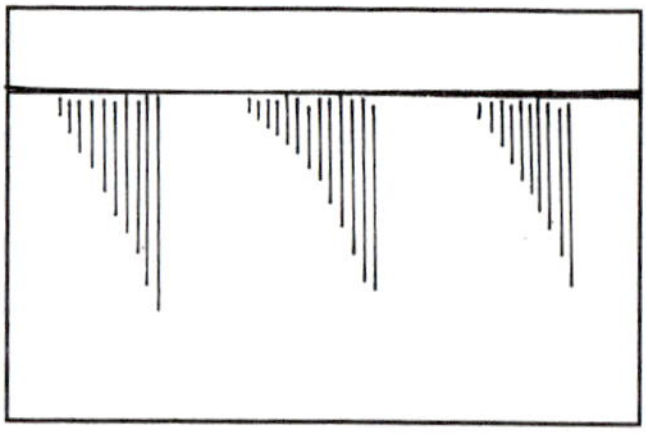

Abb. 298 und 299 Infundibulärer Druckgradient bei hypertensiver Herzkrankheit

- Dokumentation des linksventrikulären Ausstroms zum Ausschluß einer Aortenklappenstenose.
- Bei unauffälliger Aortenklappe Bestimmung des Herzzeitvolumens (s. S. 52) zur Berechnung des peripheren arteriellen Widerstandes.
- Häufig pathologisches E/A-Verhältnis als Hinweis für eine diastolische Funktionsstörung.

Hypertensive Herzkrankheit im Farbdoppler

- Nachweis einer infundibulären Flußbeschleunigung bei funktionell wirksamer Septumhypertrophie (Abb. 300):

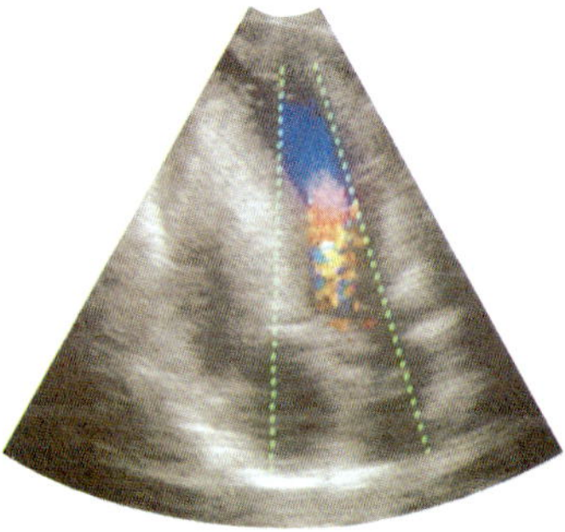

Abb. 300 Infundibuläre Flußbeschleunigung bei hypertensiver Herzkrankheit

Beachte

- Zur Abgrenzung gegen die HOCM ist die Anamnese zu erheben (langjährige arterielle Hypertonie).
- Bei infundibulärer Obstruktion ist die Flußbeschleunigung provozierbar (körperliche Belastung, Valsalva-Manöver, Nitrospray, vgl. Kapitel HOCM, S. 121 ff).

Zusammenfassung

- Das Ausmaß der linksventrikulären Hypertrophie und sekundärer Schädigungen bei hypertensiver Herzkrankheit ist durch die ein- und zweidimensionale Echokardiographie gut zu erfassen.
- Mittels Doppler-Echokardiographie können die Komplikationen (Druckerhöhung im kleinen Kreislauf) und hämodynamischen Veränderungen (Höhe des peripheren arteriellen Widerstandes) erfaßt werden.

Einschätzung der pulmonalen Hypertonie über einer Trikuspidalinsuffizienz

- Bei pulmonaler Hypertonie kann der Druckgradient zwischen dem rechten Ventrikel und dem rechten Vorhof aus der (häufig begleitenden) Trikuspidalklappeninsuffizienz berechnet werden.
- Durch Addition des Druckgradienten über der Trikuspidalklappe mit dem rechtsatrialen Druck (~ geschätzter zentraler Venendruck anhand der Halsveneneinflußstauung) kann der pulmonale *Spitzendruck* hinreichend genau berechnet werden.
- Der rechtsatriale Druck wird durch Darstellung der Weite der V. cava inferior in Höhe des Leberunterrandes in Rückenlage wie folgt geschätzt:
  systolisch kollabierte VCI ~ + 5 mmHg,
  mäßig dilatierte VCI ~ + 10 mmHg,
  ektatische VCI ~ + 15 mmHg,
- Durchführung:
  - Im apikalen 4-Kammer-Blick achsengerechte Anlotung einer Trikuspidalinsuffizienz mit dem CW-Doppler.
  - Ausmessen des maximalen Druckgradienten nach der Bernoulli-Gleichung (Abb. 301 und 302).
  - Addition des geschätzten Vorhofdruckes.

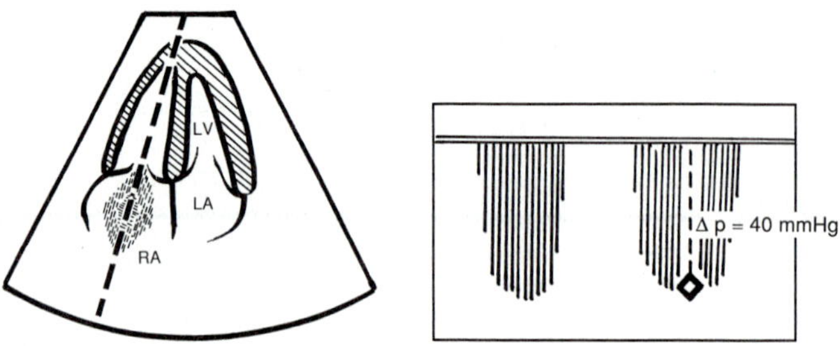

Abb. 301 und 302 Bestimmung des rechtskardialen Spitzendruckes über einer Trikuspidalinsuffizienz

- Bewertung:
  < 30 mmHg ~ keine pulmonale Hypertonie,
  30–50 mmHg ~ mäßige pulmonale Hypertonie,
  > 50 mmHg ~ schwere pulmonale Hypertonie.

Einschätzung einer pulmonalen Hypertonie über einer Pulmonalinsuffizienz

Siehe Kapitel Pulmonalklappeninsuffizienz, S.116.

Akutes Cor pulmonale im B-Bild

- Beweisend ist der Nachweis von intrakardialen Thromben (Abb. 303 und 304).
- Bei massiver Lungenembolie rechtskardiale Dilatation ohne Nachweis einer rechtsventrikulären Hypertrophie.
- Der rechte Vorhof sollte zum Ausschluß eines Vorhofmyxoms detailliert dargestellt werden.
- Dilatation der Pulmonalarterie (rechte Pulmonalarterie im suprasternalen Fenster > 22 mm Durchmesser).

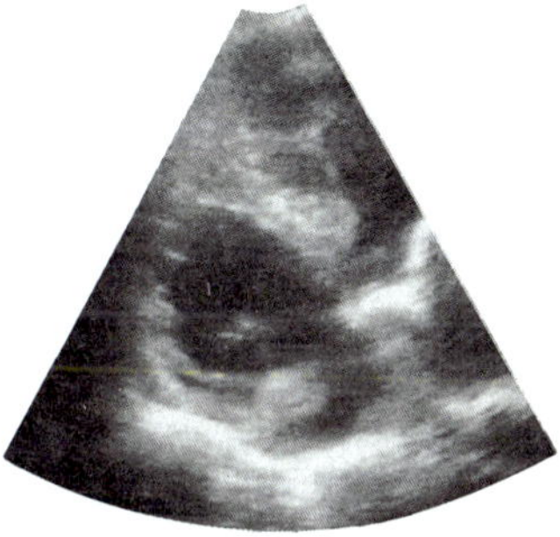

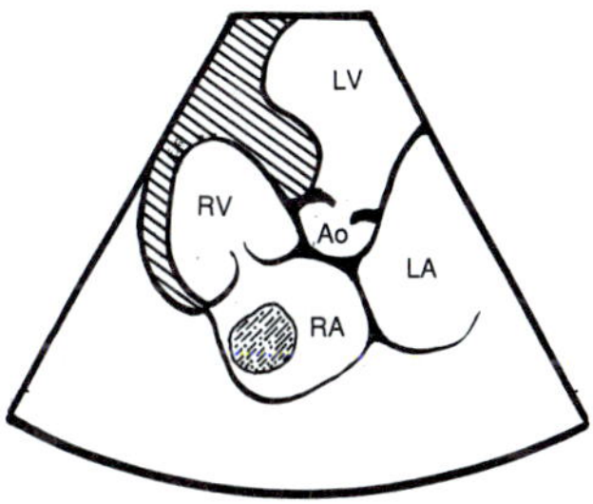

Abb. 303 und 304 Thromben im rechten Vorhof

Akutes Cor pulmonale im M-Mode

- Dokumentation des rechtsventrikulären Durchmessers.
- Bei relevanter Lungenembolie Zunahme der rechtskardialen Diameter bei relativer Abnahme der linkskardialen Diameter.
- In der kurzen parasternalen Achse paradoxe Septumbewegung.

Akutes Cor pulmonale im Doppler

- Bestimmung des rechtskardialen Spitzendrucks über einer begleitenden Trikuspidalinsuffizienz (s. S. 128).

Beachte

- Echokardiographische Verlaufskontrollen sowie der Vergleich mit Vorbefunden sind unbedingt anzustreben.
- Ein unauffälliger Echokardiographiebefund schließt eine kleine Lungenembolie nicht aus.

Chronisches Cor pulmonale im B-Bild

- Rechtskardiale Dilatation.
- Eine Erweiterung des Pulmonalarterie ist nicht so häufig wie bei dem akuten Cor pulmonale festzustellen.
- Im subkostalen bzw. subxiphoidalen 4-Kammer-Blick Verdickung der rechtsventrikulären Vorderwand > 5 mm (Messung vorzugsweise in einem nicht trabekulierten Ventrikelareal).
- Normokinetischer, häufig hyperkinetischer rechter Ventrikel.

Chronisches Cor pulmonale im M-Mode

- Dokumentation der rechtsventrikulären Diameter zur Verlaufskontrolle.

Chronisches Cor pulmonale im Doppler

- Abschätzung der rechtskardialen Drücke über einer Trikuspidalinsuffizienz und einer Pulmonalinsuffizienz.

Zusammenfassung

- Zur Abgrenzung des chronischen Cor pulmonale zum akuten Cor pulmonale dienen folgende Kriterien:
  - Hypertrophie des rechtsventrikulären Myokards.
  - Befundkonstanz bei Verlaufskontrollen.
  - Normal weiter Pulmonalarterienstamm bzw. rechte Pulmonalarterie.
  - Normo-hyperkinetischer rechter Ventrikel.

Echokardiographische Befunde

- Wandbewegungsstörungen:
  1. Hypokinesie = Kontraktilitätsminderung ~ Ischämie.
  2. Akinesie = fehlende Kontraktilität ~ manifester Infarkt.
  3. Dyskinesie = paradoxe oder gegenläufige Bewegung ~ Aneurysma.
- Endokardiale Thrombenbildung.
- Neu aufgetretene Klappeninsuffizienzen (Mitralinsuffizienz aufgrund Papillarmuskeldysfunktion oder Sehnenfadenabriß).
- Perikarderguß (Pericarditis epistenocardiaca).
- Myokardrupturen mit Herzbeuteltamponade.
- Septumrupturen mit postinfarziellem Ventrikelseptumdefekt.

Septuminfarkt im B-Bild

- Im 4-Kammer-Blick und der parasternalen kurzen Achse Akinesie des Septums (Abb. 305: diastolisch; Abb. 306: systolisch):

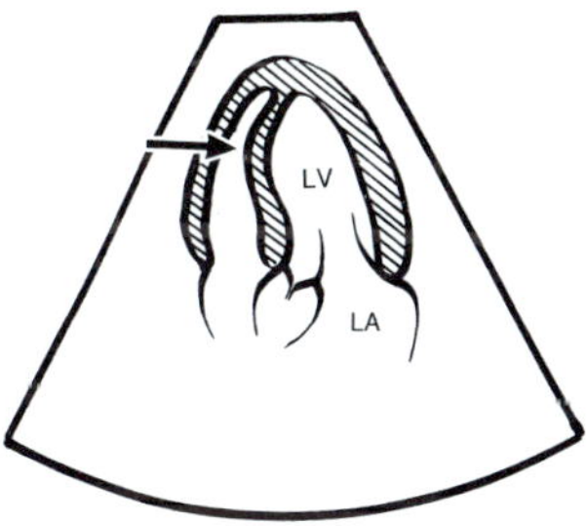

Abb. 305 Septuminfarkt, diastolisch

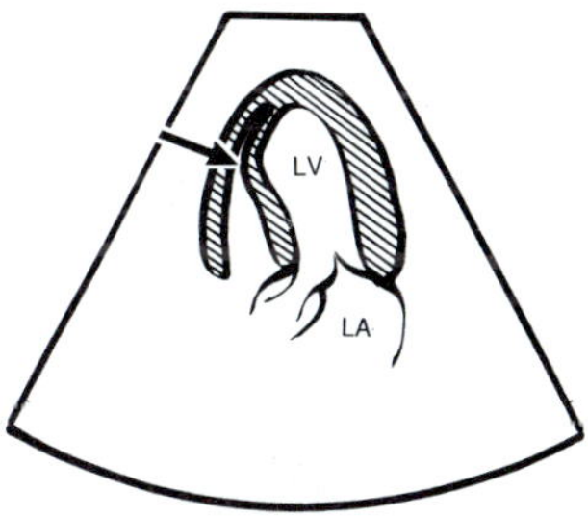

Abb. 306 Septuminfarkt, systolisch

Septuminfarkt im M-Mode

- Fakultativ paradoxe Septumbewegung, bei älteren Infarkten reduzierte Septumdicke.

Septuminfarkt im Farbdoppler

- Septumrupturen mit Links-rechts-Shunt im Bereich der infarzierten Abschnitte wie bei Ventrikelseptumdefekt (Abb. 307 und 308):

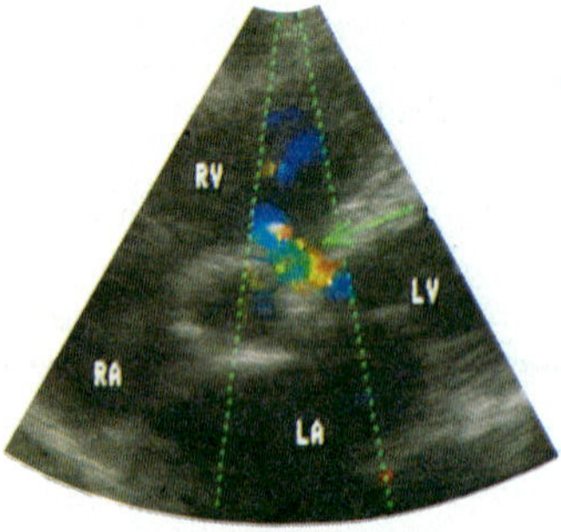

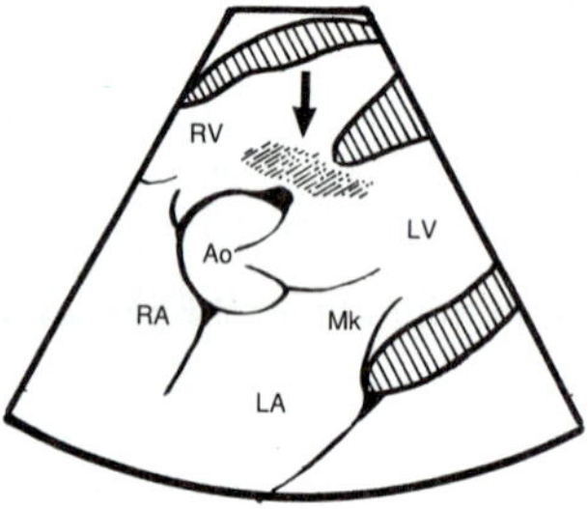

Abb. 307 und 308 Septumruptur mit Links-rechts-Shunt bei Septuminfarkt

Vorderwandinfarkt im B-Bild

- Aneurysmatischer Bezirk der gesamten Vorderwand (Abb. 309 und 310), apikaler Ventrikelthrombus (Abb. 311 und 312):

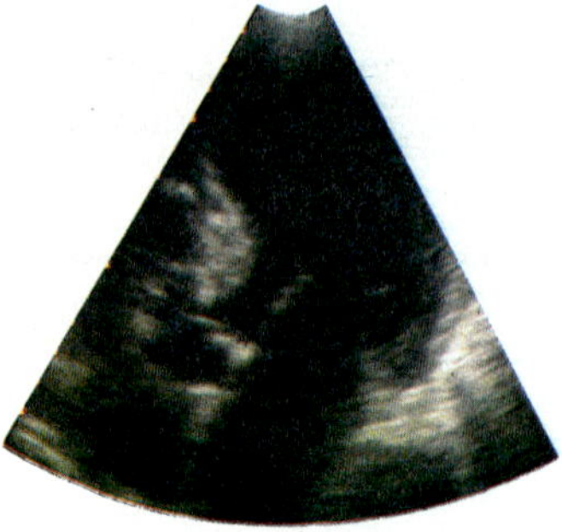

Abb. 309 Vorderwandinfarkt, diastolisch

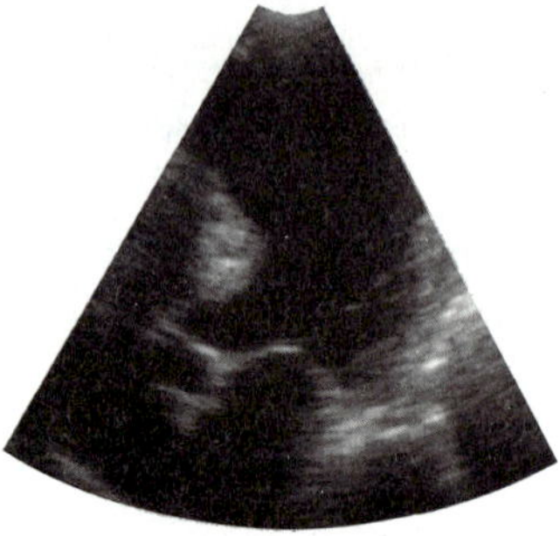

Abb. 310 Vorderwandinfarkt, systolisch

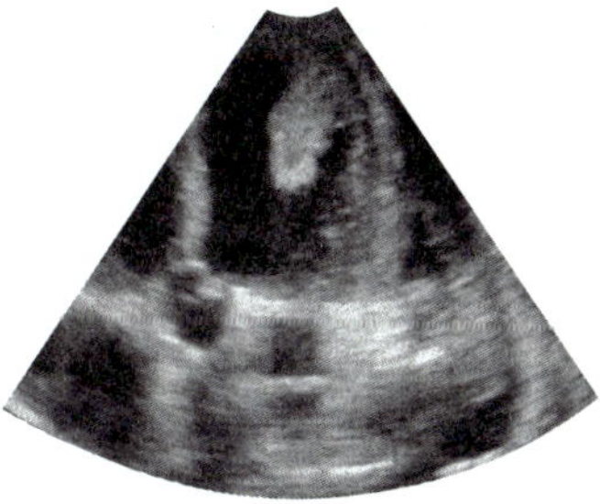

Abb. 311 Apikaler Ventrikelthrombus (4-Kammerblick)

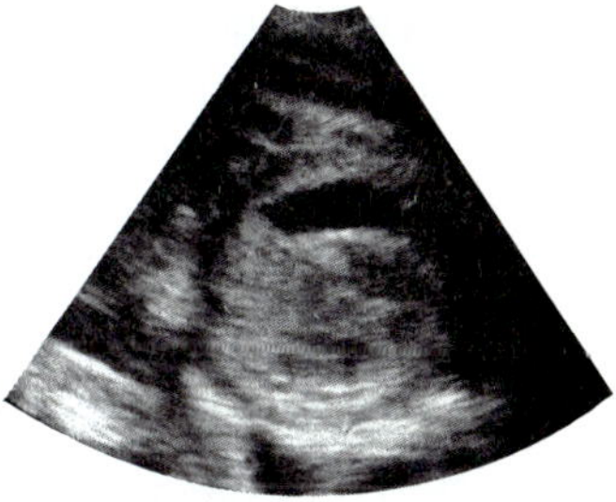

Abb. 312 Ventrikelthrombus in der parasternalen kurzen Achse

Vorderwandinfarkt im M-Mode

- Bei nicht betroffenen proximalen Ventrikelabschnitten kann die Bestimmung der Verkürzungsfraktion aus der parasternalen Achse unauffällige Werte ergeben, sie ist daher (wie bei allen regionalen Kontraktionsstörungen) zur Abschätzung der Ventrikelfunktion nicht zulässig (Abb. 313 und 314):

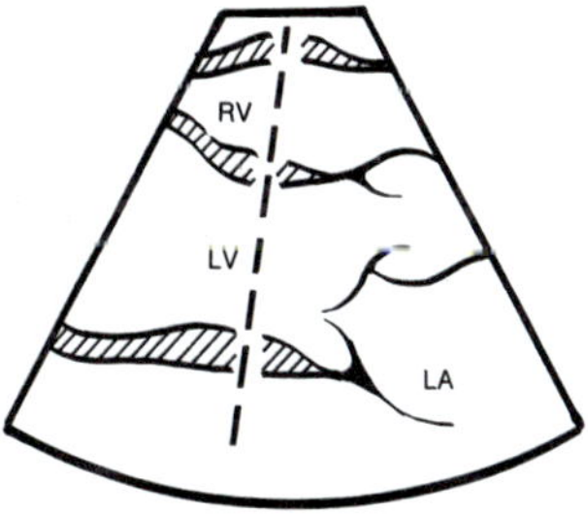

Abb. 313 M-Mode bei Vorderwandinfarkt (zur Veranschaulichung inkorrekt in der parasternalen langen Achse)

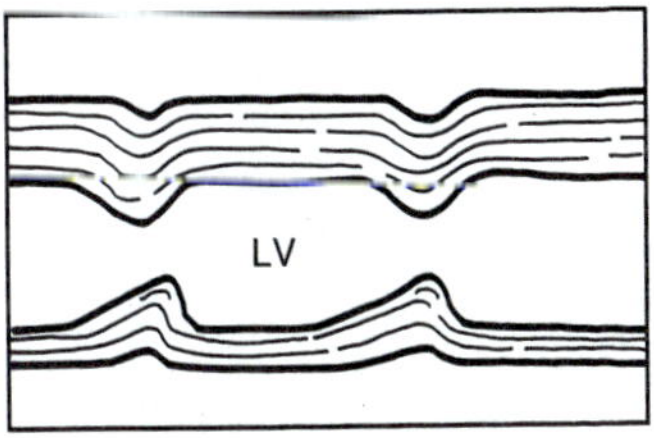

Abb. 314 Regelrechtes linksventrikuläres M-Mode bei Vorderwandinfarkt infolge Registrierung nicht betroffener Abschnitte

Hinterwandinfarkt im B-Bild

- Akinetische Bezirke im Bereich der Hinterwand sind besonders gut in der parasternalen kurzen Achse sowie im 3-Kammer-Blick darstellbar (Abb. 315–318):

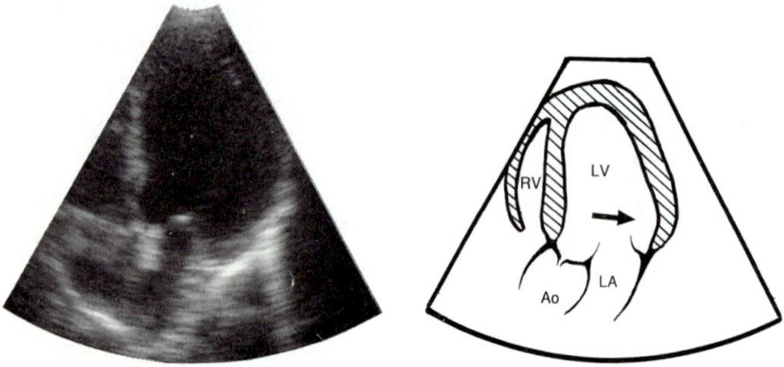

Abb. 315 und 316 Hinterwandinfarkt, diastolisch

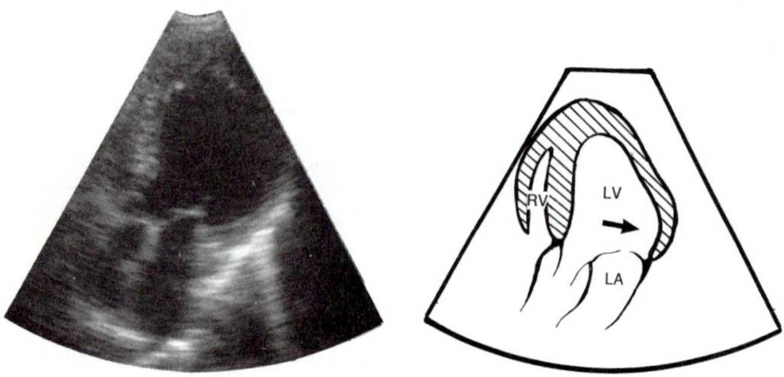

Abb. 317 und 318 Hinterwandinfarkt, systolisch

Hinterwandinfarkt im M-Mode

- Die häufig gesteigerte Septumkontraktilität kontrastiert mit der akinetischen Hinterwand (Abb. 319):

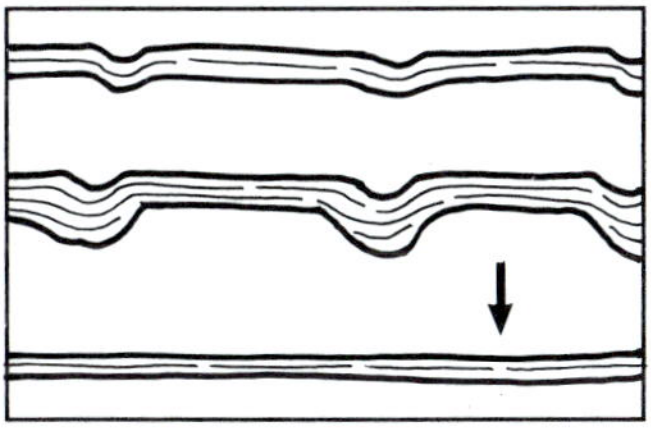

Abb. 319 Verminderte Kontraktilität der Hinterwand nach Hinterwandinfarkt

Hinterwandinfarkt im Farbdoppler

- Häufig Nachweis einer Mitralinsuffizienz aufgrund einer Papillarmuskeldysfunktion (Abb. 320).
- Bei höhergradiger Mitralinsuffizienz kann ein Sehnenfadenabriß vorliegen, dann sollte nach flottierenden Segelanteilen im linken Vorhof gesucht werden (Abb. 321):

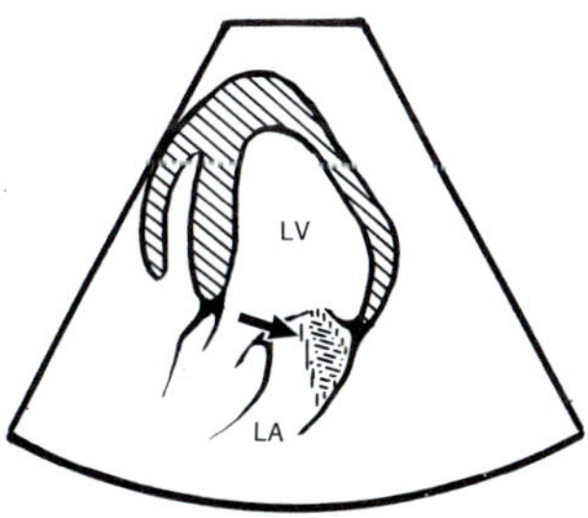

Abb. 320 Mitralinsuffizienz bei Papillarmuskeldysfunktion nach Hinterwandinfarkt

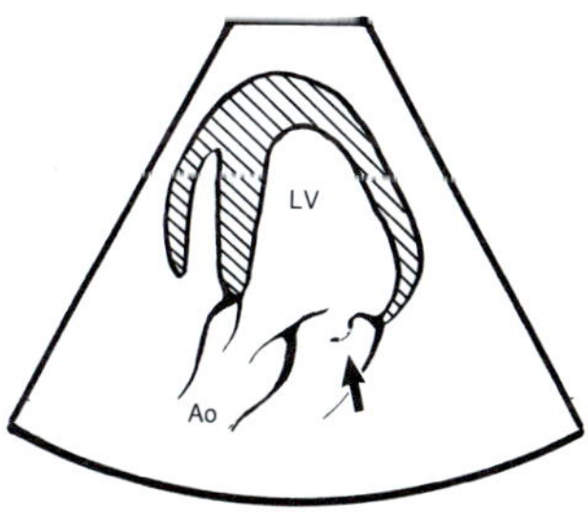

Abb. 321 Flottierende Sehnenfäden im linken Vorhof bei Mitralsegelabriß

Beachte

- Die Ventrikelspitze ist im transthorakalen Echokardiogramm praktisch nicht einsehbar. Kleine Aneurysmen oder umschriebene Kontraktilitätsstörungen in diesem Bereich entziehen sich dem echokardiographischen Nachweis.
- Die Beurteilung regionaler Kontraktionsstörungen setzt eine gute Abgrenzbarkeit des ventrikulären Endokards voraus.
- Rechtsventrikuläre Druckerhöhung sowie Leitungsblockierungen (vor allem der komplette Linksschenkelblock) können eine Kontraktilitätsstörung im septalen Bereich vortäuschen.

Zusammenfassung

- In der Differentialdiagnose des akuten Thoraxschmerzes kann die Echokardiographie wertvolle Informationen liefern, insbesondere in der akuten Infarktphase sind die akinetischen Ventrikelsegmente besonders gut darstellbar.
- Bei akutem Thoraxschmerz sollte echokardiographisch nach einer Perikarditis und einer Aortendissektion gefahndet werden.
- In der chronischen Infarktphase sind Komplikationen (Myokardrupturen, Thromben, Klappeninsuffizienzen) und Änderungen der Hämodynamik (linksventrikuläre Funktion, Erhöhung des Pulmonalarteriendruckes) erfaßbar.

Linksschenkelblock

- Im B-Bild angedeutete zweizeitige Septumkontraktion, die eine Kontraktilitätsstörung des Septums vortäuschen kann.
- Im M-Mode frühsystolische Dorsalbewegung des Kammerseptums, gefolgt von einer paradoxen Septumbewegung nach ventral (Abb. 322).

Absolute Arrhythmie bei Vorhofflimmern

- Im M-Mode grobe Undulation beider Mitralsegel (Abb. 323; differentialdiagnostisch Aorteninsuffizienz: hochfrequente Oszillation nur des vorderen Mitralsegels).
- Unregelmäßige Abstände der Ventrikelkontraktionen.
- Im Doppler nicht darstellbare oder viele kleine A-Wellen aufgrund der hochfrequenten, hämodynamisch nur gering wirksamen Vorhofkontraktionen.

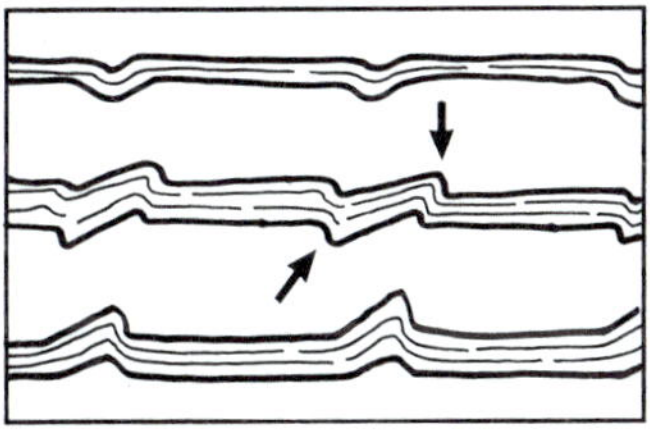

Abb. 322 M-Mode des Kammerseptums bei Linksschenkelblock

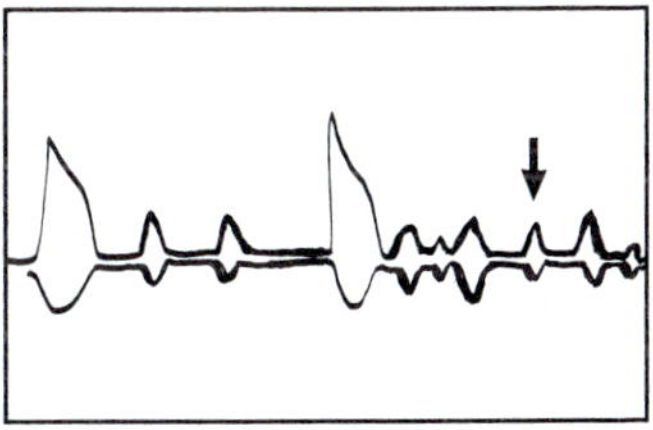

Abb. 323 M-Mode der Mitralklappe bei absoluter Arrhythmie

AV-Block III. Grades

- Gehäufte A-Wellen, die regelmäßig auftreten, jedoch keine zeitliche Zuordnung zu den E-Wellen erkennen lassen (Abb. 324):

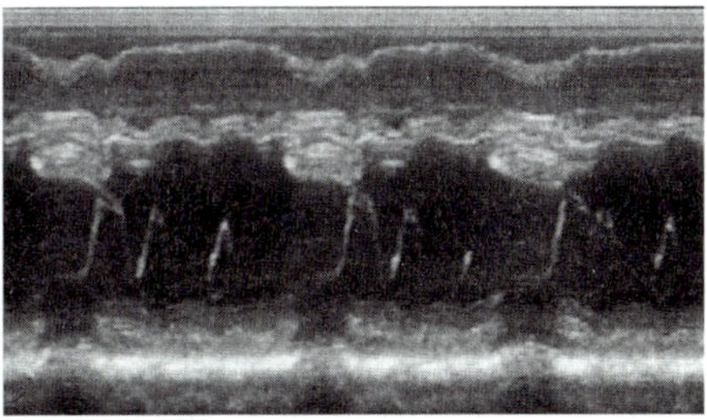

Abb. 324 Mitraler M-Mode bei AV-Block III. Grades

AV-Block II. Grades, Typ Mobitz

- Häufigere Vorhofkontraktionen, erkennbar an zusätzlichen A-Wellen, die typischerweise kurz nach der E-Welle auftreten und eine kleinere Amplitude als die nachfolgende A-Welle aufweisen (Abb. 325).
- Bei 2:1-Blockierung mit relativ schneller Vorhoffrequenz verschwinden im EKG die zusätzlichen P-Wellen häufig in den vorhergehenden T-Wellen: Fehldiagnose Sinusbradykardie, Demaskierung mittels Echo.

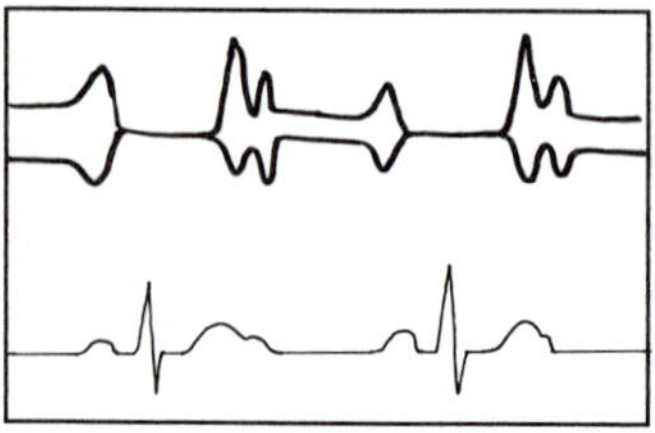

Abb. 325 Mitraler M-Mode bei AV-Block II. Grades

Zusammenfassung

- Die Echokardiographie liefert außer beim AV-Block II. Grades, Typ Mobitz keine wesentlichen Zusatzinformationen zur Rhythmusdiagnostik.
- Durch Reizleitungsstörungen können Kontraktionsstörungen vorgetäuscht werden.

PE im B-Bild

- Echofreier Saum epikardial, der typischerweise nur bis zum Sulcus atrioventricularis reicht (Differentialdiagnose Pleuraerguß), sofern der Patient nicht am Herzen operiert wurde oder ein chronischer Perikarderguß besteht (Abb. 326 und 327).
- Häufig nachweisbare echoarme Areale ventral des rechten Ventrikels sind meist epikardiales Fettgewebe.
- Bei chronischen oder hämorrhagischen Perikardergüssen kann die Ergußflüssigkeit zunehmend echodichter werden.
- Besonders bei fibrinreichen Perikardergüssen kann eine Kammerung auftreten.

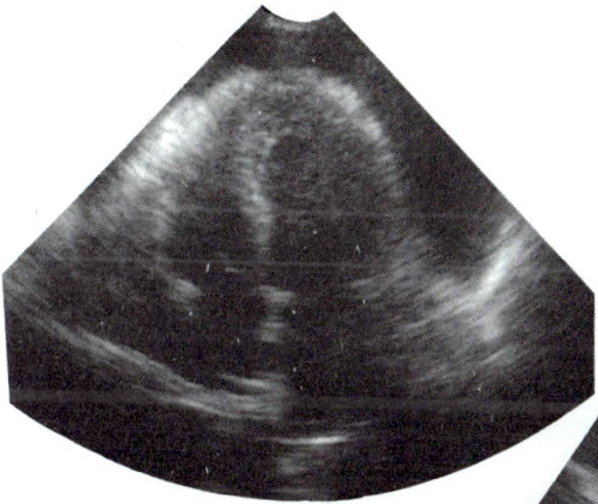

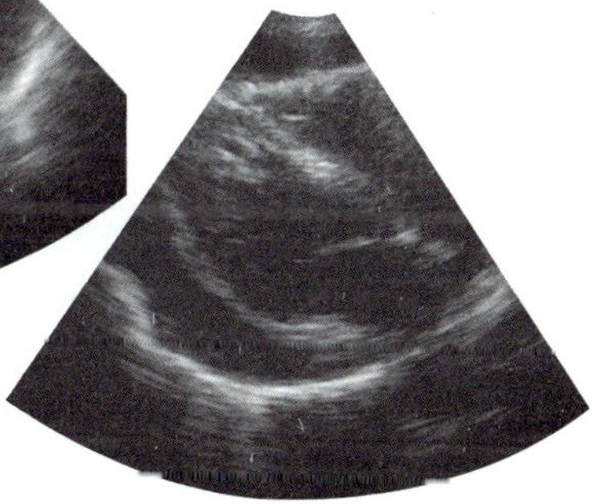

Abb. 326 und 327
Ausgedehnter Perikarderguß

PE im M-Mode

- Bei kleinen PE ist der Nachweis einer systolischen Separation des Epikards zum Perikard zur Differenzierung zum epikardialen Fettgewebe hilfreich (Abb. 328).
- Bei ausgedehntem PE („swinging heart") sind M-Mode-Messungen zur Bestimmung der kardialen Diameter nicht sinnvoll (Abb. 329).

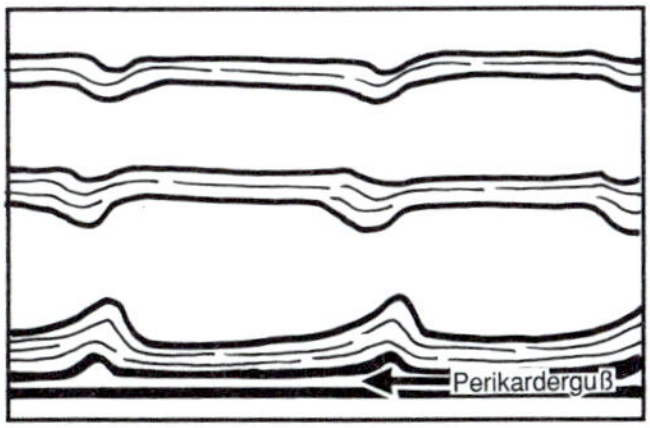

Abb. 328 M-Mode bei geringem Perikarderguß

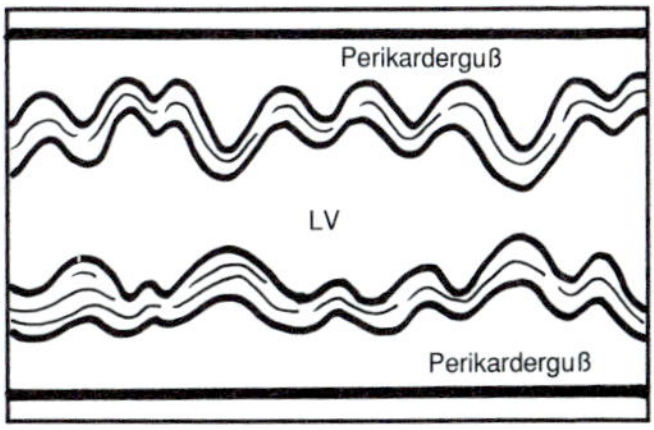

Abb. 329 M-Mode bei ausgedehntem Perikarderguß

PE im Doppler

- Im transmitralen Einstrom Überhöhung der A-Welle (pathologischer E/A-Quotient) als Hinweis für diastolische Füllungsbehinderung.
- Schneller frühdiastolischer Einstrom, der abrupt durch die behinderte Ausdehnung des Ventrikels gestoppt wird, entsprechend findet sich eine systolische Flußumkehr in den großen Venen.

PE im Farbdoppler

- Bei kleinen PE können Flußsignale (hervorgerufen durch die schraubenförmige Ventrikelkontraktion) dargestellt werden, dies erleichtert die Differenzierung zum epikardialen Fettgewebe.

PE im Kontrastecho

- Nach Punktion des Herzbeutels läßt sich die Lage der Punktionsnadel bzw. des Pigtail-Katheters durch Instillation eines Echokontrastmittels dokumentieren.

Beachte

- Die Größe eines PE korreliert nicht mit der hämodynamischen Relevanz.
- Bei hämodynamisch relevanten PE besteht in der Regel eine ausgeprägte Tachykardie mit Frequenzen um 150/Minute, die eine M-Mode-Darstellung der behinderten Auswärtsbewegung des rechten Ventrikels häufig unmöglich macht. Tamponadekriterien sind:
  1. Ausgeprägte inspiratorische Zunahme des Durchmessers des rechten Ventrikels bei gleichzeitiger Abnahme des Durchmessers des linken Ventrikels.
  2. Inspiratorische Zunahme der maximalen Flußgeschwindigkeit (CW-Doppler) in der Pulmonalarterie (+ 50%) bei gleichzeitiger Abnahme der Flußgeschwindigkeit in der Aorta.

Zusammenfassung

- Die zweidimensionale Echokardiographie ist die sensitivste Methode zur Darstellung eines Perikardergusses.
- Insbesondere begleitende Tachykardien erschweren die Abgrenzung hämodynamisch relevanter Perikardergüsse, so daß die Diagnose „Herzbeuteltamponade" auch unter Berücksichtigung klinischer Gesichtspunkte (Tachykardie, Hypotonie, Blutdruckabfall nach Inspiration, Einflußstauung) zu stellen ist.

Perikarderkrankungen im B-Bild

- Bei epi- und perikardialer Beteiligung im Rahmen neoplastischer Erkrankungen: Perikarderguß mit appositionierten Raumforderungen (Abb. 330 und Abb. 331).
- Bei Echinokokkenzysten: Septierte Zyste ohne intraluminäre Raumforderung.

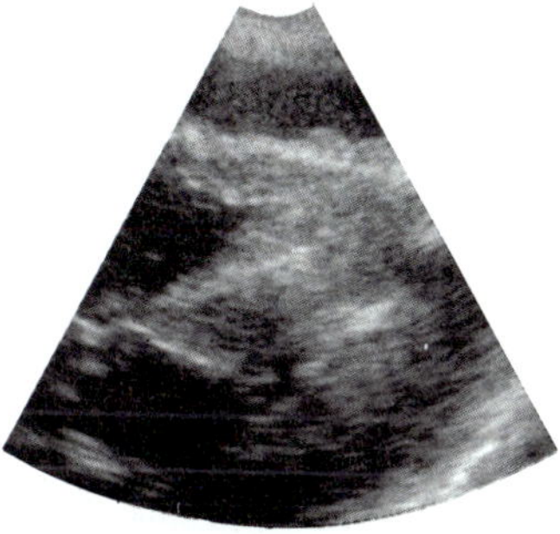

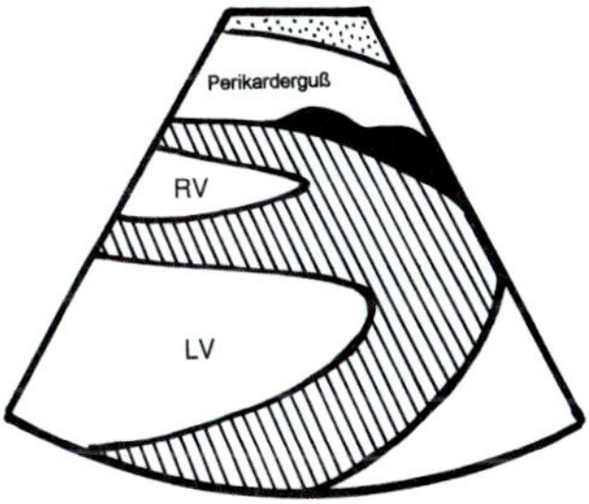

Abb. 330 und 331 Epikardiale Appositionen bei malignem Perikarderguß

Perikarderkrankungen im M-Mode

- Perikardergüsse sind als echofreie bzw. echoarme Zone zwischen Peri- und Epikard nachweisbar.
- Bei konstriktiver Perikarditis vermehrte Echogenität des dorsalen Perikards mit verminderter systolischer Amplitude (< 2 mm), häufig finden sich auch eine schnelle Schließungsbewegung der Mitralklappe und paradoxe Septumbewegung.

Perikarderkrankungen im Doppler/Farbdoppler

- Abgrenzung perikardialer Strukturen von vaskulären Strukturen (z. B. darstellbare Aorta descendens hinter dem linken Vorhof).
- Darstellung aberrierender Gefäße.
- Differenzierung solider Perikardverdickung von Perikardergüssen (Nachweis von kontraktionssynchronen intraperikardialen Doppler-Signalen).

Zusammenfassung

- Die zweidimensionale Echokardiographie liefert wertvolle Hinweise bei tumorösen Perikarderkrankungen.
- Die Doppler-Echokardiographie gestattet die Abgrenzung zystischer Strukturen zu aberrierenden Gefäßen.
- Bei Raumforderungen im hinteren Mediastinum ist eine transösophageale Echokardiographie zu empfehlen.

Endokarditis im B-Bild

- Unscharf, unregelmäßig und zottig konturierte, meist echodichte Strukturen auf den Klappensegeln ~ „endokarditische Vegetationen".
- Auffallend hohe Beweglichkeit von gestielten Vegetationen (Abb. 332–335: Aortenklappenendokarditis; Abb. 336 und 339: Mitralklappenendokarditis).

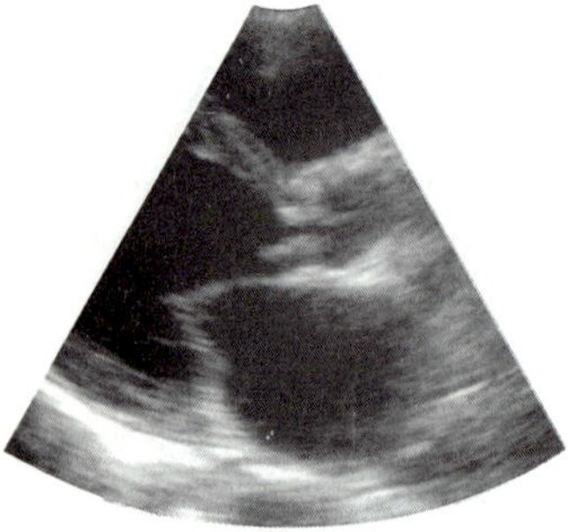

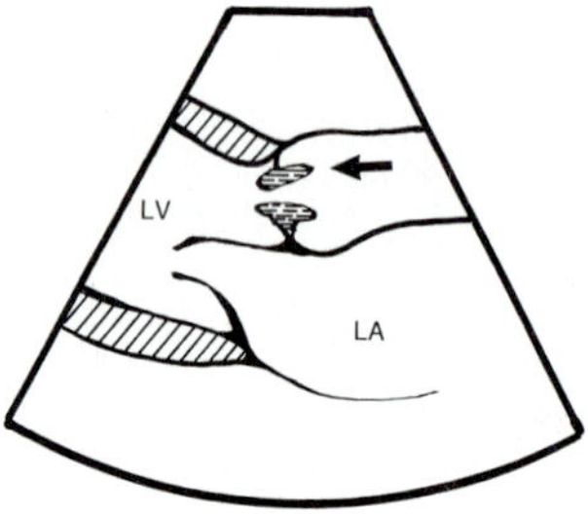

Abb. 332 und 333 Aortenklappenendokarditis, diastolisch

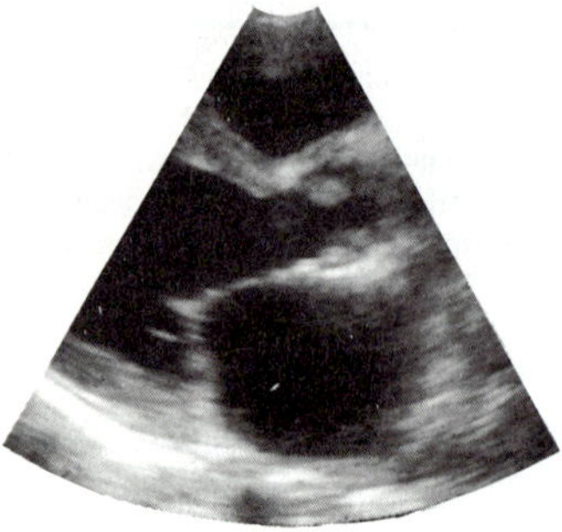

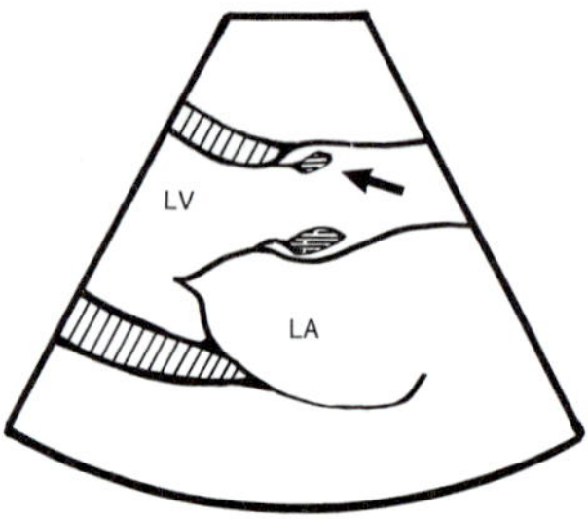

Abb. 334 und 335 Aortenklappenendokarditis, systolisch

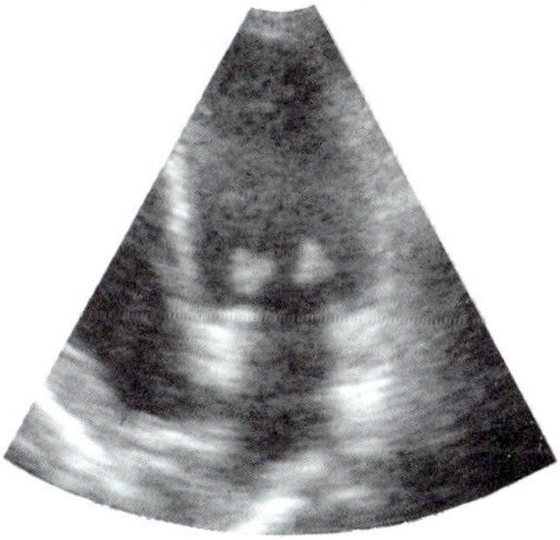

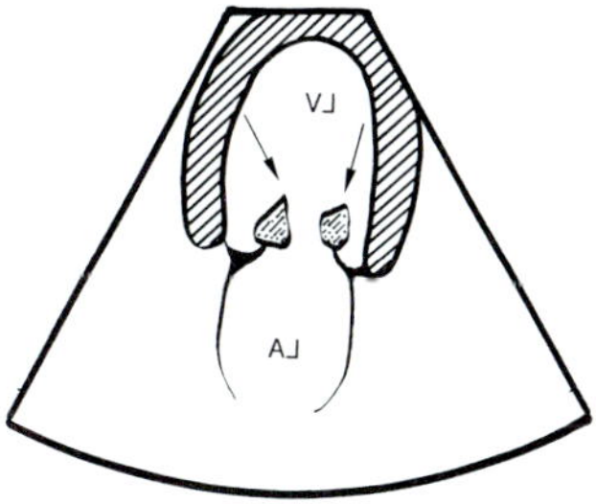

Abb. 336 und 337 Mitralklappenendokarditis, diastolisch

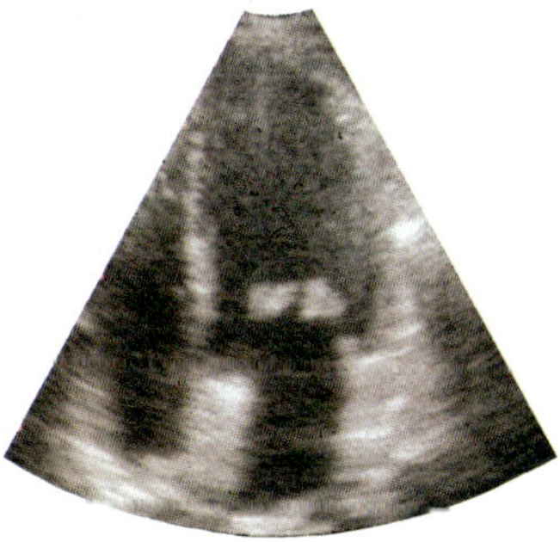

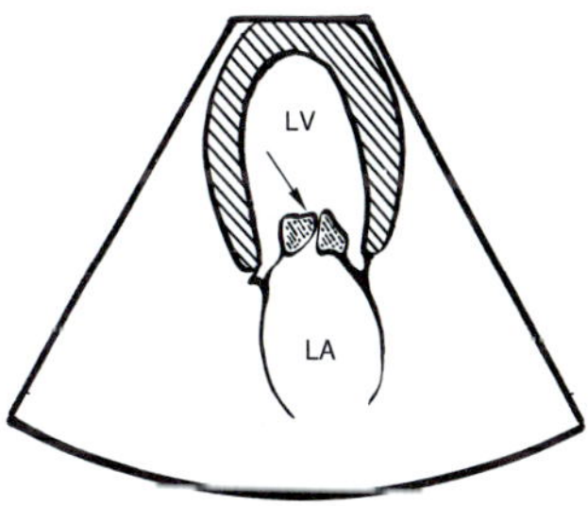

Abb. 338 und 339 Mitralklappenendokarditis, systolisch

Endokarditis im M-Mode

- Aufgrund der hohen Beweglichkeit endokarditischer Vegetationen kommen sie im M-Mode immer nur phasenweise zur Darstellung.

Endokarditis im Doppler/Farbdoppler

- Infolge der Klappendestruktionen entstehen die klinisch führenden Insuffizienzen, die entsprechend zu quantifizieren sind.

Beachte

- Der fehlende Nachweis von Vegetationen schließt eine Endokarditis nicht aus, bei klinischem Verdacht engmaschige Verlaufskontrollen.

Zusammenfassung

- Die zweidimensionale Echokardiographie ist zum Nachweis endokarditischer Appositionen Methode der Wahl.
- Bei unklaren Befunden solle unbedingt eine TEE durchgeführt werden.

Aneurysma dissecans im B-Bild

- Meistens dilatierte Aortenwurzel.
- Doppelkontur (Dissektionsmembran) im Aortenrohr nachweisbar (Abb. 340 und 341, auch Darstellung im suprasternalen Fenster):

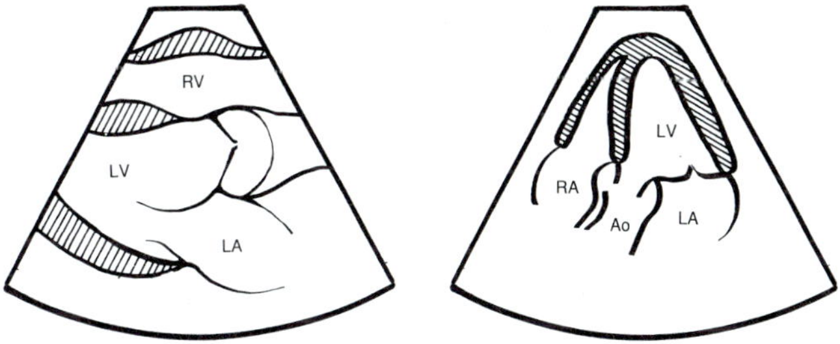

Abb. 340 und 341 Dissektionsmembran im rechtskoronaren Sinus Valsalvae

Aneurysma dissecans im M-Mode

- Darstellung der Dissektionsmembran aus der parasternalen langen Achse.

Aneurysma dissecans im Doppler/Farbdoppler

- Darstellung einer Aorteninsuffizienz.
- Von suprasternal und parasternal kann der diskontinuierliche Fluß im Aortenrohr und den großen supraaortischen Ästen dargestellt werden (Abb. 342 und 343):

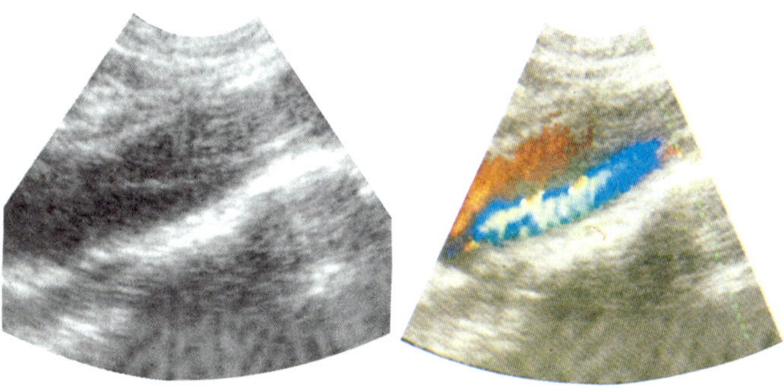

Abb. 342 und 343 Dissektionsmembran und diskontinuierlicher Fluß in der A. carotis communis

Beachte

- Bei klinischem Verdacht und schlechten transthorakalen Schallbedingungen sollte eine transösophageale Echokardiographie durchgeführt werden.
- Bei echokardiographischem Verdacht oder Nachweis einer Dissektion farbdopplersonographische Untersuchung der supraaortischen Äste sowie der Bauchaorta und Aa. femorales.
- Einteilung der Aneurysmata dissecantes nach Ausdehnung (Abb. 344):
  - Klassifikation nach Stanford:
    Typ A: Dissektionsbeginn in der Aorta ascendens,
    Typ B: Dissektionsbeginn distal der A. subclavia.
  - Klassifikation nach DeBakey:
    Typ I: Dissektion an der Aorta ascendens, mögliche Ausbreitung bis zur Femoralisgabel.
    Typ II: Dissektion auf die Aorta ascendens beschränkt.
    Typ III: Dissektion im Bereich der Aorta descendens, mögliche Ausbreitung bis zur Femoralisgabel.

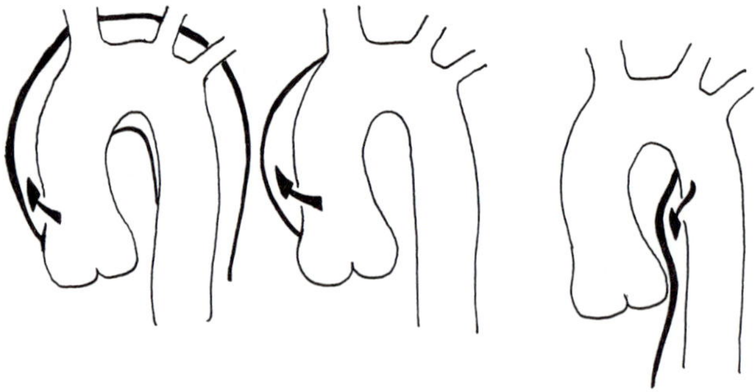

Abb. 344 Einteilung der Aortendissektionen

Zusammenfassung

- Der Nachweis einer Aortendissektion im zweidimensionalen transthorakalen Echokardiogramm ist wesentlich abhängig von den Schallbedingungen.
- Bei entsprechendem Verdacht sollten stets die supraaortischen Äste sowie die Bauchaorta farbdopplersonographisch untersucht werden.
- Die transösophageale Echokardiographie liefert neben dem sicheren Nachweis wichtige Hinweise zur Lokalisation des Entry und Ausmaßes der Dissektion.

Bioprothesen im B-Bild

- Darstellung eines echodichten Halteapparates (Abb. 345 und 346).
- Freie Klappenränder sind meist schwierig darstellbar.

Bioprothesen im M-Mode

- Die Darstellung der Klappenseparation ist aufgrund des echodichten Halteapparates häufig nicht möglich.

Bioprothesen im Doppler

- Durchschnittliche Strömungsgeschwindigkeiten des transmitralen Einstroms liegen bei 1,4 m/s (0,9 – 1,8 m/s).
- Exzentrische und/oder turbulente Strömungen des transmitralen Einstroms mit Strömungsgeschwindigkeiten von 2,1–2,7 m/s gelten als Hinweise für degenerierte oder kalzifizierte Klappen.
- Beurteilung der Klappenöffnungsfläche anhand der Kontinuitätsgleichung und der Druckabfallhalbwertszeit (PHT), s. Kapitel Mitralstenose, S. 82.

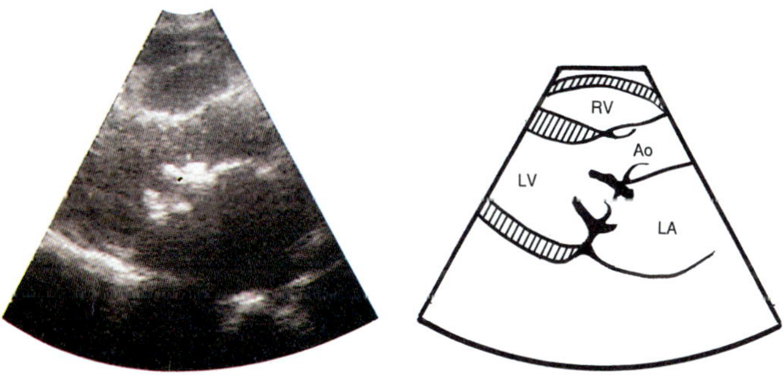

Abb. 345 und 346 Mitralklappenbioprothese

Bioprothesen im Farbdoppler

- Klappeninsuffizienzen und paravalvuläre Lecks sollten in der parasternalen langen Achse dargestellt werden.

Beachte

- Bei Verdacht auf Mitralklappenprothesendysfunktion sollte aufgrund der besseren Darstellung der Klappensegel sowie des Klappenrings eine transösophageale Echokardiographie durchgeführt werden.

Kunstklappen im B-Bild

- Artefaktreiche Darstellung des Klappenringes sowie der Klappenflügel mit dorsaler Schallauslöschung, die eine Differenzierung zwischen einflügeligen und doppelflügeligen Klappen erschweren (Abb. 347 und 348).
- Bei der Starr-Edwards-Kugelprothese bestehen im Bereich dorsal der Kugel völlig irreguläre Reflexionen, das das Material eine vollkommen andere Schallgeschwindigkeit als Blut aufweist.

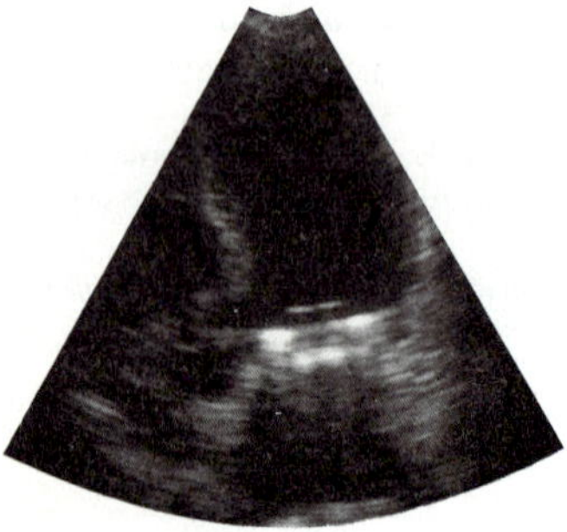

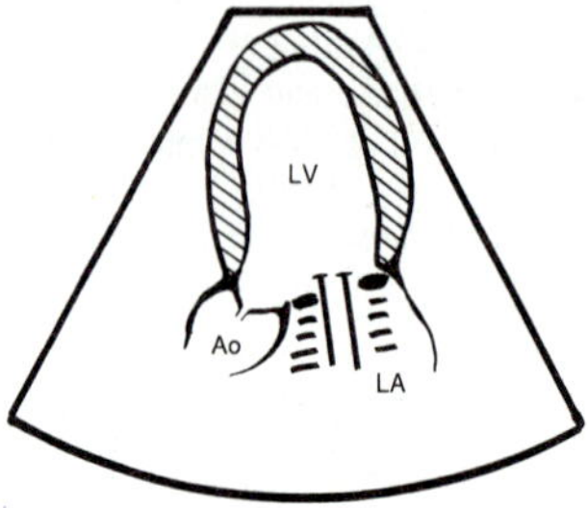

Abb. 347 und 348 Kunstklappe in Mitralklappenposition (Doppelflügelprothese)

Kunstklappen im M-Mode

- Bei entsprechend guten Schallbedingungen kann im M-Mode die Klappenseparation dokumentiert werden.

Kunstklappen im Doppler

- Trotz der Artefaktechos ist im 4-Kammer-Blick meist das Doppler-Signal des transmitralen Einstroms darstellbar, berechnet werden sollten die Öffnungsfläche nach der Kontinuitätsgleichung, der mittlere und maximale Druckgradient sowie die Klappenöffnungsfläche nach der Druckabfallhalbwertszeit.

Kunstklappen im Farbdoppler

- Darstellung von Regurgitationsjets in der parasternalen langen Achse.
- Geringgradige, meist klappenschlußassoziierte Regurgitationen sind nicht pathologisch (im Farbdoppler mit einer Längsausdehnung von 2–3 cm).

Beurteilung der Klappenfunktion

- Bauartspezifische effektive Mitralöffnungsflächen (bezogen auf einen Außendurchmesser von 29 mm, nach Grube 1989):

Starr-Edwards	1,8 ± 0,4 cm^2
Björk-Shiley	2,4 ± 0,6 cm^2
St. Jude Medical	2,8 ± 0,8 cm^2
Medtronic-Hall	1,9 ± 0,5 cm^2
Ionescu-Shiley	1,9 ± 0,6cm^2
Duromedics	2,7 ± 0,5cm^2

- Dopplersonographische Mitteldruckgradienten:

Björk-Shiley	5 ± 7 mmHg
St. Jude-Medical	5 ± 1 mmHg
Duromedics	10 ± 3 mmHg
Mitroflow	4 ± 2 mmHg

Beachte

- Die angegebenen Mitteldruckgradienten variieren erheblich bei gestörter linksventrikulärer Funktion und Begleitvitien, die Berechnung der Klappenöffnungsfläche nach der Kontinuitätsgleichung (s. Kapitel Mitralstenose, S. 82) ist vorzuziehen.

Zusammenfassung

- Die Öffnungsfläche von Mitralklappenprothesen wird vorzugsweise nach der Kontinuitätsgleichung berechnet.
- Klappenprotheseninsuffizienzen und paravalvuläre Lecks werden in der langen parasternalen Achse dargestellt.
- Zur besseren Darstellung insbesondere der Vorhofregion ist eine transösophageale Echokardiographie durchzuführen.
- Vergleiche mit Voruntersuchungen sollten unbedingt angestrebt werden.

Bioprothesen im B-Bild

- Die exakte Beurteilung der Klappen ist wegen Überlagerung durch den echodichten Halteapparat häufig erschwert (Abb. 349 und 350):

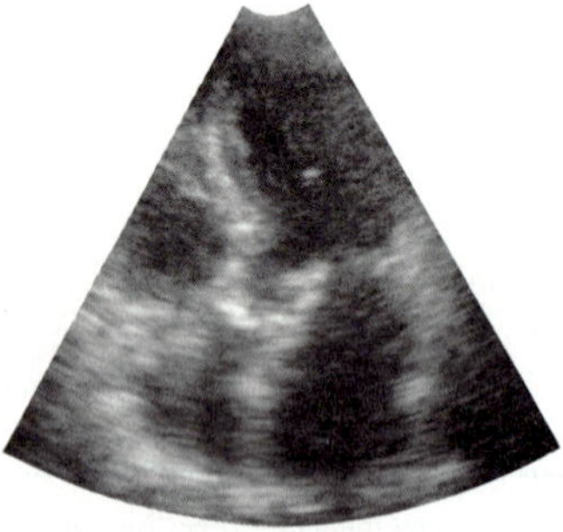

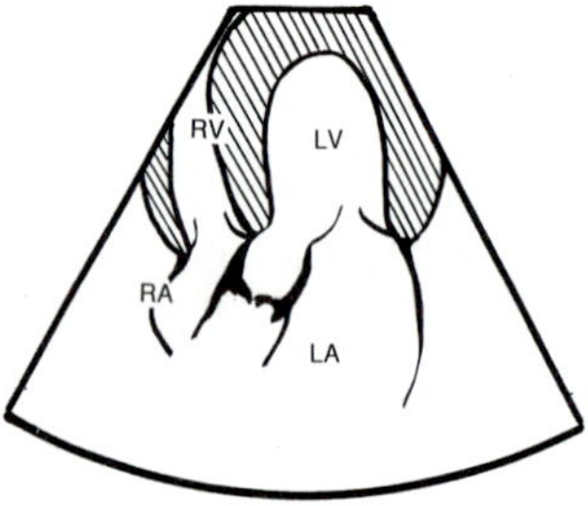

Abb. 349 und 350 Bioprothese in Aortenposition

Bioprothesen im M-Mode

- Der Erfassung der Klappenseparation mittels M-Mode kommt zur Quantifizierung der Klappenöffnung keine Bedeutung zu.

Bioprothesen im Doppler

- Im parasternalen 3- oder 5-Kammer-Blick Bestimmung des relativen Stenosegrades (s. Kapitel Aortenstenose, S. 87) sowie der Maximal- und Mitteldruckgradienten. Kleine Regurgitationen im Sinne einer Aorteninsuffizienz I. Grades sind nicht als pathologisch zu werten.

Bioprothesen im Farbdoppler

- Nach paravalvulären Regurgitationen sollte genau gefahndet werden.

Beachte

- Bei Verdacht auf ein paravalvuläres Leck im Bereich des nichtkoronaren Sinus Valsalvae kann die transösophageale Echokardiographie weitere Informationen liefern. Veränderungen im Bereich des rechtskoronaren Sinus Valsalvae sind durch die TEE infolge Überlagerungen durch den Halteapparat schlecht darstellbar.

Kunstklappen im B-Bild

- Ausgeprägte Echoartefakte durch die Metall-Kunststoffanteile des Klappenrings erschweren eine Darstellung der freien Klappen (Abb. 351 und 352):

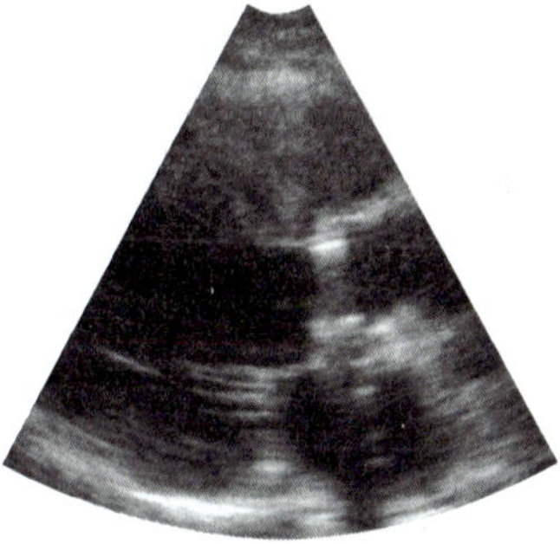

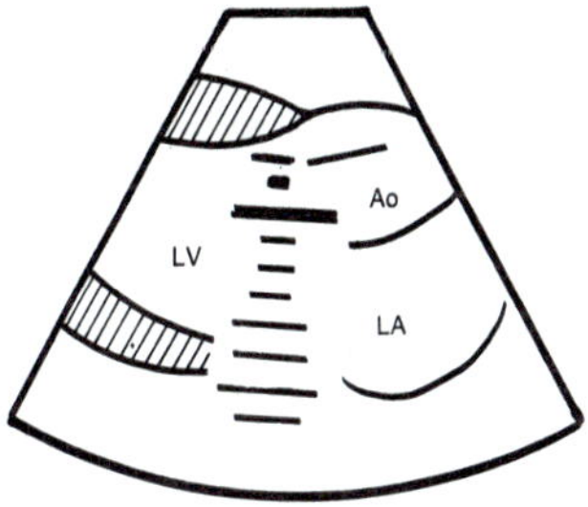

Abb. 351 und 352 Kunstklappen in Aortenposition

Kunstklappen im M-Mode

- Der Bestimmung der Klappenseparation im M-Mode kommt keine diagnostische Relevanz zu.

Kunstklappen im Doppler

- Im 3- oder 5-Kammer-Blick Bestimmung des relativen Stenosegrades (s. Kapitel Aortenstenose, S. 87) sowie des Maximal- und Mitteldruckgradienten.

Kunstklappen im Farbdoppler

- Frühdiastolische klappenschlußassoziierte Regurgitationen im Sinne einer Aorteninsuffizienz I. Grades sind nicht als pathologisch zu werten.
- Aufsuchen paravalvulärer Regurgitationen vorzugsweise in der parasternalen kurzen Achse (Abb. 353 und 354).
- Besonders nach paravalvulären Abszessen können hochsitzende Ventrikelseptumdefekte auftreten (Abb. 355 und 356).

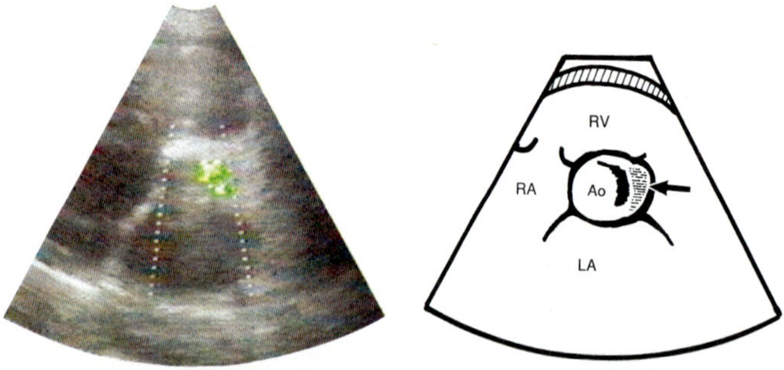

Abb. 353 und 354 Paravalvuläres Leck bei Aortenklappenkunstprothese

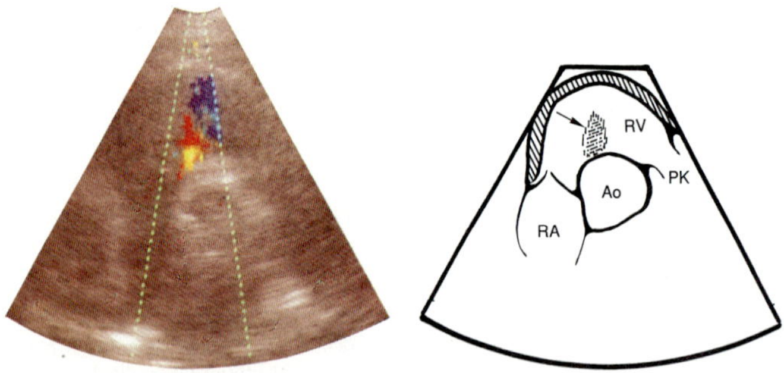

Abb. 355 und 356 Paravalvuläres Leck bei Aortenklappenkunstprothese mit Perforation in den rechtsventrikulären Ausstromtrakt wie bei Ventrikelseptumdefekt

Beurteilung einer Aortenklappenprothese

- Zentrale und paravalvuläre Regurgitationen werden entsprechend den Richtlinien für die Aorteninsuffizienz (s. S. 109) quantifiziert.
- Zur Bestimmung der effektiven Öffnungsfläche ist die Kontinuitätsgleichung, vorzugsweise der relative Stenosegrad, anzuwenden (s. Kapitel Aortenstenose, S. 87).
- Zur Orientierung dient folgende Tabelle, allerdings sind die Mitteldruckgradienten erheblich vom aktuellen Schlagvolumen abhängig.
  Bauartspezifische Mitteldruckgradienten verschiedener Aortenklappenprothesen (bezogen auf einen Klappenringdurchmesser von 23 mm):

St.Jude Medical	9,6 ± 3,1 mmHg
Björk-Shiley	18,9 ± 5,2 mmHg
Carpentier-Edwards	22,4 ± 8,8 mmHg
Starr-Edwards	25,4 ± 4,7 mmHg

Zusammenfassung

- Bei Aortenklappenprothesendysfunktion im Sinne einer Insuffizienz wird zwischen zentralen und paravalvulären Lecks unterschieden.
- Bei paravalvulären Perforationen in den rechtsventrikulären Ausstromtrakt entsteht funktionell ein hochsitzender Ventrikelseptumdefekt.
- Zur Bestimmung der effektiven Öffnungsfläche ist die Kontinuitätsgleichung anzuwenden.
- Vergleiche mit Vorbefunden sollten unbedingt angestrebt werden.

Carpentier-Ring im B-Bild

- Darstellung eines dichten, rundlichen Echos im Bereich des Klappenansatzringes (Abb. 357 und 358).
- Meistens fehlende Schallauslöschung oder Reverberationen.

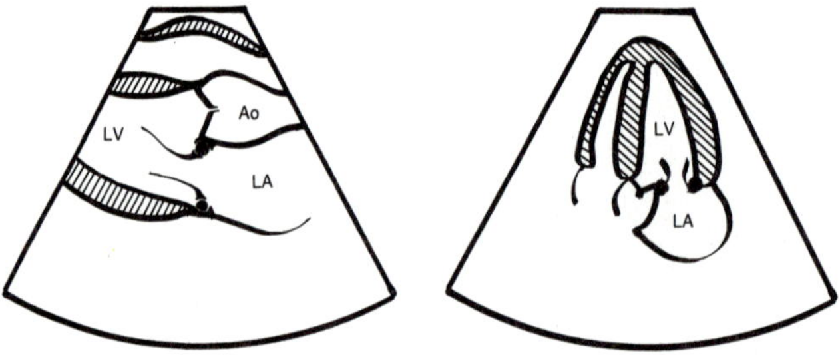

Abb. 357 und 358 Carpentier-Ring in Mitralposition

Carpentier-Ring im M-Mode

- Dokumentation der Klappenseparation.

Carpentier-Ring im Doppler

- Insbesondere bei Carpentier-Ringen in Trikuspidalposition können sich funktionelle Stenosen ausbilden, daher genaue Analyse der Öffnungsfläche und Insuffizienzkomponente.

Carpentier-Ring im Farbdoppler

- Darstellung einer Insuffizienzkomponente.

ASD im B-Bild

- Auffallend vergrößerter rechter Vorhof und Ventrikel (Abb. 359 und 360).
- Im subxiphoidalen 4-Kammer-Blick kann die Lücke im interatrialen Septum dargestellt werden. Fehlende Darstellung des interatrialen Septums im apikalen 4-Kammer-Blick ist diagnostisch nicht sicher verwertbar (sog. „Echo-Dropout").

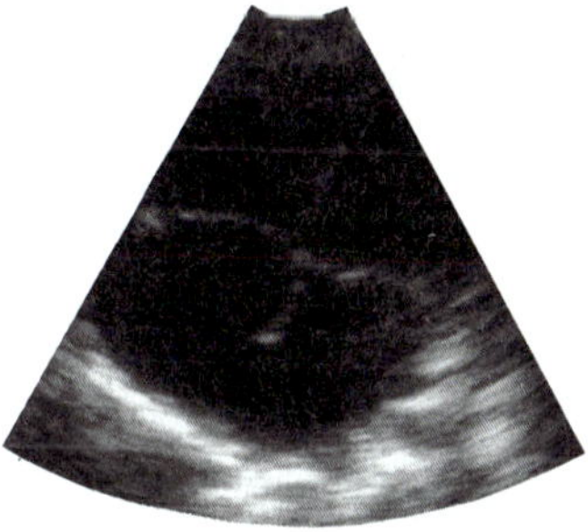

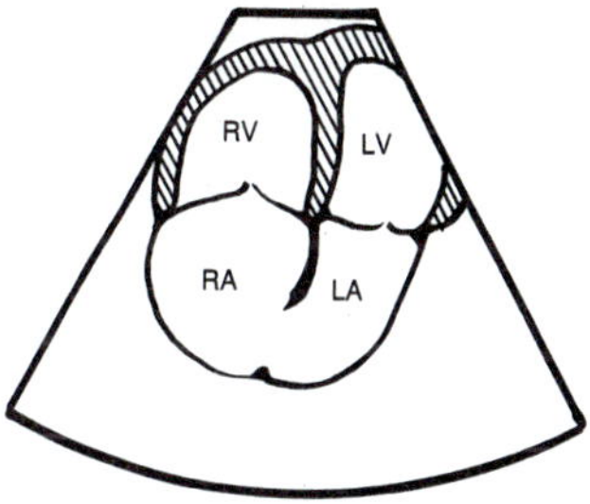

Abb. 359 und 360 Rechtskardiale Vergrößerung bei ASD, Lücke im interatrialen Septum

ASD im M-Mode

- Dokumentation der Größe des rechten Ventrikels.
- Im linksventrikulären M-Mode zeigt sich häufig eine paradoxe Septumbewegung als Ausdruck der Rechtsherzbelastung.

ASD im Doppler

- Zur Darstellung des Shuntflusses ist die subxiphoidale Anlotung am besten geeignet.
- Direkter Nachweis des transseptalen Flusses mittels gepulstem Doppler ist problematisch, da die Shuntflüsse meist nur Geschwindigkeiten bis zu 1 m/s aufweisen.
- Ableitung des Geschwindigkeitzeitintegrals über der Pulmonal- und Aortenklappe zur semiquantitativen Abschätzung des Shuntvolumens.

ASD im Farbdoppler

- Shuntfluß kann in der parasternalen kurzen Achse, dem apikalen 4-Kammer-Blick und am besten von subxiphoidal dargestellt werden (Abb. 361 und 362).
- Es sollte versucht werden, die Breite des Shuntflusses in Höhe des interatrialen Septums zu bestimmen.
- Nach einer begleitenden Trikuspidalinsuffizienz zur Erfassung einer pulmonalen Hypertonie sollte gefahndet werden.
- Auffallend sind die erhöhten rechtskardialen Flüsse im 4-Kammer-Blick.

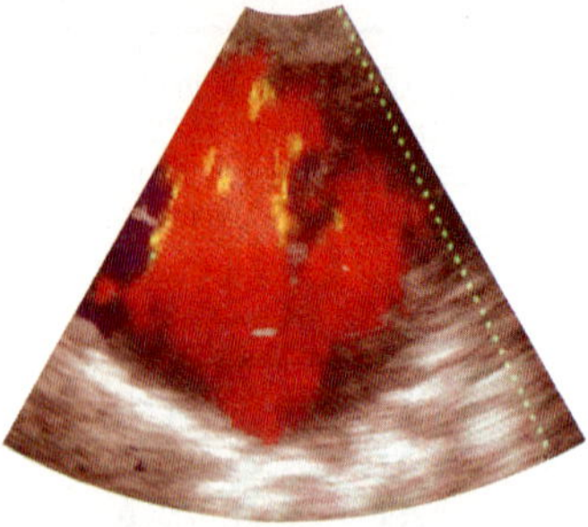

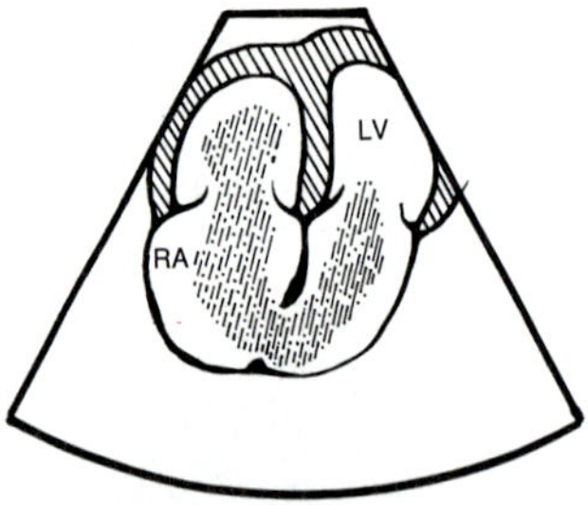

Abb. 361 und 362 Großer Vorhofseptumdefekt im 4-Kammerblick

ASD im Kontrastecho

- Darstellung eines Auswaschphänomens im Bereich des rechten Vorhofs (Abb. 363 und 364) als Ausdruck des Links-rechts-Shunts (negativer Kontrast).
- Übertritt von Kontrast-Bubbles nach linkskardial (positiver Kontrast) nach Druckerhöhung im kleinen Kreislauf (z. B. Husten).

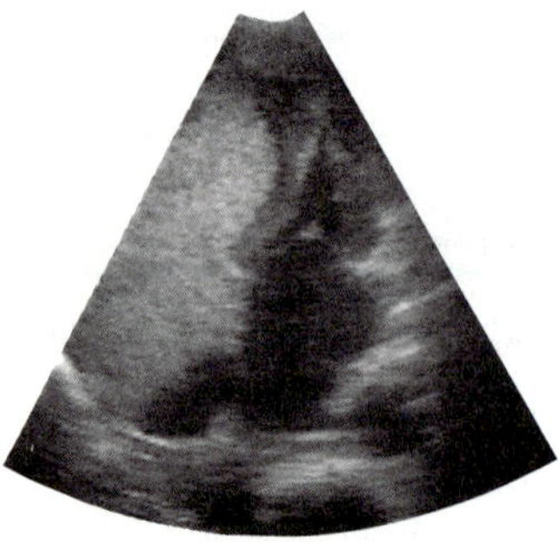

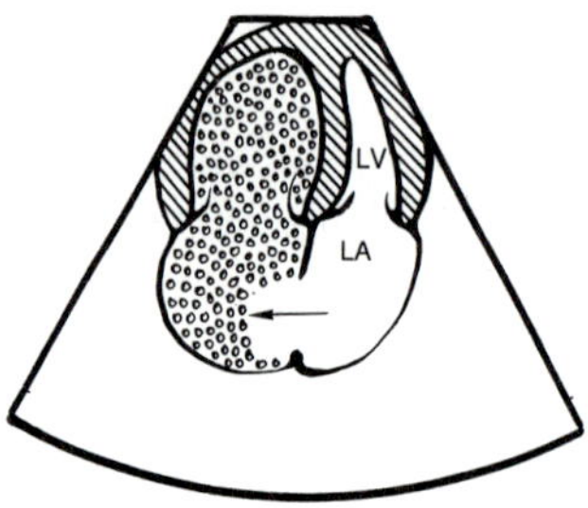

Abb. 363 und 364 Auswaschphänomen im rechten Vorhof bei ASD

Beachte

- Im Kontrastecho kann das Auswaschphänomen im Bereich des rechten Vorhofs auch durch einströmendes Blut aus dem Koronarsinus oder der V. cava inferior hervorgerufen werden.
- ½ Minute nach Applikation von Echokontrast können vereinzelte Bubbles via Lungenpassage auch linkskardial darstellbar sein.
- Anatomische Typen des ASD:
  1. Foramen ovale,
  2. Ostium primum: im Bereich der Atrioventrikularklappenebene,
  3. Ostium secundum: im zentralen Abschnitt der Fossa ovalis,
  4. Sinus venosus: posteriores-superiores Septum.

Beurteilung des Schweregrades

- Anhand der Breite des Septumdefekts im subxiphoidalen 4-Kammer-Blick (nur bei sehr guten Schallbedingungen).
- Breite des transatrialen Farbdopplerjets (> 30% der Breite des rechten Vorhofs ~ bedeutender ASD).
- Berechnung des Shuntvolumens: Bestimmung des pulmonalen Blutflusses durch Ableitung des Geschwindigkeitzeitintegrals (VTI) der A. pulmonalis und Messung des Pulmonalarteriendurchmessers (d) nach der Formel:
  Pulmonaler Blutfluß = VTI a.pulm. · $(d/2)^2$ π · Herzfrequenz
  Analoge Bestimmung des Systemblutflusses (s. S. 52).
  Berechnung des Shuntvolumens nach der Formel:
  Shuntvolumen = Pulmonaler Blutfluß – systemischer Blutfluß.
  Shuntvolumina > 20% beim Erwachsenen sind relevant. Die angegebene Berechnung ist allerdings durch die schwierige Messung des Pulmonalarteriendurchmessers in der Aussage limitiert.
- Ein relevanter Shunt bildet im Erwachsenenalter eine deutliche rechtskardiale Dilatation sowie Zeichen der pulmonalen Hypertonie aus.

Zusammenfassung

- Der qualitative Nachweis eines Vorhofseptumdefektes erfolgt durch die Kontrastmittelechokardiographie, bei guten Schallbedingungen auch durch die Farbdoppler-Echokardiographie.
- Die semiquantitative Beurteilung eines Vorhofseptumdefektes erfolgt über die Bestimmung der Breite des Defektes sowie des Shuntvolumens.
- Die transösophageale Echokardiographie ist die sicherste sonographische Methode zum Nachweis eines Vorhofseptumdefektes.

Endokardkissendefekt im B-Bild

- Strukturdefekt der zentralen Atrioventrikularklappenebene unter Einbeziehung des Vorhofseptums sowie des basalen Ventrikelseptums mit sehr variabler Ausbildung (Abb. 365 und 366).
- Spaltbildung im Bereich des vorderen Mitralsegels oder Verschmelzung der Trikuspidalsegel mit den Mitralsegeln möglich.
- Häufig dysplastische Atrioventrikularklappen und atypisch lokalisierte Papillarmuskel.

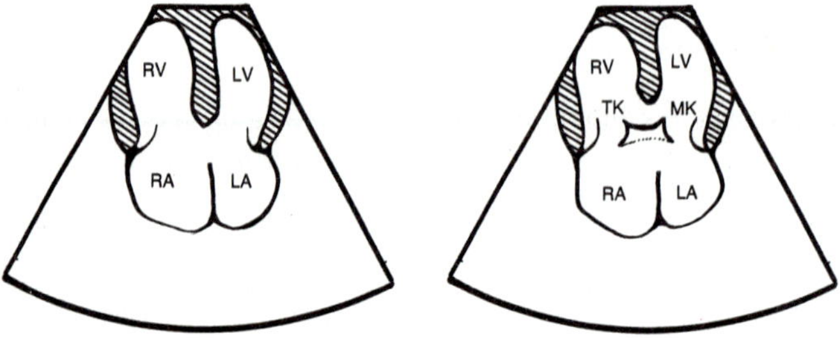

Abb. 365 und 366 Endokardkissendefekte

Endokardkissendefekt im M-Mode

- Es bestehen keine charakteristischen Befunde.

Endokardkissendefekt im Doppler/Farbdoppler

- Nachweis eines Shunts auf Vorhofebene (im Sinne eines Ostium-primum-Defektes) sowie eines hochsitzenden Ventrikelseptumdefektes.
- Semiquantitative Bestimmung des Shuntvolumens (über Bestimmung des pulmonalen und systemischen Blutflusses vgl. S. 52).
- Erfassung einer pulmonalen Hypertonie bei rechtskardialen Klappeninsuffizienzen (s. S. 128).

Endokardkissendefekt im Kontrastecho

- Nachweis des Shunts auf Vorhof- und Ventrikelebene.

VSD im B-Bild

- Vergrößerter, muskelkräftiger rechter Ventrikel (Abb. 367 und 368).
- Bei kleinem VSD häufig keine direkte Darstellung möglich, bei größeren VSD sollten die Defekte in der parasternalen Achse planimetrisch erfaßt werden.

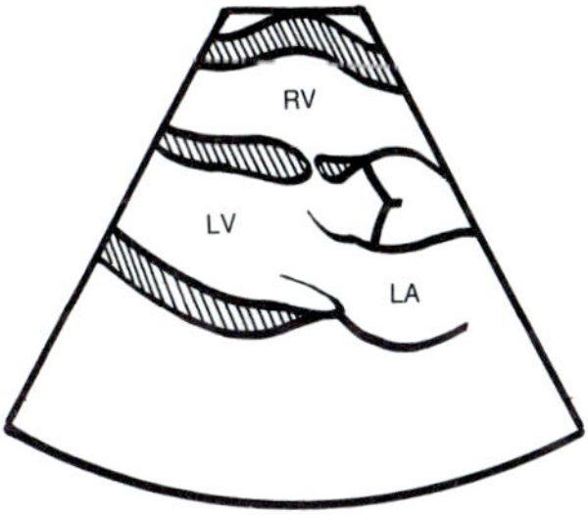

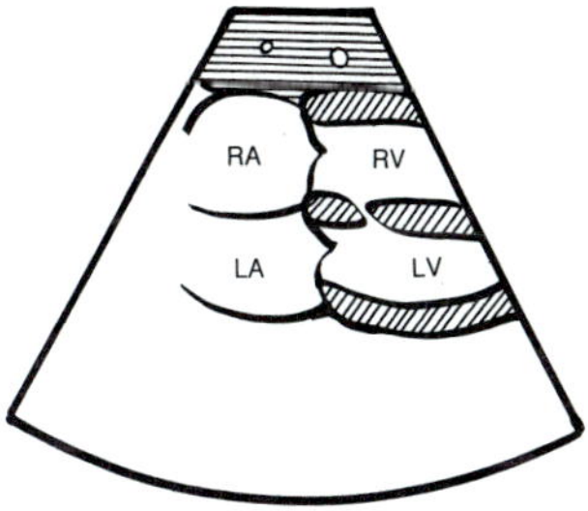

Abb. 367 und 368 Rechtskardiale Vergrößerung bei VSD

VSD im M-Mode

- Dokumentation der Größe des rechten Ventrikels.

VSD im Doppler/Farbdoppler

- Darstellung des transseptalen Jets.
- Bei der Messung des transseptalen Gradienten auf Winkelfehler achten (Abb. 369).
- Ausmessen der Breite des Farbdopplerjets ~ „Vena contracta" ~ Shuntdurchmesser (Abb. 370).
- Aufsuchen einer Trikuspidalinsuffizienz zur Erfassung einer pulmonalen Hypertonie.

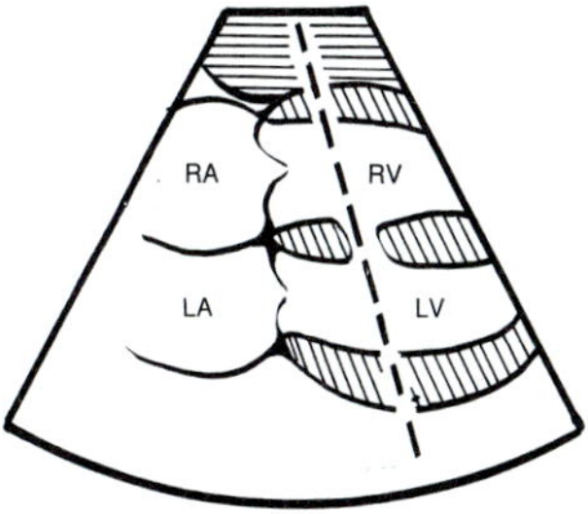

Abb. 369 Gradientenbestimmung bei VSD

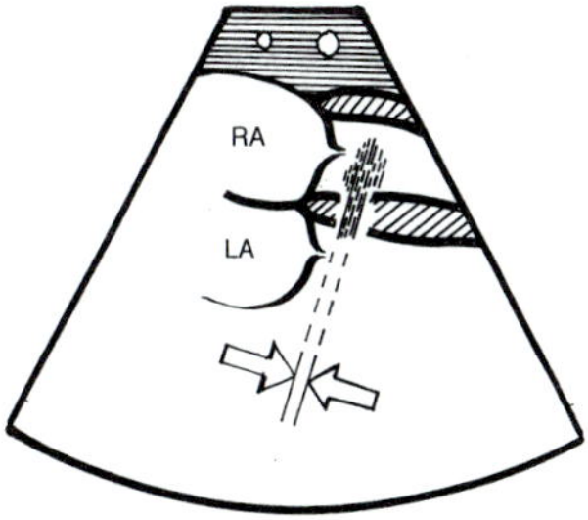

Abb. 370 „Vena contracta" bei VSD

VSD im Kontrastecho

Darstellung eines Auswaschphänomens im rechten Ventrikel (negativer Kontrast, Abb. 371) bei VSD mit Links-rechts-Shunt.
Bei VSD mit pulmonaler Hypertonie Übertritt von Bubbles in den linken Ventrikel (Abb. 372) möglich.

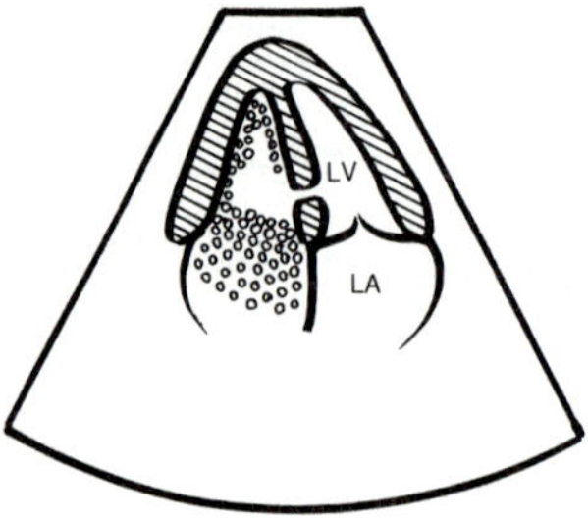

Abb. 371 Negativer Kontrast bei VSD

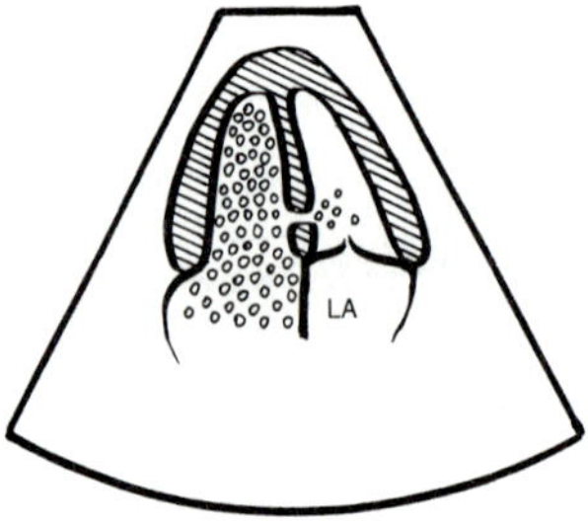

Abb. 372 KM-Übertritt bei VSD

Beurteilung eines VSD

- Anatomische Typen des VSD: Membranöses Septum (90%), muskulär, perimembranös, juxtaarteriell kaudal der Aortenklappe.
- Die Berechnung des rechtsventrikulären Spitzendruckes erfolgt über
  1. dem Maximalgradienten einer Trikuspidalinsuffizienz und
  2. der Differenz aus systolischem Blutdruck nach Riva-Rocci und dem Maximalgradienten über dem VSD.
- Berechnung des Shuntvolumens über Bestimmung des pulmonalen und systemischen Blutflusses vgl. S. 52.
- Irrelevanter Shunt:
  1. Vena contracta < 3 mm;
  2. Erhaltene Drucktrennung zwischen linkem und rechtem Ventrikel;
  3. Normaler pulmonaler Spitzendruck;
  4. Geschätztes Shuntvolumen < 20%;
- Relevanter Shunt:
  1. Pulmonale Hypertonie;
  2. Vena contracta >35 mm;
  3. Druckausgleich zwischen linkem und rechtem Ventrikel, farbdopplerechokardiographisch erkennbar an mehrfachen diastolisch-systolischen Richtungswechseln);
  4. Shuntvolumen > 30%.

Beachte

- In den apikalen Kammerblicken kann ein Ventrikelseptumdefekt kaum ausgeschlossen werden, da der Shuntfluß senkrecht zur Darstellung kommt.
- Bei pulmonaler Hypertonie kann sich eine Shuntumkehr (Eisenmenger-Reaktion) mit konsekutivem Rechts-links-Shunt ausbilden.

Zusammenfassung

- Der qualitative Nachweis eines Ventrikelseptumdefektes kann meist mit hinreichender Sicherheit durch die zweidimensionale Echokardiographie erfolgen, die Kontrastechokardiographie kann weitere wichtige Befunde liefern.
- Die semiquantitative Einschätzung des Shuntvolumens und des pulmonalen Spitzendrucks erfolgt durch die Doppler-Echokardiographie.

Morbus Ebstein im B-Bild

- Trikuspidalklappenebene ist in den rechten Ventrikel verlagert (Abb. 373 und 374).
- Weiter rechter Ventrikel häufig mit aufgehobener oder paradoxer Septumbewegung.

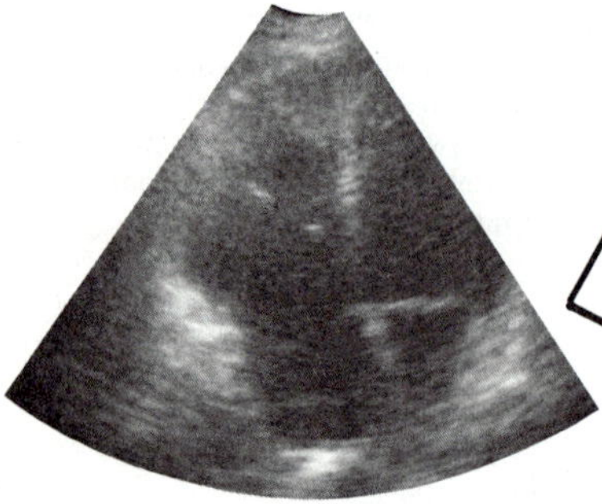

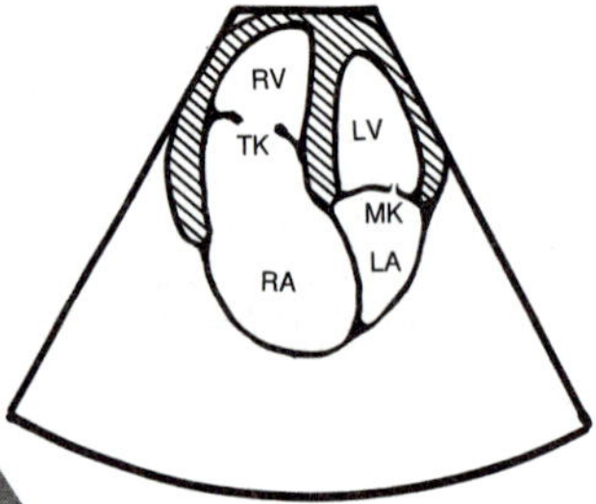

Abb. 373 und 374 Morbus Ebstein

Morbus Ebstein im M-Mode

- Weite Amplitude der Trikuspidalbewegung, verglichen mit der Mitralklappenbewegung, verspäteter Trikuspidalklappenschluß.

Morbus Ebstein im Doppler/Farbdoppler

- Darstellung einer Trikuspidalinsuffizienz zur Erfassung einer pulmonalen Hypertonie (s. S. 128).

Raumforderungen im B-Bild

- Thromben: Echodichte, gut abgrenzbare polypöse als auch fingerförmige Raumforderungen im Bereich eines akinetischen oder dyskinetischen Ventrikelsegments (Abb. 375 und 376).
- Tumoren: Meist intraatrial lokalisierte, echodichte zottige Raumforderungen (Myxome, s. S. 173), auch intraventrikulär gelegene Raumforderungen (Fibrome oder Rhabdomyosarkome).

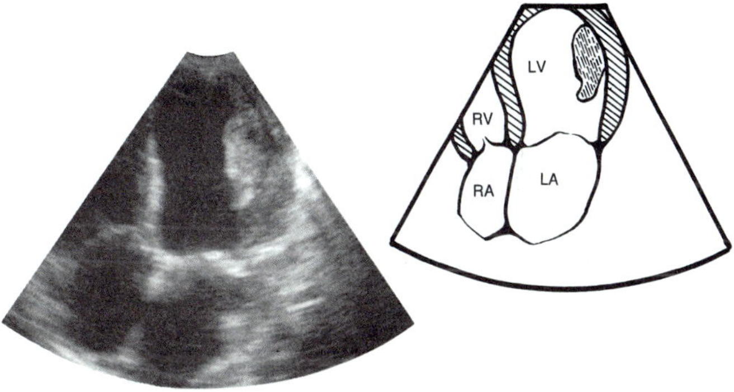

Abb. 375 und 376 Ventrikelthrombus bei Vorderwandinfarkt

Raumforderungen im M-Mode

- Bei Prolaps eines Myxoms in die Mitralklappenebene echodichte Ausfüllung der Mitralklappenseparation.

Raumforderungen im Doppler/Farbdoppler

- Doppler-Untersuchungen erbringen keine weitere wesentliche Information.

Endocarditis fibroplastica im B-Bild

- Unregelmäßige, echodichte Endokardauflagerungen, bevorzugt in der Ventrikelspitze und/oder der Atrioventrikularklappenebene (Abb. 377–380).
- Die endokardialen Auflagerungen können sowohl uni- als auch biventrikulär vorkommen.

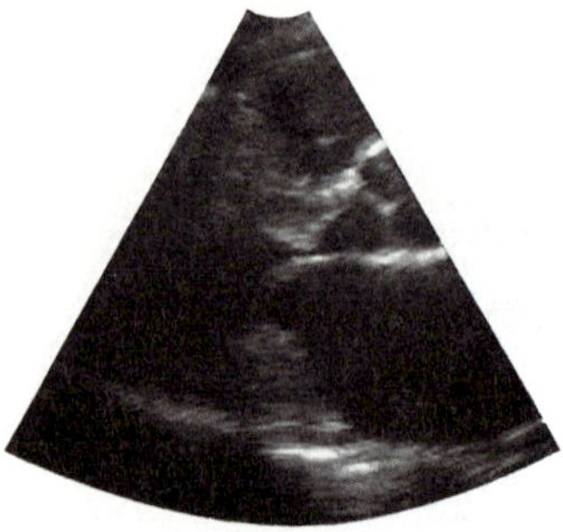

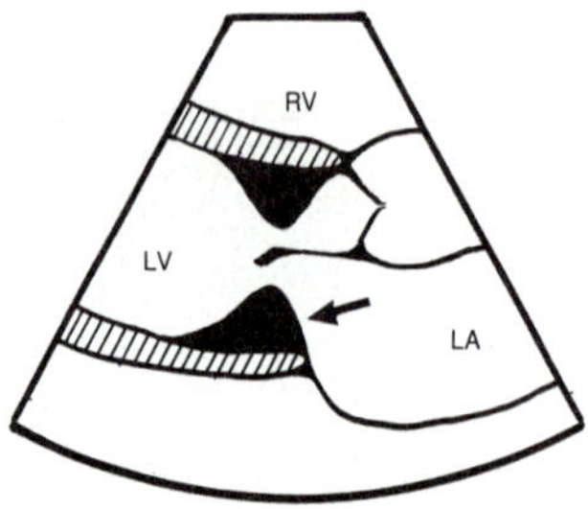

Abb. 377 und 378 Endokardverdickung bei Löfflerscher Endokarditis

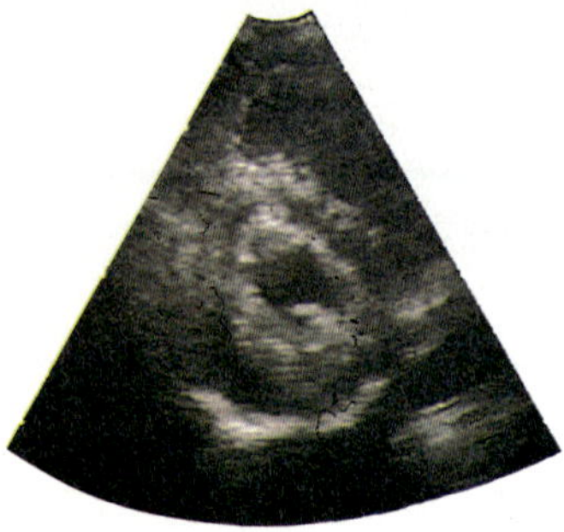

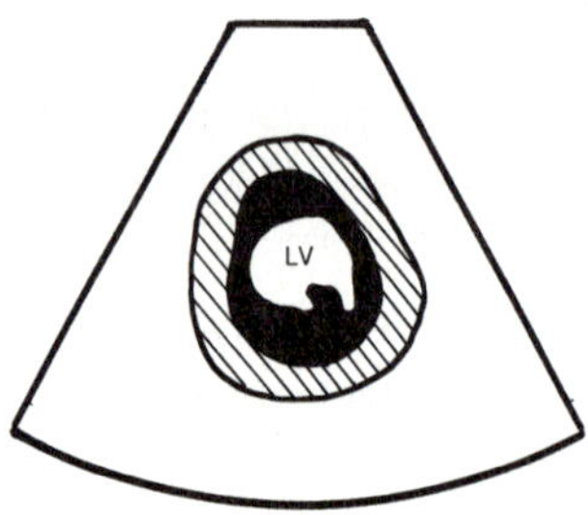

Abb. 379 und 380 Endokardverdickung bei Löfflerscher Endokarditis

Endocarditis fibroplastica im M-Mode

- Dokumentation der erhaltenen Myokardkontraktilität (wichtige Differentialdiagnose zum appositionellen Thrombus bei Myokardinfarkt, Abb. 381 und 382):

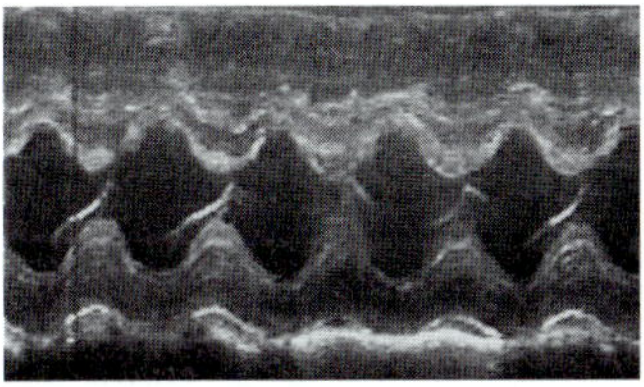

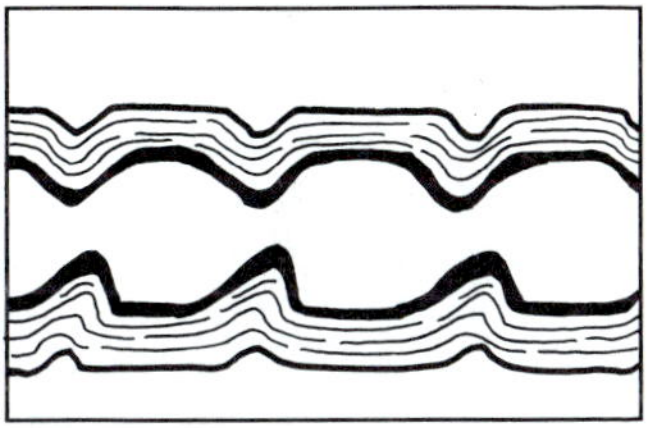

Abb. 381 und 382 Erhaltene Myokardkontraktilität bei Endokardverdickung

Endocarditis fibroplastica im Doppler/Farbdoppler

- Genaue Quantifizierung einer begleitenden Klappeninsuffizienz (Abb. 383 und 384):

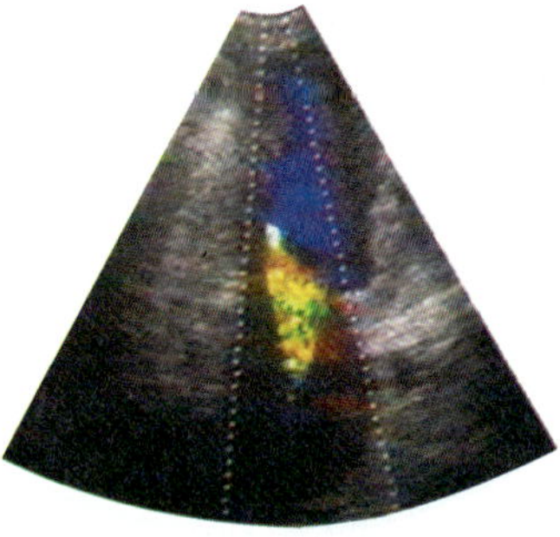

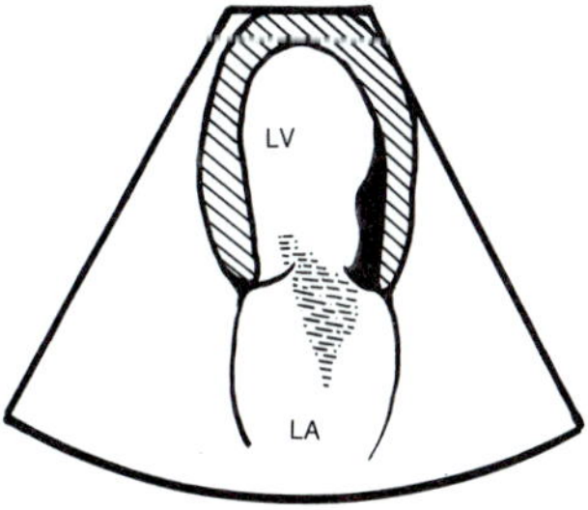

Abb. 383 und 384 Mitralinsuffizienz bei Löfflerscher Endokarditis

Beachte

- Die begleitenden Klappeninsuffizienzen sind genauestens zu quantifizieren, da sie in der Regel den Verlauf der Grunderkrankung wesentlich bestimmen.

MS im B-Bild

- Typisches Doming und eingeschränkte Separation der Klappensegel (Abb. 385 und 386).
- Der Mitralklappenring kann nur im multiplanen TEE vollständig eingesehen werden.

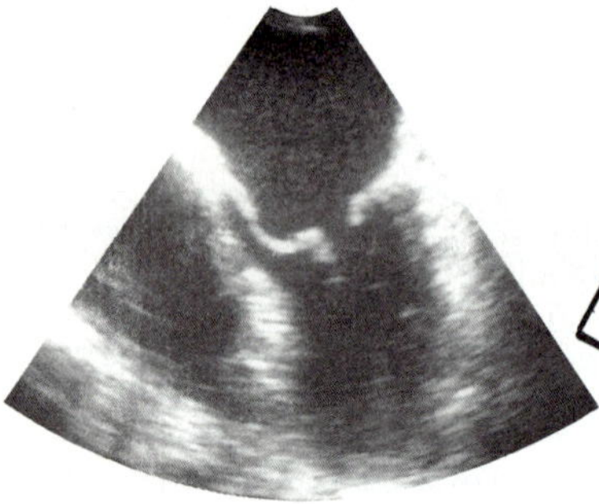

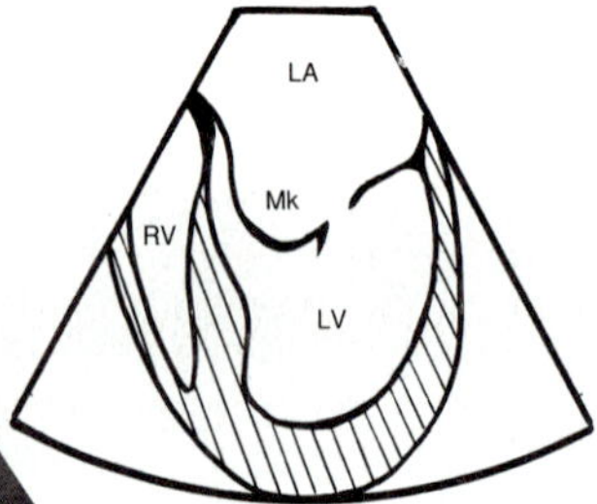

Abb. 385 und 386 Mitralstenose im B-Bild

- Planimetrische Bestimmung der Öffnungsfläche ist in der proximalen transgastralen Ebene zu versuchen (Abb. 387 und 388):

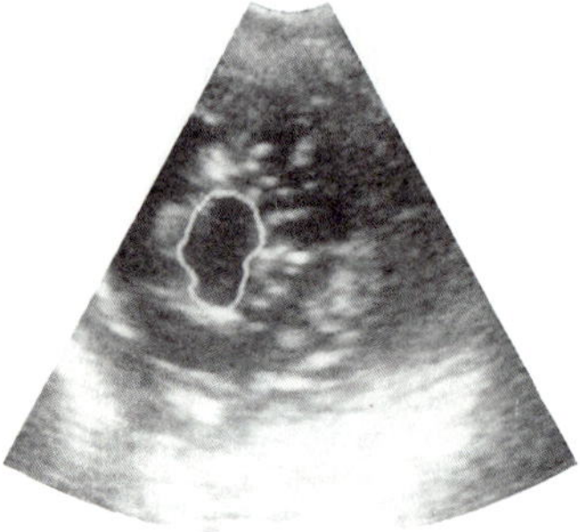

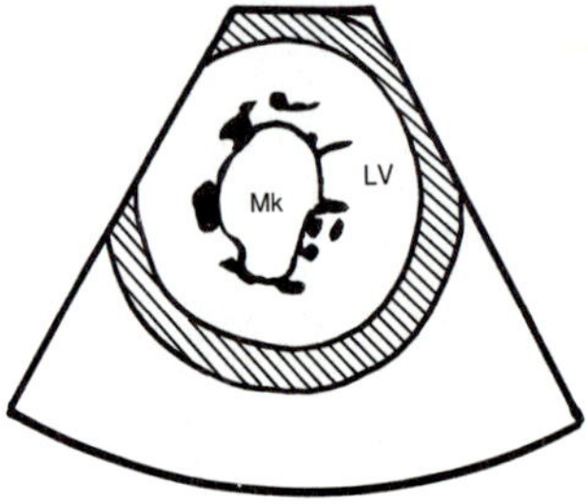

Abb. 387 und 388 Planimetrie der Mitralklappenöffnung bei Mitralstenose (proximale transgastrale Ebene)

MS im Doppler

- Quantifizierung anhand der Druckabfallhalbwertszeit (PHT) und des mittleren und maximalen Druckgradienten (Abb. 389 und 390):

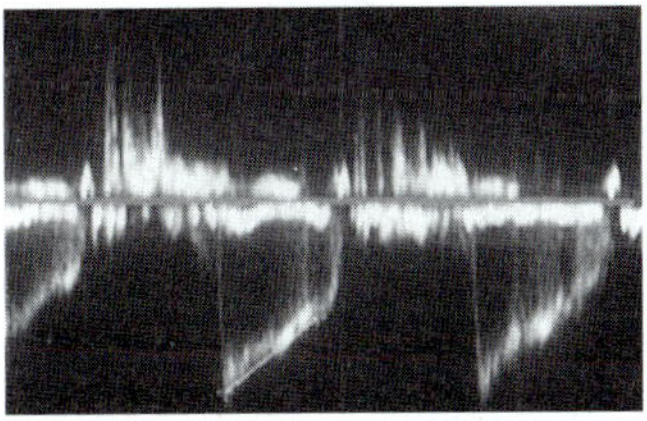

Abb. 389 Quantifizierung der MS anhand der PHT

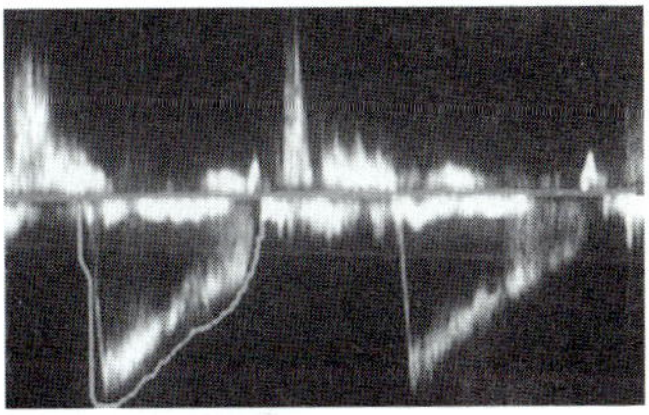

Abb. 390 Druckgradientenbestimmung einer Mitralstenose

MS im Farbdoppler

- Gute Darstellung der transvalvulären diastolischen Strömungsbeschleunigung.
- Genaue Dokumentation einer Mitralinsuffizienz.

Beachte

- Genaue Inspektion des linken Vorhofohres zur Erfassung eines Thrombus.

Zusammenfassung

- Die TEE bietet eine bessere Detaildarstellung des Mitralklappenapparates als die transthorakale Echokardiographie.
- Eine transgastrale Planimetrie der Öffnungsfläche ist nicht immer durchführbar.
- Die Quantifizierung einer Mitralstenose kann im TEE nur anhand der Druckgradienten, der Druckabfallhalbwertszeit und der Öffnungsfläche erfolgen, die Anwendung der Kontinuitätsgleichung ist meist nicht möglich.

AS im B-Bild

- Kalzifizierte Klappe mit hochgradig eingeschränkter Separation (Abb. 391).
- Die Planimetrie der Öffnungsfläche ist in den meisten Fällen durchführbar (Abb. 392):

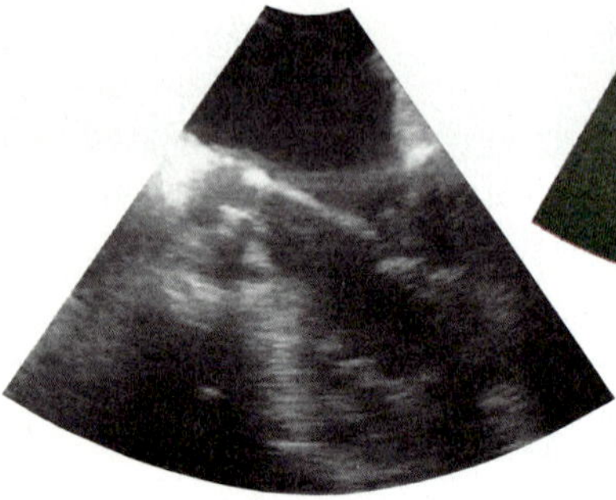

Abb. 391 Kalzifizierte Aortenklappe

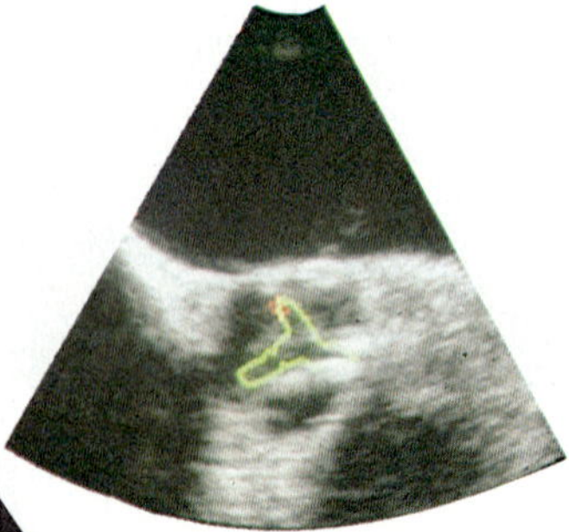

Abb. 392 Planimetrie der Öffnungsfläche bei valvulärer Aortenklappenstenose

AS im Doppler

- Aufgrund der Ableitungsgeometrie kann der CW-Meßstrahl in den transösophagealen Ebenen nur mit großem Winkelfehler angelegt werden, daher ist die Quantifizierung mittels CW-Messungen nicht sinnvoll (korrekte Messungen sind nur bei ausgeprägter Angulation des Schallkopfes im transgastrischen Fenster möglich).

AS im Farbdoppler

- Transstenotischer Jet kann zur Planimetrie der Öffnungsfläche hilfreich sein.
- Genaue Darstellung einer begleitenden Insuffizienz.

Zusammenfassung

- Die Aortenklappenöffnungsfläche kann (vorzugsweise im multiplanen) TEE mit hinreichender Genauigkeit planimetriert werden.
- Die Quantifizierung anhand der Druckgradienten und der Kontinuitätsgleichung ist meistens nicht möglich, so daß in die Beurteilung einer Aortenklappenstenose alle Meßwerte der transthorakalen als auch der transösophagealen Untersuchung einfließen müssen.

AI im B-Bild

- Morphologische Veränderungen an der Aortenklappe (Endokarditis, bikuspide Klappe, Aortenklappenstenose, Aortenklappenprolaps) und den Sinus Valsalvae (Aortendissektion, rupturiertes Sinus-Valsalvae-Aneurysma, aneurysmatische Erweiterung der Aortenwurzel).
- In der transgastrischen Ebene können die Ventrikeldiameter ausgemessen werden.

AI im Farbdoppler

- Darstellung des Regurgitationsjets (Abb. 393–396):

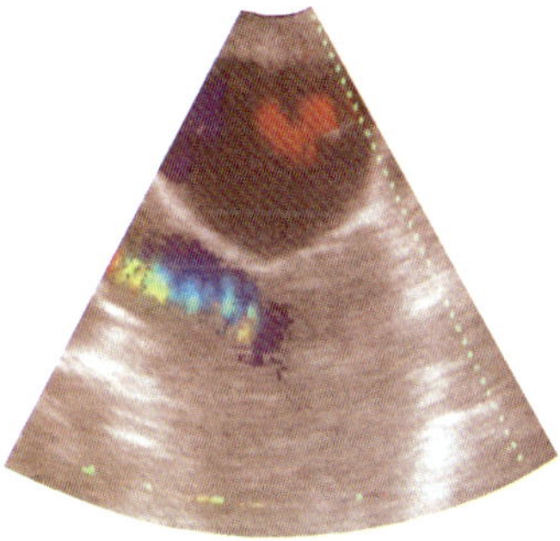

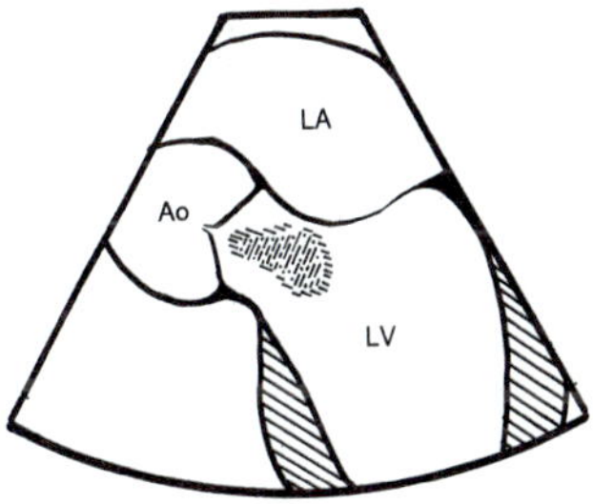

Abb. 393 und 394 Leichtgradige AI

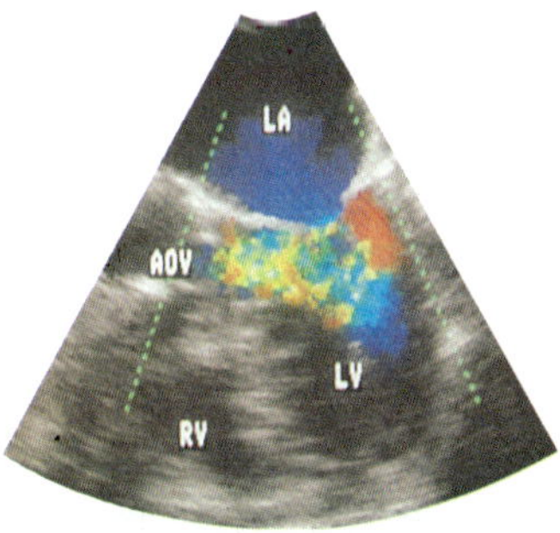

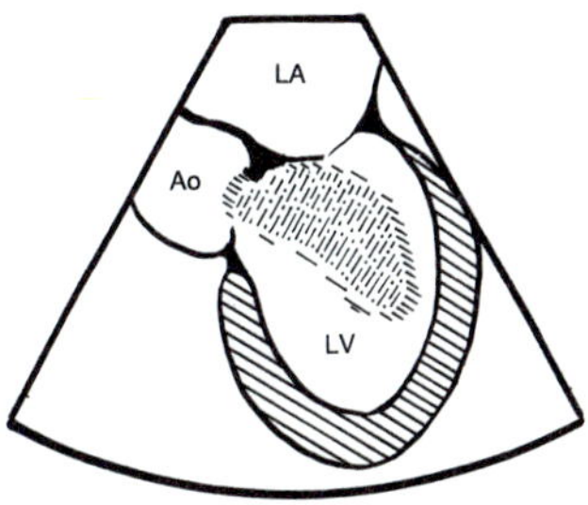

Abb. 395 und 396 Mittelschwere AI

Mitralklappeninsuffizienz (MI)

- Color-M-Mode zur Dokumentation des zeitlichen Ablaufs (Abb. 397 und 398).

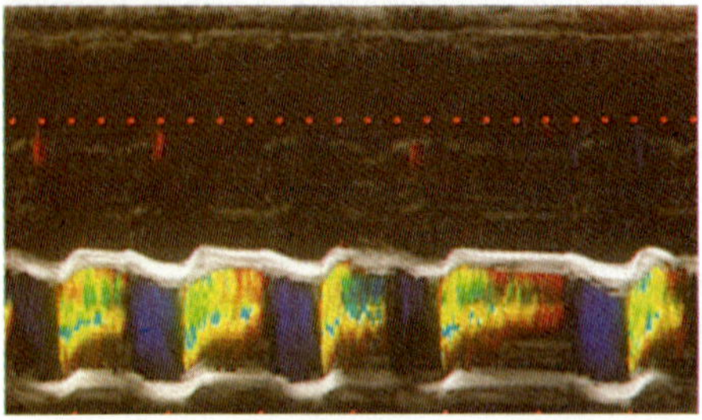

Abb. 397

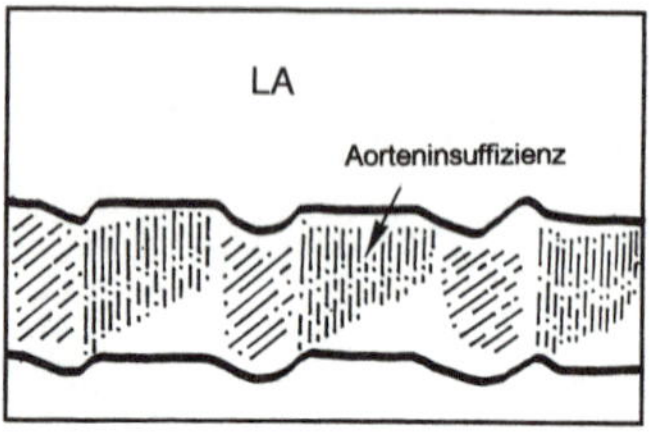

Abb. 397 und 398 Color-M-Mode bei Aorteninsuffizienz

Beurteilung

- Anhand des Durchmessers der Regurgitationsöffnung sowie anhand der Regurgitationsöffnung in Relation zur Weite des linksventrikulären Ausstromtraktes s. S. 109.
- Anhand der lokalen Ausdehnung der Refluxwolke:

Grad	Refluxweite	Refluxbreite
I	bis in den Ausstromtrakt	0,5–1 cm
II	bis zur Mitralklappe	1–1,5 cm
III	bis Papillarmuskel	> 1,5 cm
IV	linker Ventrikel ausgefüllt	

Zusammenfassung

- Die TEE kann wichtige Informationen zur Genese der Aorteninsuffizienz liefern (z. B. Endokarditis, Aortendissektion).
- Die semiquantitative Einschätzung des Schweregrades erfolgt bei Messung der Regurgitationsöffnung anhand von Kriterien der transthorakalen Echokardiographie. Aufgrund der genaueren Darstellung der Refluxwolke kann o. g. Einteilung mit Beurteilung der Ausdehnung der Refluxwolke Verwendung finden.
- Die Erfassung eines diastolischen Rückstroms in der Aorta ascendens ist aufgrund des Winkelfehlers eingeschränkt.

MI im B-Bild

- Auf mögliche Begleitprozesse (Sehnenfadenabriß, Hinterwandakinesie, Endokarditis, Prolaps, HOCM) ist zu achten.

MI im Doppler/Farbdoppler

- Darstellung des Regurgitationsjets mit Ausmessen der Refluxtiefe und -breite in Relation zur Vorhofgröße (Abb. 399–402):

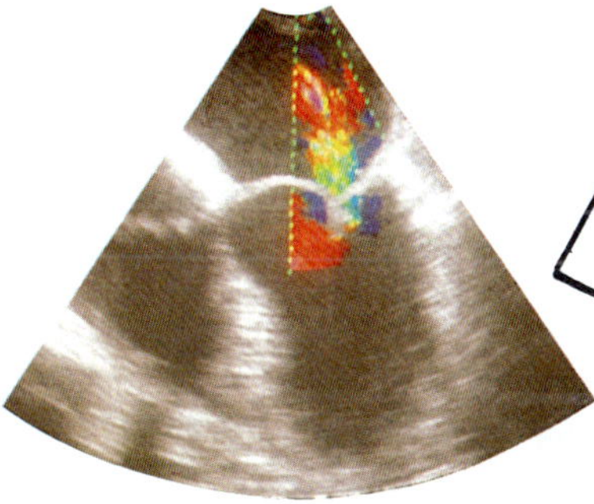

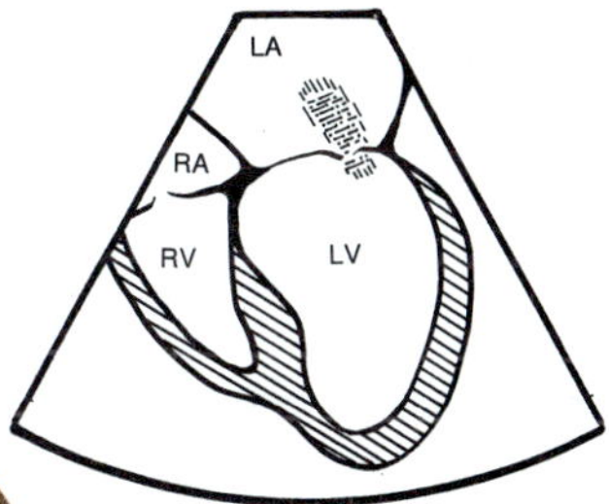

Abb. 399 und 400 Leichtgradige MI

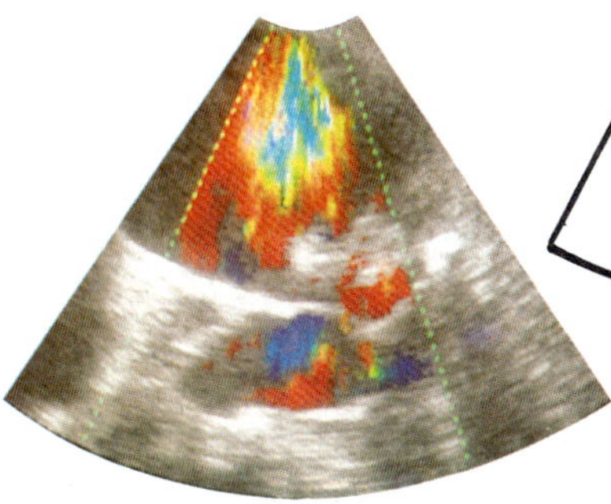

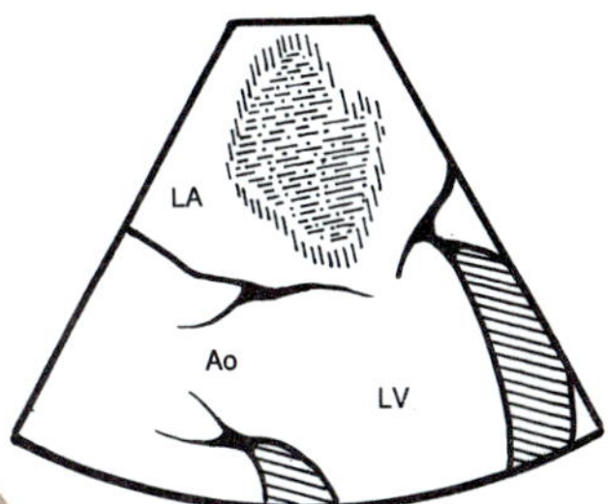

Abb. 401 und 402 Mittelgradige MI

MI im Color-M-Mode

- Genauere Darstellung des zeitlichen Ablaufs der Regurgitation (Abb. 403–406):

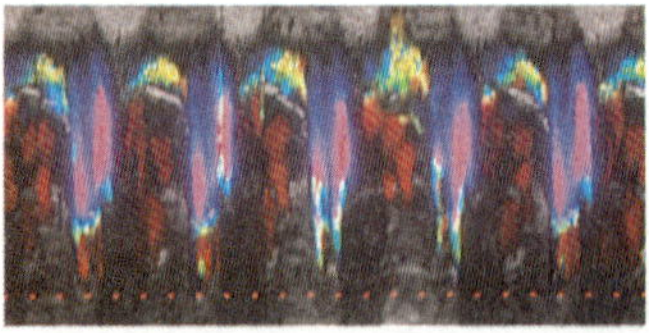

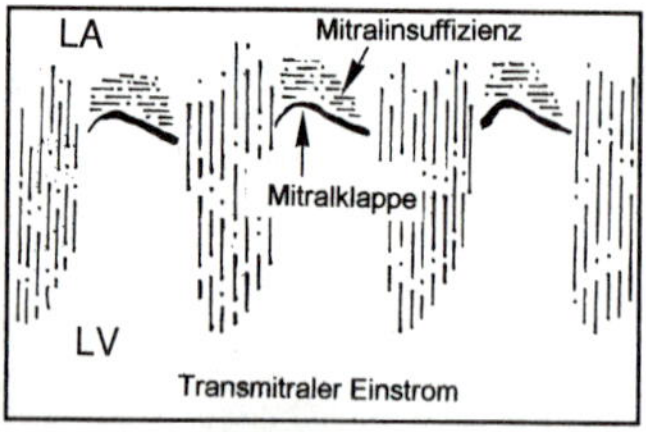

Abb. 403 und 404 Color-M-Mode: leichtgradige MI

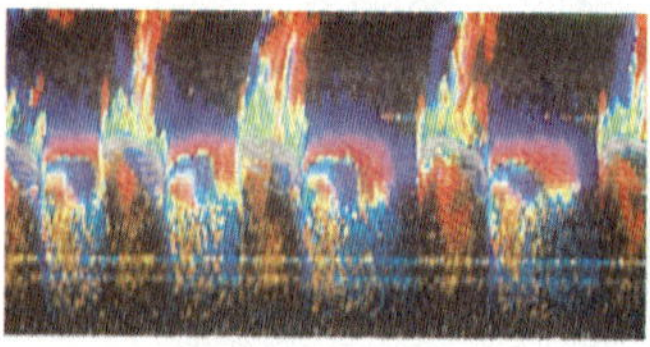

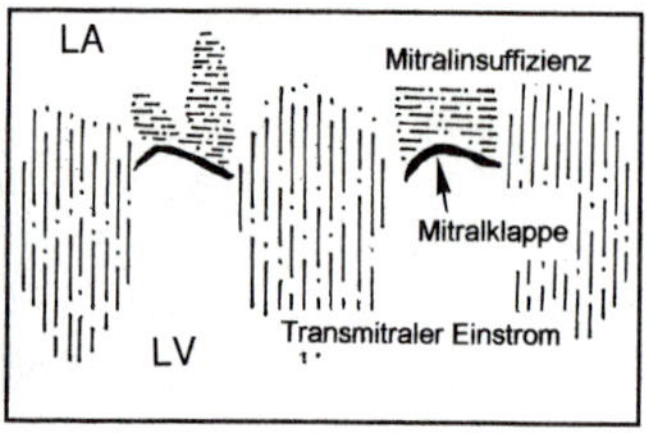

Abb. 405 und 406 Schwere MI im Color-M-Mode

Beurteilung

- Durch die gute Darstellung der Vorhofregion und des Refluxsignals sollte im TEE die semiquantitative Einschätzung der Mitralinsuffizienz anhand der lokalen Ausdehnung des Refluxsignals erfolgen:

Grad	Refluxbreite	Refluxtiefe
I	< 1 cm	< 1/3 Vorhof
II	1–2 cm	1/3–2/3 Vorhof
III	2–3 cm	> 2/3 Vorhof
IV	linker Vorhof ausgefüllt	

- Eine hinreichend genaue Darstellung der Regurgitationsöffnung ist nur im multiplanen TEE möglich, Graduierung entsprechend der transthorakalen Echokardiographie (s. S. 99).
- Bei schwererer Mitralinsuffizienz ist ein systolischer Reflux in die Lungenvenen darstellbar.

Myxom im B-Bild

- Echodichte, zottige Struktur, meist gestielt vom Vorhofseptum ausgehend, evtl. mit diastolischem Prolaps in die Segelklappenebene (Abb. 407 und 408):

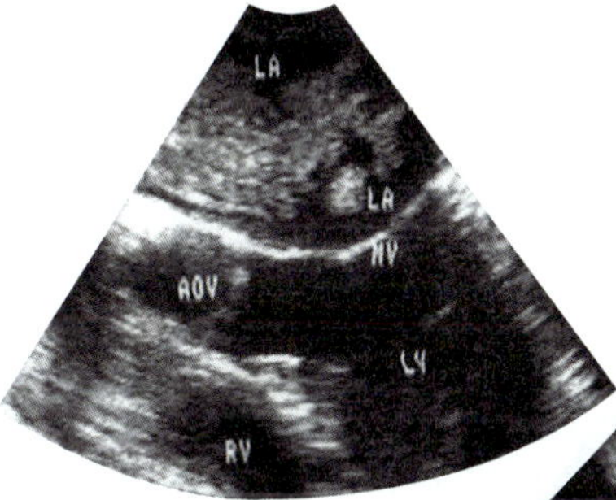

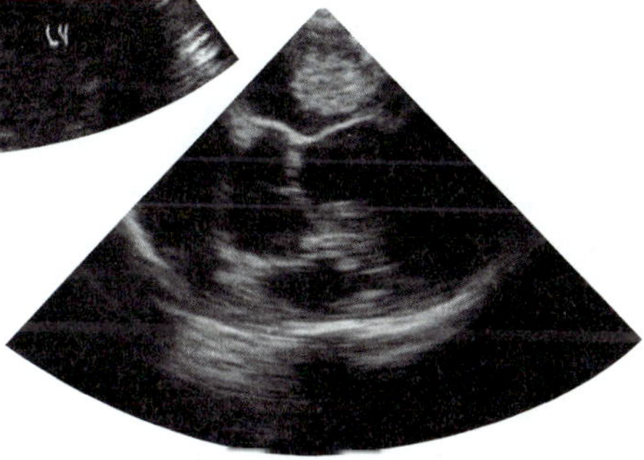

Abb. 407 und 408
Myxom im linken Vorhof

Thromben

- Thromben im Vorhofohr sind zur Verlaufskontrolle genau auszumessen (Abb. 409 und 410). Häufig besteht eine erhebliche Trabekulierung des Vorhofohres, die eine Abgrenzung zu kleinen thrombotischen Auflagerungen erschwert.

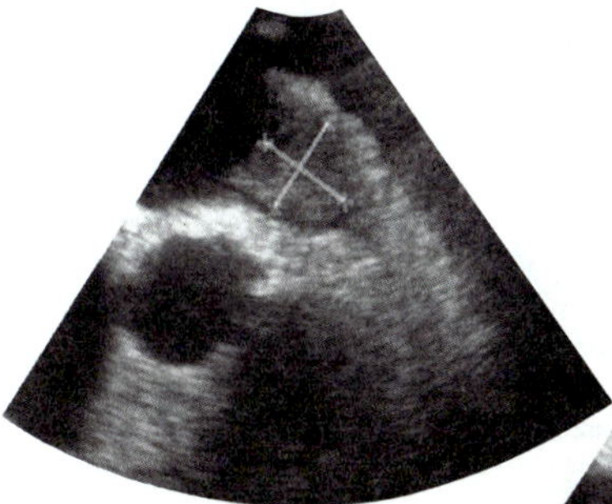

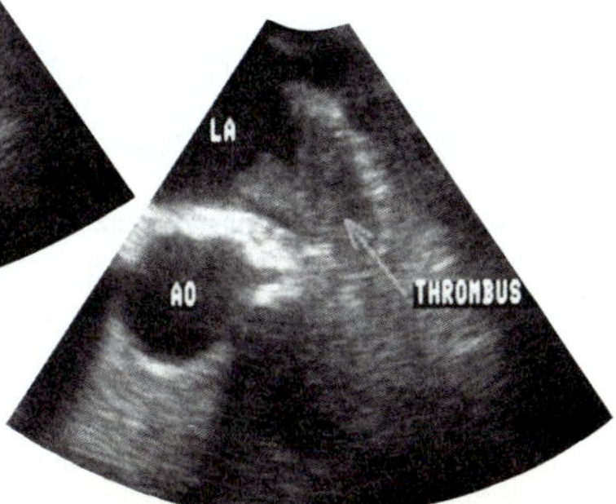

Abb. 409 und 410
Thrombus im linken Vorhofohr

Endokarditis im B-Bild

- Aufgrund der guten Detailauflösung ist die TEE das Verfahren der Wahl zur Beurteilung einer Endokarditis, insbesondere einer Mitralklappenendokarditis (Abb. 411–414).
- Auffallend sind stark pendelnde, flottierende Bewegungen der Appositionen. Abgrenzung zur myxomatösen Klappenverdichtung durch Verlaufskontrolle.

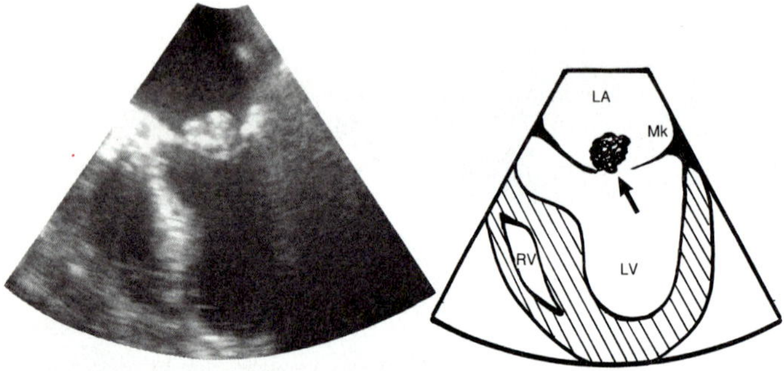

Abb. 411 und 412 Mitralklappenendokarditis, systolisch

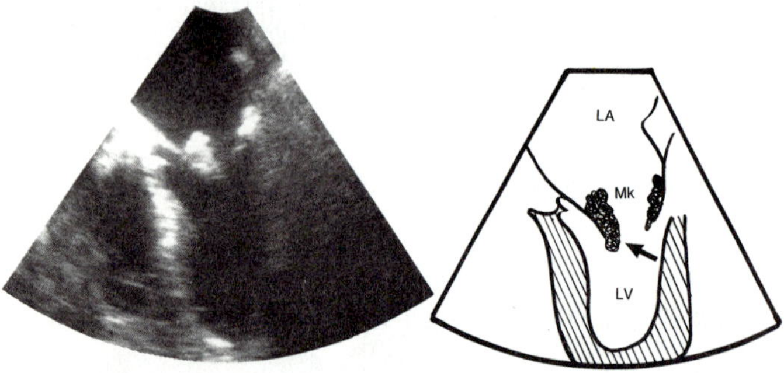

Abb. 413 und 414 Mitralklappenendokarditis, diastolisch

- Aortenklappenendokarditiden (insbesondere Appositionen des linkskoronaren Segels) sind mit einer höheren Detailauflösung als transthorakal darstellbar (Abb. 415–418):

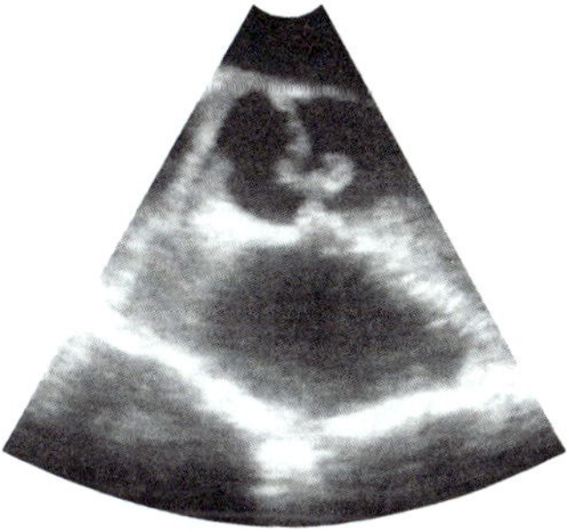

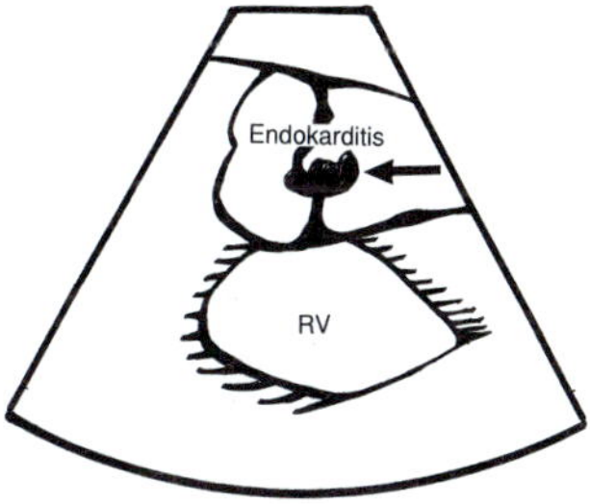

Abb. 415 und 416 Aortenklappenendokarditis, diastolisch

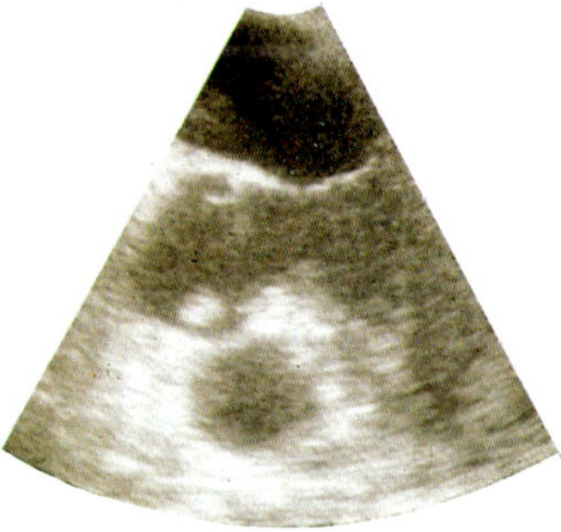

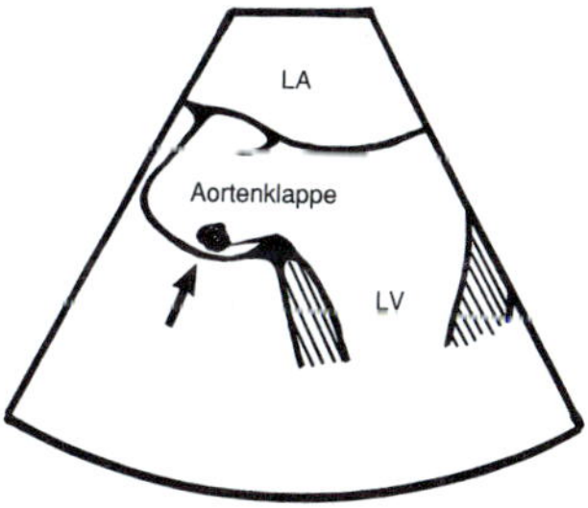

Abb. 417 und 418 Aortenklappenendokarditis, systolisch

Endokarditis im Farbdoppler

- Exakte Quantifizierung der Klappeninsuffizienzen.

Zusammenfassung

- Insbesondere die linkskardialen Endokarditiden werden durch die TEE mit hoher Zuverlässigkeit dargestellt.
- Bei Endokarditisverdacht sollte auch bei unauffälligem transthorakalem Befund aufgrund der besseren Detailauflösung eine TEE angestrebt werden.

ASD im B-Bild

- Häufig ist der Defekt direkt darstellbar.

ASD im Farbdoppler

- Zum Ausmessen der Defektgröße Darstellung des Links-rechts-Shunts (Abb. 419–422, häufig auch simultaner Rechts-links-Shunt).

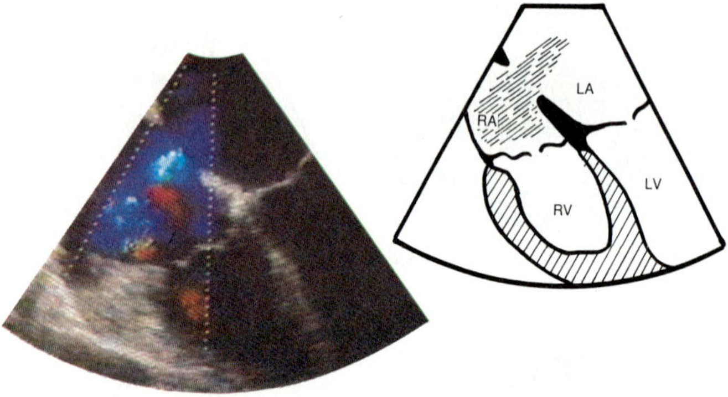

Abb. 419 und 420 Vorhofseptumdefekt vom Secundumtyp

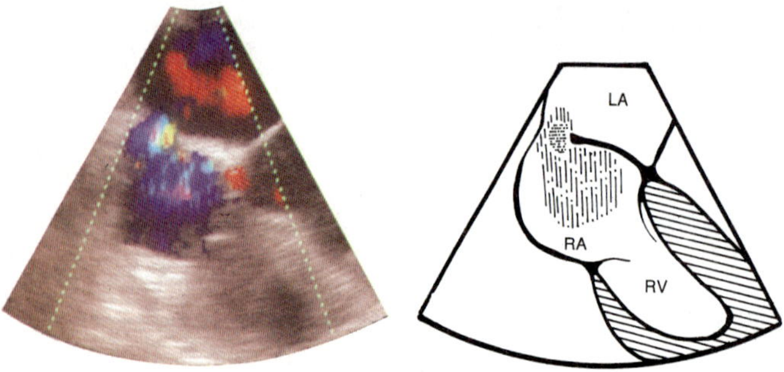

Abb. 421 und 422 Vorhofseptumdefekt vom Sinus-venosus-Typ

ASD im Kontrastecho

- Auswaschphänomen (negativer Kontrast, Abb. 423 und 424) bei Links-rechts-Shunt; Kontrastübertritt (positiver Kontrast, Abb. 424 und 425) in den linken Vorhof bei Rechts-links-Shunt.
- Zur Steigerung der rechtskardialen Drücke mit eventuellem Kontrastübertritt nach linkskardial Patient husten lassen.

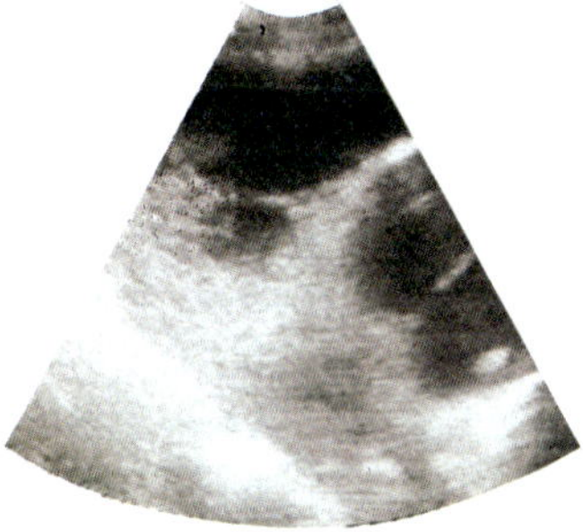

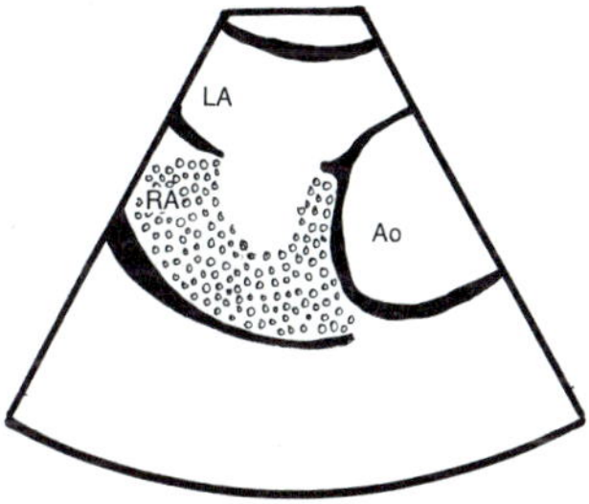

Abb. 423 und 424 Auswaschphänomen im Echokontrast bei ASD

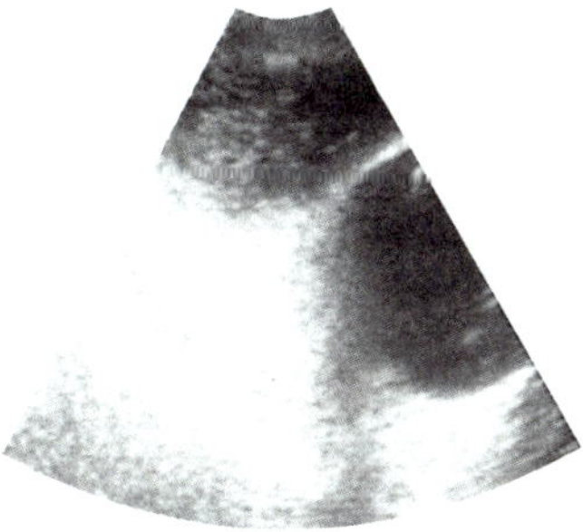

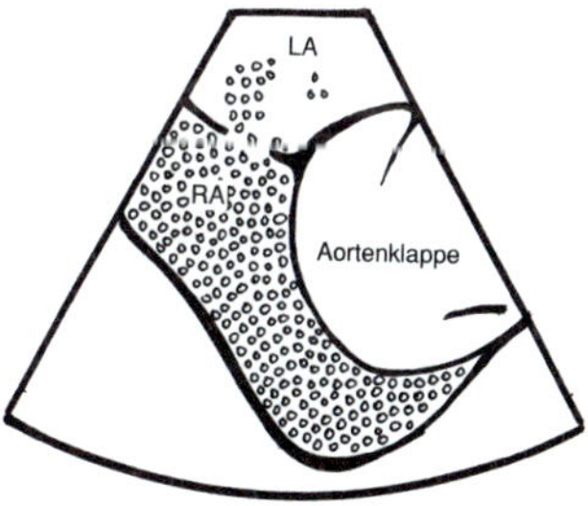

Abb. 425 und 426 Kontrastübertritt nach linkskardial bei ASD

Beachte

- Formen des ASD:
  Ostium secundum: zentrale Fossa ovalis und mittleres Vorhofseptum.
  Ostium primum: mittleres Septum und direkt oberhalb der atrioventrikularen Klappenebene.
  Sinus venosus: posteriores und superiores Septum.
- Eine begleitende Trikuspidalinsuffizienz ist zur Erfassung einer pulmonalen Hypertonie genau zu quantifizieren.
- Die Patches zum ASD-Verschluß sind in der frühen postoperativen Phase noch durchlässig für Echokontrastmittel, ein Echokontrast-Übertritt nach linkskardial ist daher nicht sicher als Nahtinsuffizienz zu werten.

Zusammenfassung

- Aufgrund der detaillierten Darstellung des Vorhofseptums und gut reproduzierbarer Darstellung eines transseptalen Flusses kann die Größe des Septumdefekts im TEE genau ausgemessen werden.
- Die transösophageale Kontrastechokardiographie weist mit hoher diagnostischer Zuverlässigkeit den Rechts-links und Links-rechts-Shunt nach.

Spontanechos im B-Bild

- Intrakavitäre Schlierenbildung, die durch Erythrozytenaggregationen (Sludge, Geldrollenbildung) erklärt wird. Aufgrund einer Vergrößerung der Oberfläche besteht eine erhöhte Reflexion für Ultraschallwellen (Abb. 427–430):

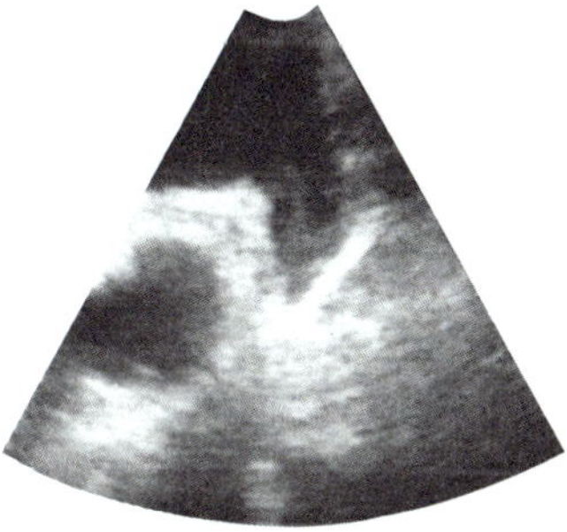

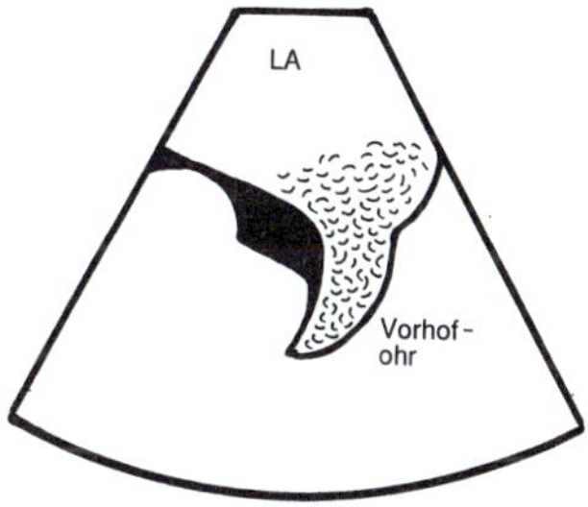

Abb. 427 und 428 Spontanechos im linken Vorhofohr

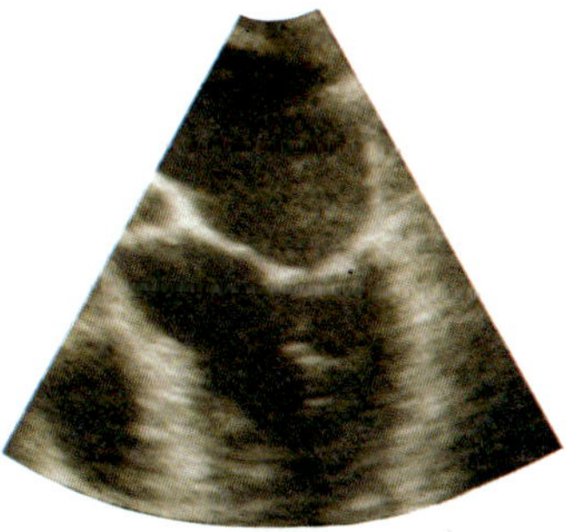

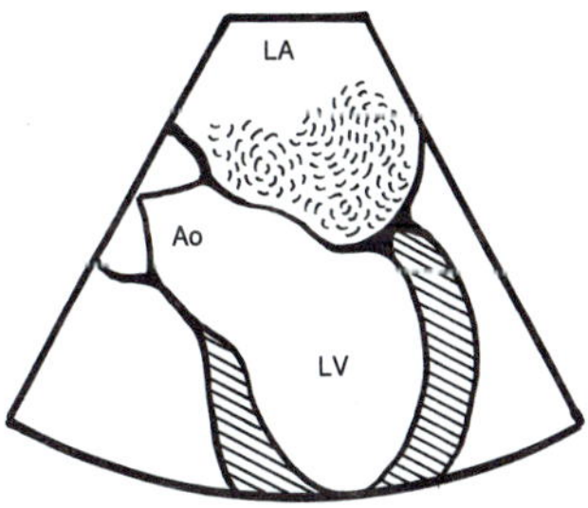

Abb. 429 und 430 Spontanechos im linken Vorhof

Spontanechos im Doppler

- Es bestehen keine charakteristischen Befunde.

Zusammenfassung

- Der Nachweis von Spontanechos spricht für eine erhöhte Thrombogenität des Blutes und sollte in die Entscheidung zur Antikoagulation mit einfließen.

Mitralklappenprothesen im B-Bild

- Komplementär zur transthorakalen Anschallung besteht eine gute Darstellung des linken Vorhofs, transösophageal ist der linke Ventrikel durch Artefakte und Wiederholungsechos der Kunststoff- und Metallanteile überlagert (Abb. 431 und 432):

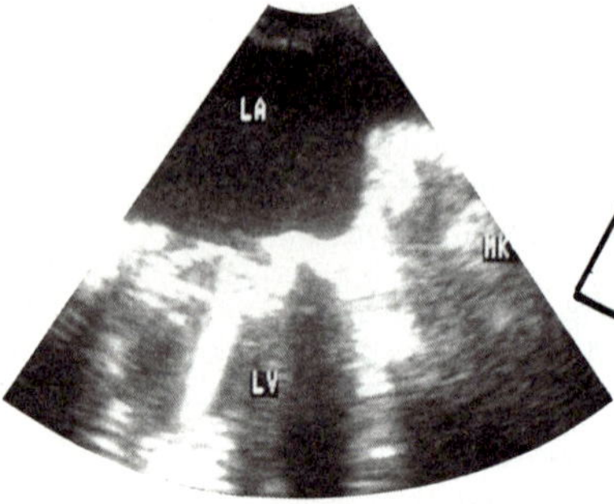

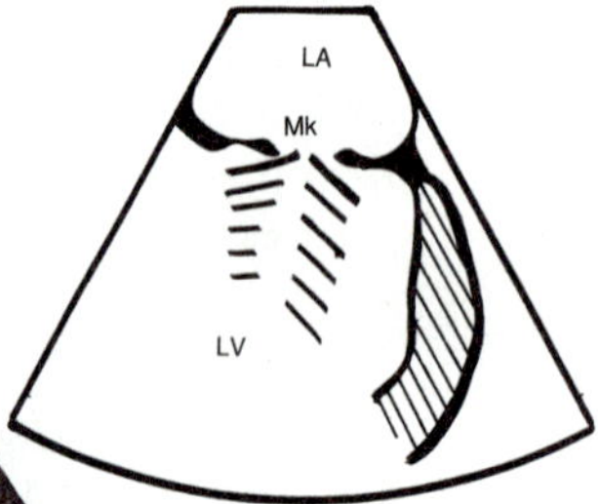

Abb. 431 und 432 Doppelflügelprothese in Mitralposition

Mitralklappenprothesen im Farbdoppler

- Geringfügige Insuffizienzen im Bereich der Klappenränder sind bauartbedingt (Abb. 433 und 434, s. auch Tab. S. 181). Der Klappenring ist genau nach Nahtinsuffizienzen abzusuchen.

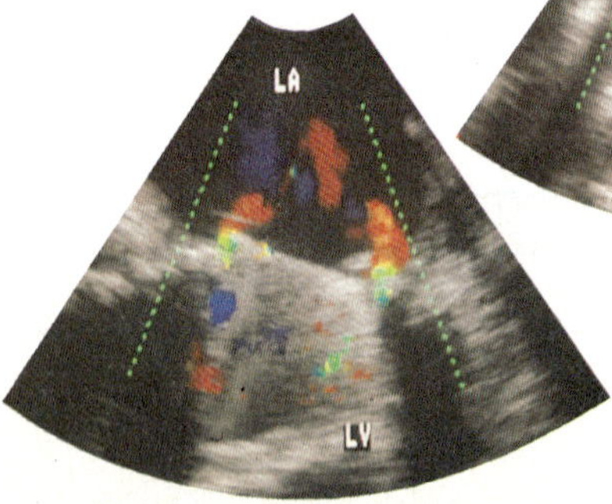

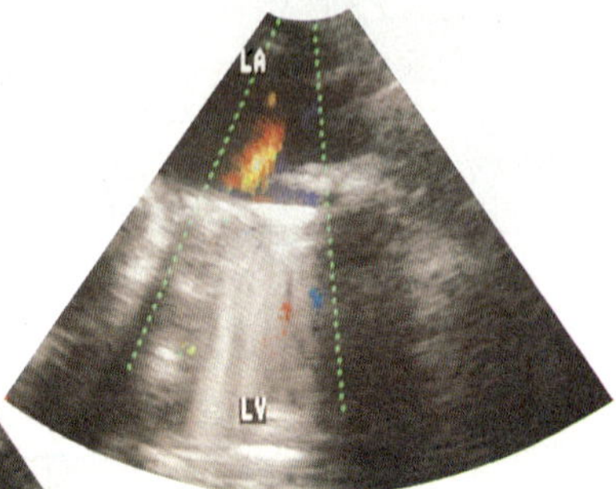

Abb. 433 und 434 „Physiologische" Insuffizienz bei Mitralklappenprothesen

Physiologischer Reflux verschiedener Mitralklappenprothesen (nach Siglow 1993)

Klappentyp	Refluxlokalisation	Refluxlänge	Zeitpunkt
Bioprothese	1 zentral	0–2 cm	frühsyst.
Björk-Shiley	2 peripher	2–3 cm	holosyst.
St. Jude-Medical	1 zentral	2–5 cm	holosyst.
	2 peripher	2–4 cm	holosyst.
Medtronic-Hall	1 zentral	3–6 cm	holosyst.
	2 peripher	0,5–2 cm	holosyst.
Starr-Edwards	2 peripher	2–3 cm	frühsyst.

Beachte

- Eine hämodynamisch wirksame Stenosierung durch Thrombosierung der Klappenanteile ist durch Bestimmung der Öffnungsfläche nach der Kontinuitätsgleichung, der Druckabfallhalbwertszeit (PHT) und der Mitteldruck- bzw. Maximalgradienten zu erfassen. Da letztere große Unterschiede in Abhängigkeit vom verwendeten Klappenringdurchmesser und aktuellem Herzzeitvolumen aufweisen können, ist ein Vergleich mit Voruntersuchungen (auch transthorakalen Befunden) anzustreben.
- Die gesamte Zirkumferenz des Halteapparates der Mitralklappenprothese ist nur im multiplanen TEE einsehbar.

Zusammenfassung

- Transösophageale und transthorakale Echokardiographie ergänzen sich in der Beurteilung der Mitralklappenprothesen.
- Geringgradige Insuffizienzen der Mitralklappenprothesen sind nicht pathologisch.
- Hinweise zur Stenosierung von Mitralklappenprothesen ergeben sich aus Verminderung der effektiven Klappenöffnungsfläche im Vergleich zu den Vorbefunden.

AK-Prothesen im B-Bild

- Detaillierte Darstellung morphologischer Klappenveränderungen (degenerative Veränderungen bei Bioprothesen, thrombotische Auflagerungen bei Kunstprothesen, paravalvuläre Abszesse).
- Der dorsale Halteapparat ist gut einsehbar, die ventralen Anteile sind bei Kunstprothesen häufig artefaktüberlagert (Abb. 435 und 436).
- Bei Bioprothesen lassen sich degenerative Veränderungen gut erfassen (Abb. 437).

Aortenklappenprothesen im Farbdoppler

- Begleitende Insuffizienzen sind genau zu quantifizieren, ein Vergleich mit vorangegangenen Untersuchungen ist anzustreben (Abb. 438):

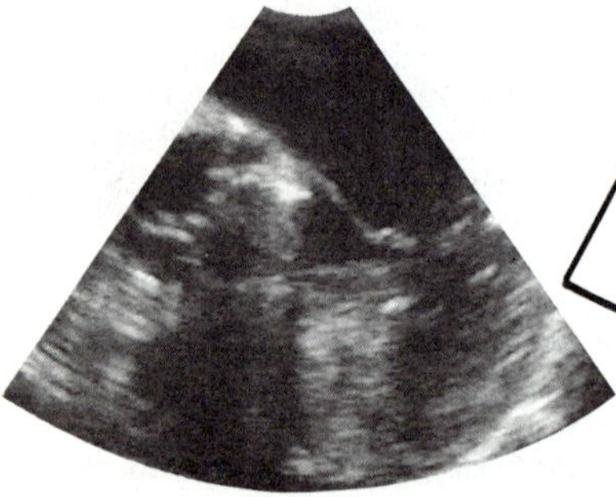

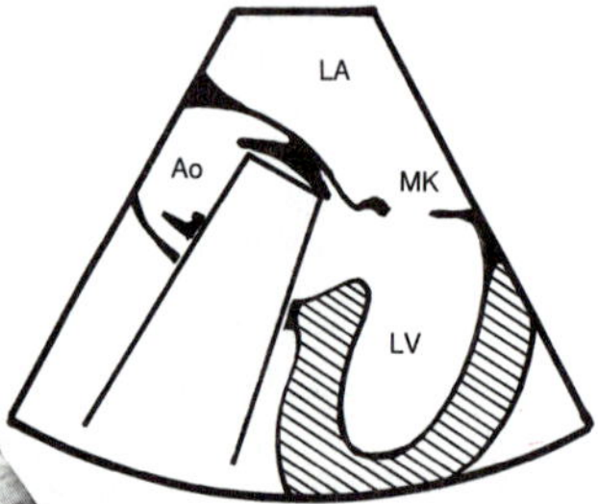

Abb. 435 und 436 Kunstprothese (St. Jude-Medical) in Aortenposition

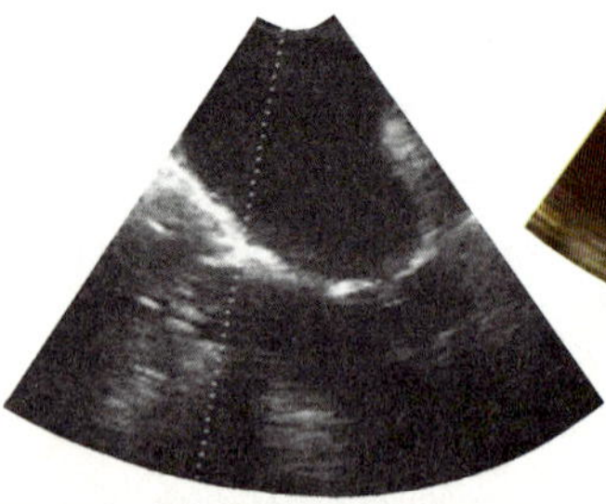

Abb. 437 Degenerative Veränderungen einer Aortenklappenbioprothese

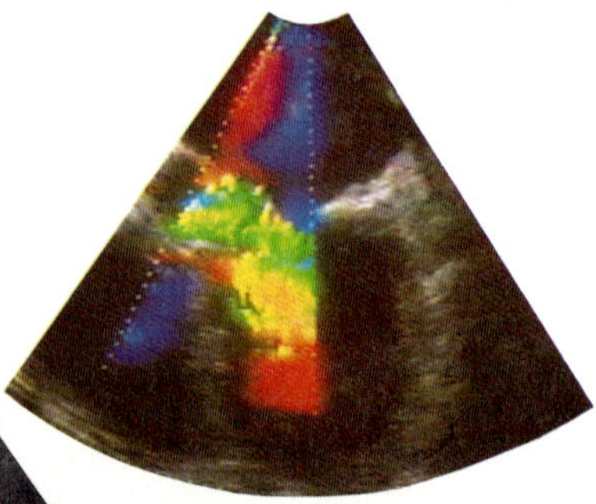

Abb. 438 Aorteninsuffizienz bei degenerativ veränderter Bioprothese

Mitralsegelabriß im B-Bild

- Transösophageal können Sehnenfäden (Abb. 439) sowie frei prolabierende Segel (Abb. 440) dargestellt werden.

Mitralsegelabriß im Farbdoppler

- Die resultierende (häufig exzentrische) Mitralinsuffizienz ist entsprechend den Kriterien (s. Kapitel Mitralinsuffizienz) zu quantifizieren (Abb. 441 und 442).

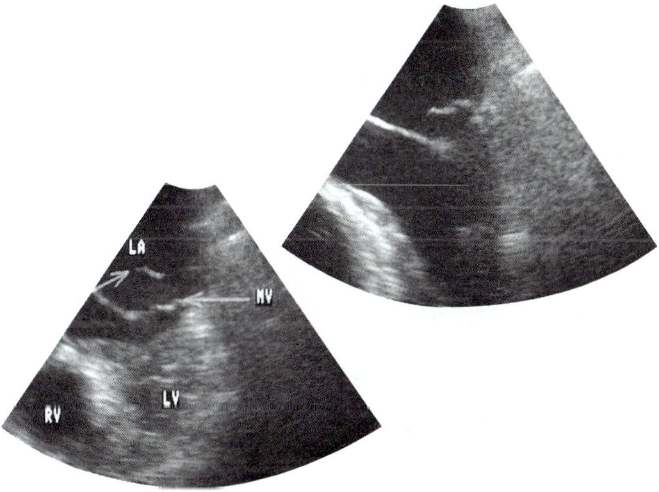

Abb. 439 und 440 Mitralsegelabriß: Sehnenfäden in LA nachweisbar

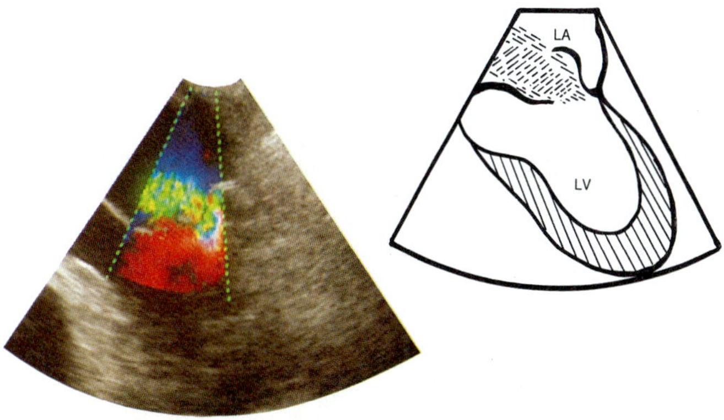

Abb. 441 und 442 Exzentrische MI bei Mitralsegelabriß

Aortendissektion im B-Bild

- Darstellung einer flottierenden Dissektionsmembran (Abb. 443 und 444).

Aortendissektion im Farbdoppler

- Aufsuchung des Entry und Reentry (Abb. 445 und 446).
- Darstellung des Dissektionsflusses.
- Alle supraaortischen Äste sowie die Abdominalaorta müssen farbdopplersonographisch auf Dissektionsmembranen untersucht werden (Abb. 447–450):

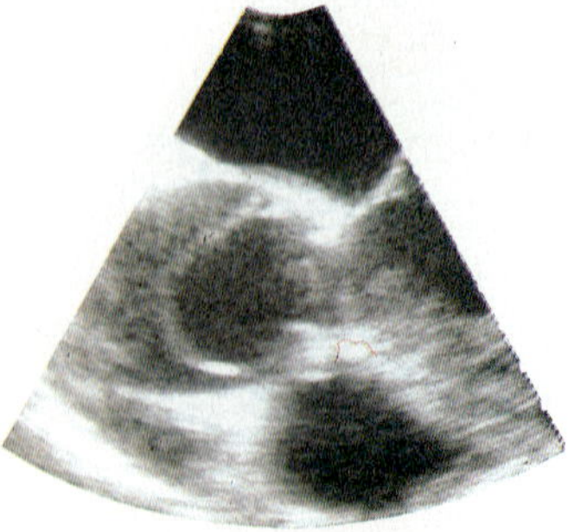

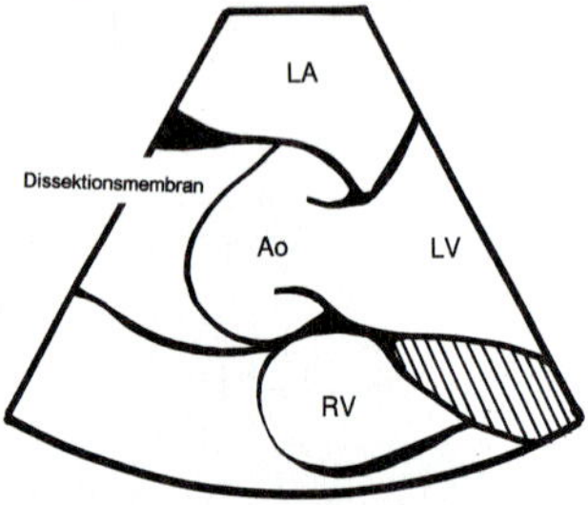

Abb. 443 und 444 Dissektionsmembran im Sinus Valsalvae

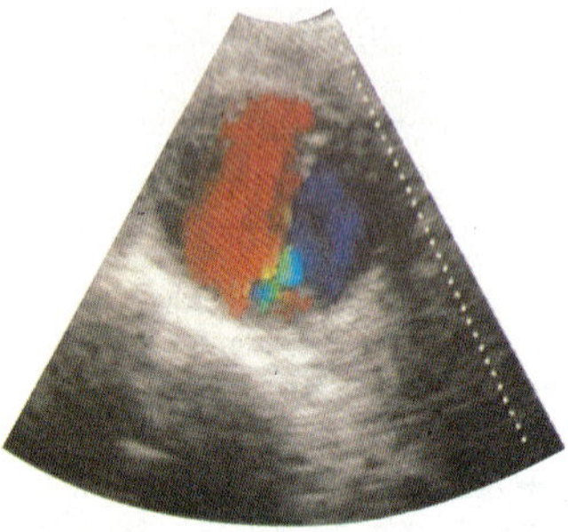

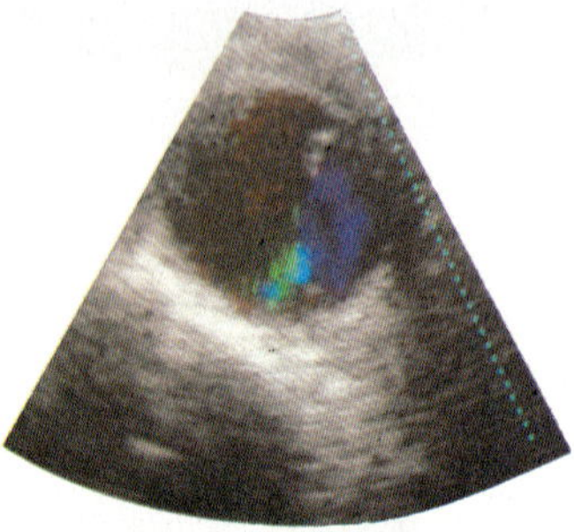

Abb. 445 und 446 Dissektionsmembran im Bereich des Aortenbogens mit Darstellung des Reentry

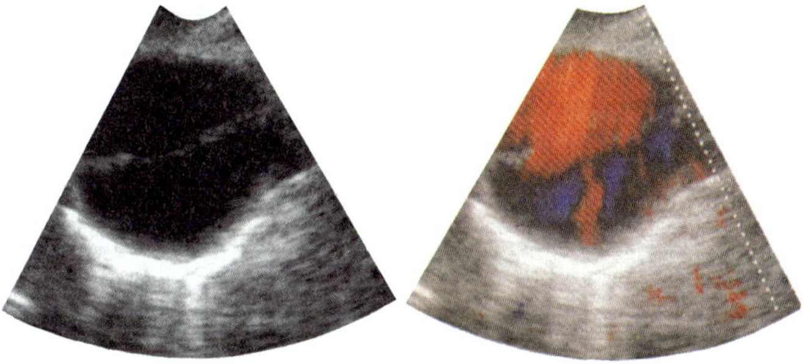

Abb. 447 und 448 Dissektionsmembran in der Aorta descendens

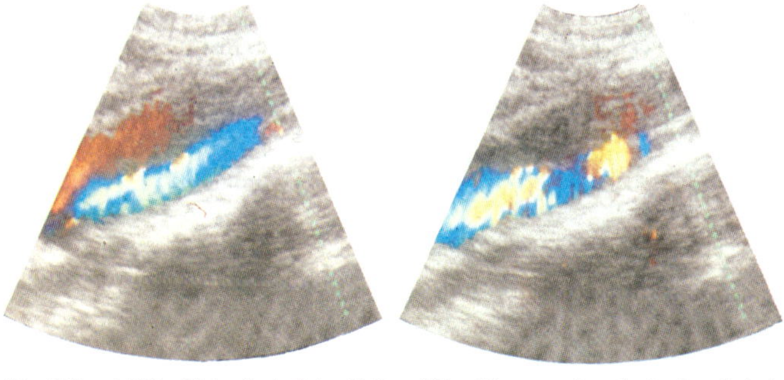

Abb. 449 und 450 Diskontinuierlicher Fluß und Dissektionsmembran in der A. subclavia bei Aortendissektion

Beachte

- Entscheidend für die Therapie ist die Lokalisation des Entry: Bei Dissektionsbeginn in der Aorta ascendens (Typ A nach Stanford) primär chirurgisches Vorgehen; bei Dissektionsbeginn im Aortenbogen und Aorta descendens primär konservatives Vorgehen.

Zusammenfassung

- Neben dem qualitativen Nachweis einer Aortendissektion können im TEE Aussagen über das Entry und Reentry gewonnen werden.
- Im monoplanen TEE besteht eine (kurzstreckige) diagnostische Lücke im Bereich der Aorta ascendens durch Überkreuzung des Bronchialbaums.
- Vor jeder TEE zum Nachweis einer Aortendissektion sollten die Möglichkeiten zur Videodokumentation überprüft werden.

TEE in der Intensivmedizin: B-Bild

- Nachweis segmentaler Kontraktionsstörungen oder Aneurysmen bei Herzinfarkten.
- Nachweis einer Aortendissektion.
- Endokardiale Appositionen bei Endokarditiden.
- Rechtskardiale Passage thrombotischen Materials bei Lungenembolien.
- Nachweis rechtskardialer Tumoren bei Lungenembolien.
- Flottierende Mitralsegelanteile im linken Vorhof bei Papillarmuskelruptur oder Sehnenfadenabriß.

TEE in der Intensivmedizin: Doppler/Farbdoppler

- Klappeninsuffizienzen bei Endokarditiden oder Papillarmuskelsyndrom.
- Myokardruptur in das Perikard oder postinfarzieller Ventrikelseptumdefekt nach Herzinfarkt.
- Paravalvuläre Lecks bei Klappenprothesen.

Beachte

- Messungen des Herzzeitvolumens im linksventrikulären Ausstromtrakt (Methode s. Kapitel Hämodynamik, S. 52) sind meist nur mit großem Winkelfehler möglich und daher unzuverlässig. Insofern sollte auch bei beatmeten Patienten die transthorakale Ableitung des linksventrikulären Ausstroms im subkostalen Fenster versucht werden.

Halbfette Seitenzahlen verweisen auf ausführliche Darstellungen im Text